中医处方系列丛书　　　　　　　总主编　姚乃礼　刘绍能

中医消化科医师处方手册

ZHONGYI XIAOHUAKE YISHI CHUFANG SHOUCE

主　编　刘绍能
副主编　马继征　刘慧敏
编　者　(以姓氏笔画为序)
　　　　马继征　王少丽　白宇宁　刘绍能
　　　　刘慧敏　吴红梅　孟　淼　倪媛元
　　　　陶夏平　姬航宇

河南科学技术出版社
·郑州·

内容提要

本书为中国中医科学院广安门中医院部分专家、科主任及主任医师编写。本书详细介绍了口臭、口腔溃疡、胃食管反流病、嗳气症、癔球症、功能性胃灼热、急性胃炎、慢性萎缩性胃炎、消化性溃疡、胃下垂、上消化道出血、功能性消化不良、急性肠胃炎、溃疡性结肠炎、便秘、便秘型肠易激综合征、腹泻型肠易激综合征、下消化道出血、急性胰腺炎、慢性胰腺炎等常见病、多发病的辨证治疗和中成药治疗。按照辨病与辨证相结合的原则，详细介绍了具体病种的中医辨证方剂和中成药治疗方案，以便临床医师选用。本书适合中医主治医师、住院医师、中医院校学生及西医学习中医的医师参考阅读。

图书在版编目（CIP）数据

中医消化科医师处方手册/刘绍能主编. —郑州：河南科学技术出版社，2020.6

ISBN 978-7-5349-9950-5

Ⅰ.①消… Ⅱ.①刘… Ⅲ.①消化系统疾病—验方—手册 Ⅳ.①R289.51-62

中国版本图书馆 CIP 数据核字（2020）第 067300 号

出版发行： 河南科学技术出版社

北京名医世纪文化传媒有限公司

地址：北京市丰台区万丰路 316 号万开基地 B 座 1-114　　邮编：100161

电话：010-63863186　010-63863168

策划编辑： 焦万田

文字编辑： 焦万田

责任审读： 周晓洲

责任校对： 龚利霞

封面设计： 中通世奥

版式设计： 崔刚工作室

责任印制： 陈震财

印　　刷： 河南瑞之光印刷股份有限公司

经　　销： 全国新华书店、医学书店、网店

开　　本： 720 mm×1020 mm　1/16　　**印张：** 18.75　　**字数：** 350 千字

版　　次： 2020 年 6 月第 1 版　　2020 年 6 月第 1 次印刷

定　　价： 78.00 元

如发现印、装质量问题，影响阅读，请与出版社联系并调换

中医处方系列丛书总主编、副总主编名单

总 主 编 姚乃礼 中国中医科学院原院长、首都国医名医、主任
医师、博士研究生导师

刘绍能 中国中医科学院广安门医院消化科主任、主
任医师、博士研究生导师

副总主编 （以姓氏笔画为序）

王　蕾 中国中医科学院广安门医院呼吸科 主任医师

孙书臣 中国中医科学院广安门医院耳鼻喉科　主任医师

李海霞 中国中医科学院广安门医院心内科 主任医师

李艳红 中国中医科学院广安门医院妇科 副主任医师

陈兰羽 中国中医科学院广安门医院肝病科 主任医师

段　娟 中国中医科学院广安门医院儿科 副主任医师

饶向荣 中国中医科学院广安门医院肾病科 主任医师

贺用和 中国中医科学院广安门医院肿瘤科 主任医师

莫爵飞 中国中医科学院广安门医院外科 主任医师

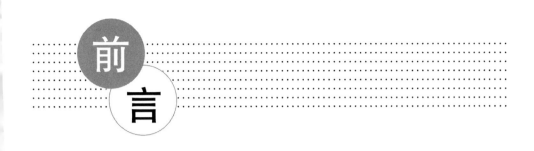

前言

　　开处方是临床中医师应具备的能力,但有部分医师由于临床经验不足,往往不能根据疾病证型开出好的处方,不能合理使用中成药,因此我们组织了中国中医科学院广安门医院部分专家编写了《中医处方系列丛书》,包括消化科、呼吸科、肝胆科、肾病科、外科、心脑血管科、儿科、妇科、耳鼻喉科、肿瘤科,共10个手册。《中医消化科医师处方手册》选择消化系统的口臭、口腔溃疡、胃食管反流病、嗳气症、癔球症、功能性胃灼热、急性胃炎、慢性萎缩性胃炎、消化性溃疡、胃下垂、上消化道出血、功能性消化不良、急性肠胃炎、溃疡性结肠炎、便秘、便秘型肠易激综合征、腹泻型肠易激综合征、下消化道出血、急性胰腺炎、慢性胰腺炎等临床常见病、多发病,按照辨病与辨证相结合的原则,详细介绍了具体病种的中医辨证治疗方剂及中成药治疗,能够见病则知辨证分型,明确证型则给出多个处方、多种中成药治疗方案,以方便临床医师选择使用。

　　《中医消化科医师处方手册》主要为辨证治疗及中成药治疗两大部分。辨证治疗针对具体病种选择临床常见中医证型,先介绍疾病的辨证分型、临床表现和治疗方法,并以处方的形式介绍相关的中医方剂名称、出处、配伍组成、参考剂量、方解及加减,每个处方均融入了作者的临床经验和体会。中成药选择以《国家基本药物目录》《中华人民共和国药典》及2015版《中华人民共和国药典临床用药须知》为依据,选择疗效确切、不良反应少的中成药进行介绍,并详细介绍了中成药的处方、功能主治、临床应用、用量用法、注意事项,便于医师辨证选用中成药。

　　本书以西医病名为纲,中医证候为目,全面阐述了疾病的证型,依证开处方,辨证选用中成药。本书内容丰富,与临床联系紧密,编排规范,充分显示其权威性、经典性、实用性、全面性,适合中医师、住院医师、中医院校学生及西学中医师阅读。

　　由于编者水平有限,加之时间仓促,偏颇之处,恳请各位斧正。

刘绍能

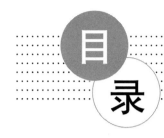

目录

第 **1** 章 口 臭

　　口臭是指口中散发出来的臭秽之气,常令他人厌烦、自己尴尬,俗称"口气""口腔异味",是某些口腔疾病(如口疮、口糜、龋齿)、鼻咽喉疾病(如鼻渊、乳蛾)和其他疾病(如肺痈、胃火、食滞)所致。

　　中医学认为,口臭是由于人体五脏六腑功能失调所致的外在表现。因口腔为肺胃之门户,脾气通于口,心气通于舌,肝肾之脉循咽喉连舌体,故口臭与五脏关系密切。如果脏腑发生病变,在出现全身症状的同时,也会出现口腔内气味或味觉异常。口臭以胃火上炎及湿热在中上二焦为主,而有胃热、湿热、食积、肺热之不同,治疗以清胃泄热、清化湿热为主,并兼顾引起胃火上炎的原因,常用泻黄散、清胃散、甘露消毒丹等加减治疗。尽管从火热论治,但也要注重脾胃运化功能,脾胃运化正常,则胃无所积,热无所生也。

一、辨证治疗

1. 脾胃湿热证

【**表　现**】 口气秽恶热臭,或流臭涎,胃脘痞满,食少纳呆,口干不欲饮,身重困倦,大便不爽,小便赤黄,舌红,苔黄腻,脉滑数。

【**治　法**】 清脾胃湿热。

【**处方1**】 化肝煎(《景岳全书》)合平胃散(《简要济众方》)加减。

栀子 10 克	茯苓 15 克	陈皮 9 克	厚朴 10 克
甘草 6 克	生薏苡仁 30 克	砂仁(后下)6 克	黄连 8 克
泽泻 10 克	牡丹皮 10 克	炒苍术 15 克	浙贝母 10 克
金钱草 30 克			

【**方　解**】 栀子、牡丹皮凉血清热;浙贝母清热化痰、散结解毒;黄连、金钱草、泽泻清热祛湿。苍术辛香苦温,入中焦能燥湿健脾;厚朴芳化苦燥,长于行气除满化湿,其与苍术相伍,行气以除湿,燥湿运脾,使滞气得行,湿浊得去;陈皮、

生薏苡仁、砂仁健脾理气和胃,燥湿醒脾,以助苍术、厚朴之力;甘草调和诸药,且能和中。

【加　减】　①湿热日久,舌苔黄浊厚腻者,加蒲公英 15 克,茵陈 30 克。②大便黏腻者,加防风 10 克,马齿苋 30 克。③头蒙乏力者,加石菖蒲 10 克,佩兰 6 克。

【处方 2】　三仁汤(《景岳全书》)加减。

生薏苡仁 30 克	炒杏仁 9 克	白豆蔻(后下)10 克	炒苍术 15 克
炒白术 15 克	茯苓 15 克	法半夏 9 克	淡竹叶 10 克
厚朴 10 克	金钱草 30 克	滑石粉(包煎)20 克	

【方　解】　炒白术、炒苍术益气健脾燥湿;茯苓健脾渗湿,苓术相配,则健脾祛湿之功益著;杏仁宣利上焦肺气,气行则湿化;白豆蔻芳香化湿,行气宽中,畅中焦之脾气;生薏苡仁甘淡性寒,渗湿利水而健脾,使湿热从下焦而去。三仁合用,三焦分消。滑石粉、金钱草、淡竹叶甘寒淡渗,加强利湿清热之功;法半夏、厚朴行气化湿,散结除满。

【加　减】　①湿热俱甚者,再加黄连 8 克,黄芩 10 克。②口臭浊重者,加藿香 10 克,佩兰 6 克。③腹胀纳呆者,加大腹皮 20 克,紫苏梗 10 克,莱菔子 10 克。

【处方 3】　藿朴夏苓汤(《医原》)加减。

藿香(后下)10 克	厚朴 10 克	法半夏 9 克	茯苓 20 克
杏仁 9 克	生薏苡仁 30 克	白豆蔻(后下)6 克	泽泻 10 克
淡豆豉 10 克	浙贝 12 克	金钱草 30 克	黄芩 12 克

【方　解】　藿香、淡豆豉芳化宣透以疏表湿,使阳不内郁;藿香、白豆蔻、厚朴芳香化湿;厚朴、法半夏燥湿运脾,使脾能运化水湿,不为湿邪所困;杏仁开泄肺气于上,使肺气宣降,则水道自调;茯苓、泽泻、生薏苡仁淡渗利湿于下,使水道畅通,则湿有去路;金钱草、黄芩、浙贝以清热祛湿散结。诸药合用,以燥湿芳化为主,开宣肺气、淡渗利湿为辅,能去上、中、下三焦之湿热。

【加　减】　①脘腹胀满者,加大腹皮 20 克,木香 6 克,炒槟榔 10 克。②头蒙头痛者,加石菖蒲 10 克,白芷 10 克。③口干口苦者,加炒栀子 10 克,柴胡 10 克,白芍 12 克。

2. 胃火炽盛证

【表　现】　口气热臭,口舌生疮,口干齿痛,面赤唇红,心烦失眠,便秘,舌红,苔黄。

【治　法】　清泻胃火。

【处方 1】　清胃散(《脾胃论》)加减。

| 黄连 8 克 | 升麻 10 克 | 当归 10 克 | 生地黄 15 克 |
| 牡丹皮 15 克 | 炒栀子 10 克 | 蒲公英 20 克 | 生石膏(先煎)30 克 |

【方　解】　苦寒之黄连,直泻胃府之火;升麻清热解毒,升而能散,可宣达郁遏之伏火,有"火郁发之"之意,与黄连配伍,则泻火而无凉遏之弊,升麻得黄连,则散火而无升焰之虞。胃热则阴血亦必受损,故以生地黄凉血滋阴;牡丹皮凉血清热;当归养血和血;蒲公英清热祛湿凉血,生石膏清热解毒,二者配伍清胃热效专力宏。诸药合用,共奏清胃凉血之效。

【加　减】　①若肠燥便秘者,加大黄(后下)10 克。②咽喉肿痛者,加玄参 15 克,桔梗 10 克。③胃火炽盛之牙龈肿痛者,加牛膝 15 克,知母 10 克。

【处方 2】　泻黄散(《小儿药证直诀》)加减。

| 生石膏(先煎)30 克 | 炒栀子 9 克 | 防风 10 克 | 藿香(后下)20 克 |
| 蒲公英 20 克 | 黄连 8 克 | 黄芩 10 克 | 甘草 9 克 |

【方　解】　生石膏、炒栀子泻脾胃积热,防风疏散脾经伏火,藿香芳香醒脾,黄连直泻胃府之火,黄芩清泻上焦郁热,蒲公英清热祛湿凉血,甘草和药调中。诸药合用,共奏泻脾胃伏火之功。

【加　减】　①口腔溃疡者,加升麻 10 克,玫瑰花 10 克。②目赤红者,加菊花 15 克,密蒙花 9 克。③心中懊恼者,加淡豆豉 20 克,连翘 10 克。

【处方 3】　凉膈散(《太平惠民和剂局方》)加减。

连翘 10 克	芒硝(冲服)10 克	生大黄(后下)6 克	炒栀子 10 克
黄芩 10 克	黄连 6 克	蒲公英 20 克	薄荷(后下)6 克
淡竹叶 10 克	甘草 6 克		

【方　解】　连翘轻清透散,长于清热解毒,清透上焦之热;黄芩清透胸膈上焦之热,并黄连清解中焦郁热;炒栀子清利三焦之热,通利小便,引火下行;生大黄、芒硝泻下通便;薄荷清利头目、利咽;竹叶清上焦之热,并清心火;蒲公英清热凉血,祛湿热;甘草调和诸药。

【加　减】　①大便燥结者,加生地黄 20 克,玄参 20 克。②口干口苦者,加生地黄 15 克,竹茹 10 克。③心烦失眠者,加丹参 20 克,炒酸枣仁 30 克。

【处方 4】　普济消毒饮(《东垣试效方》)加减。

黄芩 10 克	黄连 8 克	牛蒡子 10 克	生甘草 6 克
桔梗 9 克	板蓝根 15 克	马勃 10 克	连翘 10 克
玄参 15 克	升麻 10 克	柴胡 10 克	陈皮 9 克
白僵蚕 10 克	薄荷(后下)3 克		

【方　解】　黄连、黄芩清热泻火,祛上焦头面热毒;牛蒡子、连翘、薄荷、白僵蚕

辛凉疏散头面;玄参、马勃、板蓝根增强清热解毒之功;甘草、桔梗清利咽喉;陈皮理气散邪;升麻、柴胡疏散风热,引药上行,有"火郁发之"之意。

【加　减】　①咽干甚者,加天花粉 10 克,生地黄 15 克。②目赤灼热者,加菊花 10 克,决明子(包煎)20 克。③头蒙头痛者,加石菖蒲 10 克,佩兰 6 克,白芷 10 克。

3. 胃肠食积证

【表　现】　口出酸腐臭气,嗳气频作,脘腹胀满,大便臭如败卵,舌苔垢腻,脉细弦滑。

【治　法】　消积导滞。

【处方 1】　保和丸(《丹溪心法》)加减。

炒山楂 20 克	炒神曲 15 克	炒麦芽 15 克	陈皮 10 克
连翘 10 克	莱菔子 20 克	茯苓 15 克	法半夏 9 克
鸡内金 15 克	黄连 6 克	砂仁(后下)6 克	

【方　解】　山楂消油腻肉积;神曲消酒食陈腐之积;麦芽消米面薯蓣食滞;莱菔子消痰浊之积;陈皮、法半夏、茯苓理气和胃,燥湿化痰;连翘散结清热;鸡内金健胃消食;黄连清中焦郁热;砂仁燥湿理气醒脾。诸药合用,共奏消食导滞、理气和胃之功。

【加　减】　①脘腹胀满者,加大腹皮 20 克,枳实 20 克,厚朴 10 克。②反酸反胃者,加枳实 20 克,煅瓦楞子 30 克。③大便溏稀者,加炒薏苡仁 20 克,防风 10 克,马齿苋 20 克。

【处方 2】　枳实导滞丸(《内外伤辨惑论》)加减。

大黄 10 克	枳实 20 克	炒神曲 15 克	茯苓 15 克
黄芩 15 克	黄连 6 克	炒白术 15 克	泽泻 10 克
炒莱菔子 20 克	法半夏 9 克	鸡内金 15 克	

【方　解】　大黄攻积泻热,使食积从大便而下;枳实行气消积而除脘腹之胀满;黄连、黄芩清热燥湿,又能厚肠止痢;茯苓、泽泻利水渗湿,且可止泻;炒白术健脾燥湿,使攻积而不伤正;炒神曲消食化滞,使食消而脾胃和;鸡内金健胃消食,法半夏祛湿化痰,莱菔子消食理气。诸药相伍,使积去滞消,则诸证自解。

【加　减】　①大便溏泻者,加砂仁(后下)6 克,车前子(包煎)20 克,防风 10 克。②嗳腐吞酸者,加厚朴 10 克,煅瓦楞子 30 克。③纳呆不欲饮食者,加炒山楂 15 克,荷叶 20 克,砂仁 6(后下)克。

【处方 3】　越鞠丸(《丹溪心法》)加减。

香附 10 克	炒苍术 15 克	陈皮 9 克	厚朴 10 克
川芎 9 克	炒栀子 10 克	紫苏梗 10 克	炒神曲 15 克
鸡内金 15 克	黄连 6 克	荷叶 20 克	砂仁(后下)6 克

【方　解】　香附行气,开气郁;苍术燥湿,解湿郁;川芎活血,调血郁;栀子清热,除火郁;神曲消食积,去食郁。五药合用,使气畅而诸郁自解。厚朴行气除满化湿;陈皮、砂仁理气和胃,燥湿醒脾;鸡内金健胃消食;黄连清热燥湿;荷叶升清醒脾。

【加　减】　①恶心欲呕者,加竹茹 10 克,枇杷叶 10 克。②胸脘满闷者,加瓜蒌 20 克,法半夏 9 克。③舌苔白浊厚腻者,加生薏苡仁 30 克,白豆蔻 10 克。

【处方 4】　木香槟榔丸(《儒门事亲》)加减。

木香 9 克	槟榔 15 克	青皮 10 克	陈皮 9 克
莪术 6 克	枳壳 20 克	黄连 6 克	黄柏 10 克
大黄 8 克	香附 10 克	莱菔子 20 克	鸡内金 15 克

【方　解】　木香、槟榔行气导滞,调中止痛,消脘腹胀满,除里急后重,为君药。大黄攻积导滞,泄热通便;青皮、香附疏肝理气,消积止痛,助木香、槟榔行气导滞,共为臣药。莪术祛瘀止痛,健胃消食;陈皮理气和胃;黄连、黄柏清热燥湿,莱菔子行气消食导滞,鸡内金健胃消食,均为佐药。诸药合用,以行气导滞为主,配以清热、攻下、活血之品,共奏行气导滞、攻积泄热之功。

【加　减】　①嗳气严重者,加旋覆花(包煎)10 克,代赭石(先煎)20 克。②脘腹胀痛者,加延胡索 10 克,乌药 15 克。③头蒙头痛者,加石菖蒲 10 克,白芷 10 克。

4. 肝火犯胃证

【表　现】　口臭或伴有嗳气吞酸,胃脘胀满或疼痛,两肋胀满,纳呆,舌红,苔黄脉弦数。

【治　法】　清肝泻热,理气和胃。

【处方 1】　化肝煎(《景岳全书》)加减。

浙贝母 10 克	牡丹皮 10 克	炒栀子 10 克	白芍 15 克
陈皮 9 克	清半夏 9 克	茯苓 15 克	青皮 9 克
黄芩 15 克	泽泻 9 克	茵陈 30 克	炒栀子 10 克

【方　解】　情志不遂,肝失疏泄,肝胃不和,气机郁久化火,火热横犯脾胃,而成肝郁蕴热、横犯脾胃之证,治宜疏肝泻热。浙贝母清热散结;牡丹皮、炒栀子清泻肝热、并解郁热;青皮、陈皮疏肝理气和胃;白芍柔肝养血;黄芩、清半夏清热降逆;酌加茵陈、炒栀子以清郁热、祛湿浊。

【加　减】　①脘腹胀甚者,加大腹皮 20 克,莱菔子 20 克。②口干口苦者,加黄连 6 克,生地黄 12 克。③易急躁者,加郁金 15 克,柴胡 10 克。

【处方 2】　龙胆泻肝汤(《医方集解》)加减。

茵陈 30 克	黄连 6 克	黄芩 10 克	柴胡 10 克
枳实 15 克	升麻 9 克	牡丹皮 10 克	泽泻 10 克
炒栀子 10 克	浙贝 10 克	车前子(包煎)20 克	当归 10 克
生地黄 15 克	金钱草 30 克		

【方　解】　茵陈清利肝经湿热,黄芩、黄连、栀子苦寒泻火、燥湿清热;泽泻、车前子渗湿泄热,导热下行;当归、生地黄、牡丹皮养血和血、凉血滋阴,邪去而不伤阴血;柴胡舒畅肝经之气,引诸药归肝经;升麻清热解毒,升而能散,可宣达郁遏之伏火;金钱草清热祛湿。诸药合用,共奏清肝泻胃、祛湿降火之功。

【加　减】　①大便干结明显者,加玄参 15 克,虎杖 15 克。②牙龈肿痛者,加知母 12 克,黄柏 10 克。③舌苔黏腻者,加藿香 10 克,白豆蔻 10 克。

【处方3】　丹栀逍遥散(《内科摘要》)合三黄泻心汤(《金匮要略》)加减。

柴胡 10 克	白芍 15 克	当归 10 克	茯苓 15 克
炒白术 15 克	牡丹皮 12 克	栀子 9 克	甘草 6 克
黄连 6 克	黄芩 10 克	熟大黄 10 克	浙贝母 12 克

【方　解】　本方在逍遥散的基础上加牡丹皮、栀子而成。因肝郁血虚日久,则生热化火,此时逍遥散已不足以平其火热,故加丹皮以清血中之伏火,炒栀子善清肝热,并导热下行;黄芩清上焦热,黄连清中焦胃热,并用熟大黄以泻阳明热结;浙贝母清热散结泻火。诸药合用,共奏疏肝清热、养血健脾之功。

【加　减】　①咽喉肿痛者,加玄参 15 克,桔梗 10 克。②胁肋胀满者,加合欢皮 20 克,香橼 15 克。③口苦、苔黄腻者,加车前子(包煎)20 克,金钱草 30 克。

【处方4】　大柴胡汤(《伤寒论》)加减。

柴胡 10 克	白芍 15 克	黄连 6 克	黄芩 10 克
熟大黄 8 克	枳实 15 克	清半夏 9 克	牡丹皮 12 克
炒栀子 9 克	浙贝 12 克	生石膏(先煎)30 克	

【方　解】　柴胡配黄芩和解清热,黄连清中焦胃热,并用熟大黄配枳实以内泻阳明、少阳热结,行气消痞;白芍柔肝缓急止痛,清半夏和胃降逆,牡丹皮、栀子、浙贝清泻肝火;生石膏清热泻火解毒。

【加　减】　①大便秘结伴腹胀满者,加瓜蒌 30 克,莱菔子 20 克。②小便不利者,加滑石粉(包煎)20 克,车前子(包煎)20 克,黄柏 10 克。③吞酸嗳气者,加旋覆花(包煎)20 克,代赭石(先煎)30 克,煅瓦楞子 30 克。

5. 肺热壅盛证

【表　现】　口气臭秽,鼻塞、鼻渊不闻香臭,咽喉痛,或有咳喘,咯吐脓痰,舌红,苔黄,脉滑数。

【治　法】　清肺泻热。

【处方 1】　泻白散(《小儿药证直诀》)加减。

桑白皮 15 克　　地骨皮 15 克　　黄芩 10 克　　甘草 6 克
浙贝母 12 克　　炒栀子 10 克　　陈皮 9 克

【方　解】　方中桑白皮甘寒性降,入肺经,清泻肺热,为君药。地骨皮甘寒,清降肺中伏火,为臣药。浙贝母清金化痰,黄芩清上焦火并祛湿热,栀子清热泻火,陈皮燥湿化痰,共为佐药。甘草养胃和中,为使药。

【加　减】　①燥热咳嗽者,加瓜蒌皮 15 克,川贝母 10 克。②肺经热重者,加生石膏(先煎)30 克,知母 10 克。③热伤阴津,烦热口渴者,加天花粉 10 克,芦根 20 克。

【处方 2】　麻杏石甘汤(《伤寒论》)合白虎汤(《伤寒论》)加减。

炙麻黄 9 克　　杏仁 9 克　　甘草 6 克　　生石膏(先煎)30 克
黄芩 10 克　　甘草 6 克　　知母 12 克　　浙贝母 12 克
陈皮 9 克

【方　解】　方中炙麻黄为君,取其能宣肺而泄邪热,是“火郁发之”之义。但其性温,故配伍辛甘大寒之石膏为臣药,而且用量倍于麻黄,使宣肺而不助热,清肺而不留邪,肺气肃降有权,喘急可平,是相制为用。杏仁降肺气,助炙麻黄、石膏宣肺清热,知母苦寒质润,一助石膏清肺胃热,二滋阴润燥,并佐以粳米益胃生津,浙贝母清金化痰,黄芩清上焦火并祛湿热,陈皮燥湿化痰,用为佐药。甘草既能益气和中,又与石膏合而生津止渴,更能调和于寒温宣降之间,为使药。

【加　减】　①因肺中热甚,津液大伤者,加沙参 10 克,芦根 20 克。②若表邪偏重,无汗恶寒者,加荆芥 10 克,薄荷 6 克,淡豆豉 15 克。③若痰稠、胸闷者,加瓜蒌 20 克,浙贝母 10 克。

【处方 3】　千金苇茎汤(《备急千金要方》)加减。

苇茎 30 克　　冬瓜仁 20 克　　生薏苡仁 30 克　　桃仁 10 克
桔梗 9 克　　黄芩 10 克　　甘草 6 克　　浙贝母 10 克

【方　解】　方中苇茎甘寒轻浮,善清肺热,故为君药。冬瓜仁清热化痰,利湿排脓,能清上彻下,肃降肺气,与苇茎配合则清肺宣壅,涤痰排脓;生薏苡仁甘淡微寒,上清肺热而排脓,下利肠胃而渗湿。二者共为臣药。桃仁活血逐瘀,可助消痈,桔梗清肺化痰排脓,黄芩清上焦郁热,浙贝母清热化痰散结,共为佐药。甘草调和诸药,为使药。诸药合用,共奏清热化痰、逐瘀排脓之效。

【加　减】　①痰浊阻肺,咳而喘满者,加鱼腥草 20 克,葶苈子 10 克。②胸闷气逆者,加炒枳壳 20 克,旋覆花(包煎)20 克。③若兼阳明腑实,大便秘结者,加大黄(后下)10 克,瓜蒌 20 克。

【处方 4】 清金化痰汤(《医学统旨》)加减。

黄芩 10 克	炒栀子 10 克	知母 10 克	桑白皮 20 克
瓜蒌仁 20 克	浙贝母 10 克	麦冬 10 克	橘红 10 克
茯苓 15 克	桔梗 10 克	甘草 6 克	

【方　解】 橘红理气化痰,气顺则痰降;茯苓健脾利湿,湿去则痰自消;瓜蒌仁、浙贝母、桔梗清热涤痰,宽胸开结;麦冬、知母养阴清热,润肺止咳;黄芩、栀子、桑白皮清泻肺火;甘草和药解毒。全方有化痰止咳、清热润肺之功,适用于痰浊不化、蕴而化热之证。

【加　减】 ①痰黄如脓或腥臭者,加鱼腥草 20 克,金荞麦 15 克,生薏苡仁 20 克。②胸痛者,加郁金 15 克,丝瓜络 15 克。③火郁伤津,咽燥口干者,加天花粉 15 克,芦根 20 克,沙参 10 克。

6. 阴虚火旺证

【表　现】 口臭,牙齿松动,腿膝酸软,舌红少苔,脉细数。

【治　法】 滋补肾阴,清退虚热。

【处方 1】 知柏地黄汤(《医宗金鉴》)加减。

生地黄 20 克	山萸肉 12 克	山药 15 克	泽泻 10 克
茯苓 15 克	牡丹皮 12 克	知母 10 克	黄柏 10 克
浙贝母 10 克	炒栀子 10 克	白芍 15 克	

【方　解】 生地黄滋阴凉血益肾;山萸肉补养肝肾,并能涩精;山药补益脾阴,亦能固精。三药相配,滋养肝脾肾,称为"三补"。泽泻利湿泄浊;牡丹皮清泄相火,并制山萸肉之温涩;茯苓淡渗脾湿,并助山药之健运。此为"三泻",渗湿浊、清虚热,平其偏胜以治标。另加知母、黄柏、浙贝母、炒栀子,以清热泻火散结,白芍柔肝养肝,以利肝用。

【加　减】 ①口干明显者,加玄参 15 克,天花粉 10 克。②舌光红无苔、裂纹者,加麦冬 10 克,玉竹 10 克,石斛 10 克。③大便干结者,加玄参 20 克,麦冬 15 克,火麻仁 30 克。

【处方 2】 玉女煎(《景岳全书》)加减。

熟地黄 15 克	石膏(先煎)30 克	知母 10 克	麦冬 10 克
牛膝 15 克	白芍 15 克	牡丹皮 10 克	甘草 6 克
玄参 15 克	黄芩 10 克	天花粉 10 克	

【方　解】 石膏辛甘大寒,清胃火;熟地黄甘而微温,以滋肾水之不足,与石膏

相伍,清火壮水,虚实兼顾;知母苦寒质润、滋清兼备,一助石膏清胃热而止烦渴,二助熟地滋养肾阴;麦冬微苦甘寒,助熟地黄滋肾,而润胃燥,且可清心除烦;牛膝导热引血下行,且配伍白芍补益肝肾,以降上炎之火;牡丹皮、玄参、天花粉以凉血生津、清热解毒;黄芩清上焦邪热;甘草调和诸药。

【加　减】　①口疮明显者,加淡竹叶 10 克,黄连 6 克。②腰酸困者,加盐黄柏 10 克,桑寄生 15 克。③伴齿衄者,去熟地黄,加生地黄 15 克,茜草根 15 克。

【处方3】　左归丸(《景岳全书》)加减。

熟地黄 20 克	菟丝子 15 克	牛膝 15 克	龟甲胶 15 克
鹿角胶 10 克	山药 15 克	山茱萸 15 克	枸杞子 15 克
知母 15 克	牛膝 15 克	黄柏 12 克	天花粉 15 克

【方　解】　重用熟地黄滋肾填精,大补真阴,为君药。山茱萸养肝滋肾,涩精敛汗;山药补脾益阴,滋肾固精;枸杞子补肾益精,养肝明目;龟、鹿二胶,为血肉有情之品,峻补精髓,龟甲胶偏于补阴,鹿角胶偏于补阳,在补阴之中配伍补阳药,取"阳中求阴"之义,均为臣药。菟丝子、川牛膝益肝肾,强腰膝,健筋骨,牛膝引火下行,知母清虚热,黄柏清下焦虚火,天花粉清热育阴,均为佐药。诸药合用,共奏滋阴补肾、填精益髓之效。

【加　减】　①骨蒸潮热,手足心热者,去枸杞子、鹿角胶,加女贞子 15 克,麦冬 15 克。②大便燥结者,去菟丝子,加肉苁蓉 20 克。③汗出多者,加黄芪 20 克,浮小麦 30 克。

【处方4】　大补阴丸(《丹溪心法》)和二至丸(《中国药典》)加减。

熟地黄 20 克	龟甲胶 15 克	知母 15 克	黄柏 12 克
女贞子 15 克	旱莲草 15 克	牛膝 15 克	牡丹皮 15 克
天花粉 15 克			

【方　解】　熟地黄、龟甲以滋阴潜阳,壮水制火;黄柏、知母以苦寒降火,保存阴液,平其阳亢;女贞子补中有清,可滋肾养肝,益精血;旱莲草既能滋补肝肾之阴,又可凉血止血。另以牛膝引火下行,牡丹皮降血分伏火,天花粉清热生津止渴。诸药合用,滋阴精、养阴血而降相火,以达培本清源之效。

【加　减】　①阴虚较重者,加天冬 15 克,麦冬 15 克。②阴虚盗汗者,加地骨皮 15 克。③遗精者,加金樱子 15 克,芡实 20 克,桑螵蛸 10 克。

二、中成药治疗

1. 白清胃散

【药物组成】　石膏、玄明粉、硼砂、冰片。

【功能主治】 清热泻火,消肿止痛。用于胃火上升引起的牙龈疼痛,口舌生疮。

【临床应用】 用于口臭因胃经实火所致者。症见口臭,口热口渴,便秘,尿黄,舌苔黄厚,脉洪数。

【用法用量】 每瓶装3克。每次少量,一日数次,吹敷患处。

【注意事项】 ①虚火上炎者慎用;②服药期间忌食辛辣、油腻食物;③老年人、儿童及脾胃虚寒者慎用。

2. 保和丸

【药物组成】 焦山楂、六神曲(炒)、炒莱菔子、炒麦芽、半夏(制)、陈皮、茯苓、连翘。

【功能主治】 消食,导滞,和胃。用于食积停滞,脘腹胀满,嗳腐吞酸,不欲饮食。

【临床应用】 口臭因饮食不节,食积中阻,脾胃升降功能失常所致者可用保和丸治疗。症见口臭,腹痛腹胀,恶心呕吐,嗳腐吞酸,不欲饮食,大便不调,舌红,苔腻,脉沉濡。

【用法用量】 大蜜丸,每丸重9克。一次1~2丸,一日2次,口服。

【注意事项】 ①服药期间忌生冷油腻不易消化食物;②不宜在服药期间同时服用滋补性中药。

3. 大山楂丸

【药物组成】 山楂、炒麦芽、六神曲(麸炒)。

【功能主治】 开胃消食。用于食积内停所致的食欲缺乏,消化不良,脘腹胀闷。

【临床应用】 口臭由饮食不节,停滞中焦,损伤脾胃所致者可用大山楂丸治疗。症见口腔异味,不思饮食,食积不化,脘腹胀满,形体消瘦,呕吐酸腐残渣,腹痛,舌苔厚腻,脉沉滑。

【用法用量】 大蜜丸,每丸重9克。一次1~2丸,一日1~3次,口服。

【注意事项】 ①脾胃虚弱,无积滞而食欲不振者慎用;②忌食生冷油腻食物;③克服偏食及暴饮暴食等不良习惯。

4. 甘露消毒丹

【药物组成】 滑石、茵陈、黄芩、石菖蒲、豆蔻、藿香、薄荷、射干、川贝母、木通、连翘。

【功能主治】 芳香化湿,清热解毒。用于暑湿蕴结,身热肢酸,胸闷腹胀,尿赤黄疸。

【临床应用】 口臭因湿温初起,邪在气分,湿热并重而致者可用甘露消毒丹治疗。症见口臭,身热肢酸,胸闷,腹胀,咽痛,尿赤或身目发黄,舌苔黄腻或厚腻,脉滑。

【用法用量】 一次 6～9 克,一日 2 次,口服。

【注意事项】 ①湿热内阻者慎用;②服药期间忌食辛辣、生冷、油腻食物。

5. 加味左金丸

【药物组成】 姜黄连、制吴茱萸、柴胡、醋延胡索、木香、醋香附、麸炒枳壳、郁金、陈皮、青皮(醋炙)、黄芩、白芍、当归、甘草。

【功能主治】 平肝降逆,疏郁止痛。用于肝郁化火、肝胃不和引起的胸脘痞闷、急躁易怒、嗳气吞酸、胃痛少食。

【临床应用】 用于口臭由肝胃不和、肝火犯胃所致者。症见口臭、胸脘痞闷,急躁易怒,嗳气吞酸,胃痛少食,舌红苔黄,脉弦数。

【用法用量】 每 100 丸重 6 克。一次 6 克,一日 2 次,口服。

【注意事项】 ①肝寒犯胃及体虚者慎用;②忌气恼,忌食生冷、辛辣、油腻、不易消化食物;③孕妇慎用。

6. 健胃消食片

【药物组成】 太子参、山药、陈皮、山楂、炒麦芽。

【功能主治】 健胃消食。用于脾胃虚弱所致的食积,症见不思饮食,嗳腐酸臭、脘腹胀满,消化不良见上述症候者。

【临床应用】 用于口臭由脾胃虚弱,饮食停滞所致者。症见口臭,食欲缺乏,食入难化,恶心呕吐,脘腹痞闷,嗳腐吞酸,大便不畅,舌淡,苔白腻,脉弦。

【用法用量】 每片重 0.5 克,一次 4～6 片,口服,可以咀嚼。

【注意事项】 ①建立良好饮食习惯,防止暴饮暴食及偏食;②小儿疳疾兼有虫积者,当配合驱虫药治疗。

7. 羚羊清肺丸

【药物组成】 羚羊角粉、黄芩、蜜桑白皮、熟大黄、栀子、牡丹皮、大青叶、板蓝根、金银花、炒苦杏仁、桔梗、陈皮、浙贝母、金果榄、薄荷、蜜枇杷叶、前胡、生地黄、玄参、石斛、天冬、麦冬、天花粉、甘草。

【功能主治】 清肺利咽,清瘟止嗽。用于肺胃热盛,感受时邪,身热头晕,四肢酸懒,咳嗽痰盛,咽喉肿痛,鼻衄咳血,口干舌燥。

【临床应用】 用于口臭因感受时邪,肺胃热盛所致者。症见口臭、身热头晕,四肢酸懒,咳嗽痰盛,咽喉肿痛,鼻衄咳血,口干舌燥,舌红,苔黄,脉滑数。

【用法用量】 每丸重 6 克,一次 1 丸,一日 3 次,口服。

【注意事项】 ①外感风寒或寒痰咳嗽者慎用;②服药期间饮食宜清淡,忌食生冷、辛辣、燥热食物,忌烟酒。

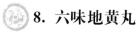

8. 六味地黄丸

【药物组成】 熟地黄、山萸肉、山药、泽泻、茯苓、牡丹皮。

【功能主治】 滋阴补肾。用于肾阴亏损,头晕耳鸣,腰膝酸软,骨蒸潮热,盗汗遗精。

【临床应用】 用于口臭因阴虚火旺所致者。症见口臭、头晕耳鸣,腰膝酸软,骨蒸潮热,盗汗遗精,消渴,舌红,苔薄少裂纹,脉弦细。

【用法用量】 丸剂:浓缩丸每 8 丸 1.44 克;大蜜丸每丸重 9 克。口服。大蜜丸一次 1 丸,一日 2 次;浓缩丸一次 8 丸,一日 3 次。

【注意事项】 ①体实及阳虚者慎用;②感冒者慎用;③脾虚、气滞、食少纳呆者慎用;④服药期间忌食辛辣、油腻食物。

9. 龙胆泻肝丸

【药物组成】 龙胆、黄芩、栀子(炒)、盐车前子、泽泻、木通、酒当归、地黄、柴胡、炙甘草。

【功能主治】 清肝胆,利湿热。用于肝胆湿热,头晕目赤,耳鸣耳聋,胁痛口苦,尿赤,湿热带下。

【临床应用】 口臭因肝胆湿热上炎所致者可用龙胆泻肝丸治疗。症见口臭、头晕目赤,耳鸣耳聋,耳肿疼痛,胁痛口苦,尿赤涩痛,湿热带下,舌红,苔黄腻,脉弦滑。

【用法用量】 水丸,每 100 粒重 6 克。一次 3～6 克,一日 2 次,口服。

【注意事项】 ①脾胃虚寒者慎用;②孕妇慎用;③服药期间忌食辛辣、油腻食物;④体弱年老者慎用。对于体质壮实者,亦应中病即止,不可久用。

10. 清肺消炎丸

【药物组成】 麻黄、石膏、地龙、炒苦杏仁、葶苈子、人工牛黄、羚羊角、牛蒡子。

【功能主治】 清肺化痰,止咳平喘。用于痰热阻肺,咳嗽气喘,胸胁胀痛,吐痰黄稠;上呼吸道感染,急性支气管炎,慢性支气管炎急性发作及肺部感染见上述证候者。

【临床应用】 口臭因痰热阻肺所致者可用清肺消炎丸治疗。症见口臭、咳嗽气喘,胸胁胀痛,吐痰黄稠,舌红,苔黄腻,脉滑。

【用法用量】　每 60 丸重 8 克。一次 60 丸,一日 3 次,口服。

【注意事项】　①风寒表证咳嗽者慎用;②孕妇慎用;③服药期间,忌食辛辣、生冷、油腻食物;④体弱年迈患者慎用;⑤高血压病、青光眼、心功能不全者慎用。

11. 清肺抑火片

【药物组成】　黄芩、栀子、黄柏、大黄、苦参、天花粉、知母、桔梗、前胡。

【功能主治】　清肺止嗽,降火生津。用于肺热咳嗽,痰涎壅盛,咽喉肿痛,口鼻生疮,牙齿疼痛,牙龈出血,大便干燥,小便赤黄。

【临床应用】　口臭因肺热壅盛所致者可用清肺抑火片治疗。症见口臭,咳嗽,痰涎量多,咽喉肿痛,口鼻生疮,牙齿疼痛,牙龈出血,大便干燥,小便赤黄,舌红,苔黄,脉滑数。

【用法用量】　每片重 0.6 克。一次 4 片,一日 2 次,口服。

【注意事项】　①风寒咳嗽及孕妇忌服;②儿童、体质虚弱患者慎用。

12. 清火栀麦片

【药物组成】　穿心莲、栀子、麦冬。

【功能主治】　清热解毒,凉血消肿。用于肺胃热盛所致的咽喉肿痛、发热、牙痛、目赤。

【临床应用】　口臭因肺胃热盛所致者可用清火栀麦片治疗。症见口臭,咽痛,牙龈肿痛,身热,目赤,咳嗽咯黄痰,舌红,苔黄,脉滑数。

【用法用量】　一次 2 片,一日 2 次,口服。

【注意事项】　①忌烟、酒及辛辣食物;②不宜在服药期间同时服用滋补性中药。

13. 清胃黄连丸

【药物组成】　黄连、石膏、黄芩、栀子、连翘、知母、黄柏、玄参、生地黄、牡丹皮、赤芍、天花粉、桔梗、甘草。

【功能主治】　清热泻火,解毒消肿。用于肺胃火盛所致的口舌生疮,齿龈、咽喉肿痛。

【临床应用】　口臭因肺胃火盛所致者可用清胃黄连丸治疗。症见口热口干,口黏口臭,大便秘结,小便短赤,舌苔黄,脉弦实数。

【用法用量】　大蜜丸每丸重 9 克,一次 1～2 丸,一日 2 次,口服。水丸每袋 9 克,一次 9 克,一日 2 次,口服。

【注意事项】　①阴虚火旺者慎用;②体弱、年迈者慎用;③不可过量及久用。

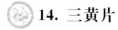 **14. 三黄片**

【药物组成】 黄芩浸膏、大黄、盐酸小檗碱。

【功能主治】 清热解毒,泻火通便。用于三焦热盛所致的目赤肿痛,口鼻生疮,咽喉肿痛,牙龈肿痛,心烦口渴,尿黄,便秘;亦用于急性胃肠炎、痢疾。

【临床应用】 口臭因火热内结所致者可用三黄片治疗。症见口臭,唇疮,面赤,身热,小便短赤,舌苔黄燥,脉滑实。

【用法用量】 薄膜衣小片每片重 0.25 克,一次 4 片,口服。薄膜衣大片每片重 0.52 克,一次 2 片,口服。

【注意事项】 ①冷积便秘、寒湿泻痢、虚火口疮、喉痹者慎用;②服药期间忌食荤腥油腻食物。

15. 知柏地黄丸

【药物组成】 熟地黄、山茱萸(制)、山药、知母、黄柏、茯苓、泽泻、牡丹皮。

【功能主治】 滋阴降火。用于阴虚火旺,潮热盗汗,口干咽痛,小便短赤。

【临床应用】 口臭因阴虚火旺所致者可用知柏地黄丸治疗。症见口臭,潮热盗汗,口干咽痛,耳鸣遗精,小便短赤,舌红,苔薄黄,裂纹,脉弦细。

【用法用量】 浓缩丸每 10 丸重 1.7 克,一次 8 丸,一日 3 次,口服。大蜜丸每丸重 9 克,一次 1 丸,一日 2 次,口服。

【注意事项】 ①气虚发热及实热者慎用;②感冒者慎用;③虚便溏、气滞中满者慎用;④药期间忌食辛辣、油腻食物。

第2章 口腔溃疡

口腔溃疡又称复发性口腔溃疡或复发性阿弗他性溃疡,为口腔黏膜病中常见的疾病,可单发或多发,可发于口腔黏膜任何部位,出现椭圆形或者圆形的浅表性溃疡,有明显的局部灼痛感,而全身症状较轻,病程有一定的自限性,通常情况下7~10天即可愈合,但可反复发生。口腔溃疡发病率较高,不同年龄阶段的人均可发病,好发于青壮年,以女性发病较为多见,一年四季均能发生。其发病原因错综复杂,具有明显的个体差异,发病机制尚不十分明确。

口腔溃疡属于中医学的"口疮"范畴。口腔溃疡虽病在口腔,但其发病却与脏腑功能密切相关。口疮主要病因病机如下:一是外感六淫,主要是燥、火两邪,燥邪干涩,易伤津液,火为阳邪,其性炎上,津伤火灼,口疮乃发;二是饮食不节,由于过食辛辣肥厚之品或偏食,致火热内生,循经上攻,熏蒸口舌,并常耗伤心肺肾之阴津,致口疮发生;三是情志过极,五志郁而化火,心火亢盛,上炎熏灼口舌,或心火下移于小肠,循经上攻于口,均可致口舌生疮;四是素体阴亏,患者素体阴液不足,或久病阴损,虚火内生,灼伤口舌,乃至口舌生疮;五是劳倦内伤,或久病伤脾,脾气虚损,水湿不运,上渍口舌,而致口疮,或郁久化热,湿热上蒸,亦可致口疮;六是先天不足,或久用寒凉,伤及脾肾,脾肾阳虚,阴寒内盛,寒湿上渍口舌,寒凝血瘀,久致口舌生疮。

一、辨证治疗

 1. 脾胃伏火证

【**表　现**】　溃疡形状不规则,大小不等,相互融合,基底平坦,有黄色分泌物覆盖,周缘轻度水肿高起,溃疡周围充血面大而明显,灼热疼痛,面红口热,口渴口臭,唇红舌燥,大便干结,小便短黄,舌质偏红,舌苔黄或厚腻,脉实有力。

【**治　法**】　清热泻火,凉血解毒。

【**处方1**】　凉膈散(《太平惠民和剂局方》)加减。

芒硝(冲服)6克	生大黄(后下)6克	炒栀子10克	连翘10克
黄芩10克	黄连6克	蒲公英20克	薄荷(后下)6克
淡竹叶10克	甘草6克		

【方　解】　方中连翘轻清透散,长于清热解毒,清透上焦之热;黄芩清透胸膈上焦之热,并黄连清解中焦郁热;炒栀子清利三焦之热,通利小便,引火下行;生大黄、芒硝泻下通便;薄荷清利头目、利咽;竹叶清上焦之热,并清心火;蒲公英清热解毒,祛湿热;甘草调和诸药。

【加　减】　①若热结壅阻上焦,大便不燥者,去芒硝,加桔梗9克,生石膏(先煎)30克。②热甚口臭者,加生石膏(先煎)30克,知母10克。③口干口渴甚者,加生地黄15克,麦冬10克。

【处方2】　清胃散(《脾胃论》)加减。

| 升麻10克 | 黄连8克 | 当归10克 | 生地黄15克 |
| 牡丹皮15克 | 炒栀子10克 | 蒲公英20克 | 生石膏(先煎)30克 |

【方　解】　方中用苦寒之黄连直泻胃府之火;升麻清热解毒,升而能散,可宣达郁遏之伏火,有"火郁发之"之意,与黄连配伍,则泻火而无凉遏之弊,升麻得黄连,则散火而无升焰之虞。胃热则阴血亦必受损,故以生地黄凉血滋阴;牡丹皮凉血清热;当归养血和血;蒲公英清热祛湿,生石膏清热解毒,二者配伍清胃热效专力宏。诸药合用,共奏清胃凉血之效。

【加　减】　①若肠燥便秘者,加大黄(后下)10克。②口渴饮冷者,加玄参15克,天花粉10克。③胃火炽盛之牙龈者,加牛膝15克,仙鹤草30克。

【处方3】　普济消毒饮(《东垣试效方》)加减。

黄芩10克	黄连8克	生甘草6克	牛蒡子10克
桔梗10克	板蓝根15克	马勃10克	连翘10克
玄参15克	升麻10克	柴胡10克	陈皮9克
白僵蚕10克	薄荷(后下)3克		

【方　解】　方中黄连、黄芩清热泻火,祛上焦头面热毒;牛蒡子、连翘、薄荷、白僵蚕辛凉疏散头面;玄参、马勃、板蓝根增强清热解毒之功;甘草、桔梗清利咽喉;陈皮理气散邪;升麻、柴胡疏散风热,引药上行,有"火郁发之"之意。

【加　减】　①口疮红肿灼痛甚者,加寒水石(先煎)30克,牡丹皮10克,生地黄15克。②目赤红、灼热不适者,加菊花15克,决明子20克。③头蒙头痛者,加石菖蒲10克,佩兰10克,白芷10克。

【处方4】　泻黄散(《小儿药证直诀》)加减。

| 藿香10克 | 炒栀子10克 | 生石膏(先煎)30克 | 生甘草6克 |
| 防风10克 | 淡竹叶15克 | 黄连6克 | 黄芩15克 |

【方　解】　方中石膏、炒栀子泻脾胃积热;防风疏散脾经伏火;藿香芳香醒脾;甘草泻火和中;并配伍淡竹叶清心经、小肠之火,黄连清中焦郁热,黄芩清上焦之火。配合成方,共奏泻脾胃伏火之功。

【加　减】　①唇干舌燥明显者,加生地黄 15 克,天花粉 10 克。②烦渴易饥者,加知母 12 克,蒲公英 20 克。③舌苔黄腻者,加生薏苡仁 30 克,车前子(包煎) 20 克。

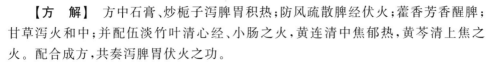 2. 心火上炎证

【表　现】　溃疡面积较小,可发生多个,多在舌尖、舌前部或舌侧缘发生,色红而痛。可伴有口热,口渴,心悸,心烦性急,小便短赤涩痛,夜寐不安,舌尖红,舌苔薄黄,脉实略数。

【治　法】　清心降火,凉血解毒。

【处方1】　导赤散(《小儿药证直诀》)加减。

| 生地黄 15 克 | 生甘草梢 10 克 | 淡竹叶 15 克 | 连翘 10 克 |
| 赤小豆 20 克 | 黄芩 15 克 | 金钱草 30 克 | |

【方　解】　方中生地黄甘寒,凉血滋阴降火;连翘、赤小豆入心与小肠经,上清心经之火,下导小肠之热;竹叶甘淡,清心除烦,淡渗利窍,导心火下行;生甘草梢清热解毒,并能调和诸药;黄芩清上焦火热;金钱草清热祛湿,清下焦湿热。

【加　减】　①若心火较盛者,加黄连 6 克。②心热移于小肠,小便不通,加车前子(包煎)20 克,赤茯苓 15 克。③阴虚较甚者,加麦冬 10 克。

【处方2】　泻心汤(《金匮要略》)加减。

| 生大黄(后下)10 克 | 黄连 6 克 | 黄芩 15 克 | 淡竹叶 10 克 |
| 牡丹皮 10 克 | 炒栀子 10 克 | 蒲公英 20 克 | 生石膏(先煎)30 克 |

【方　解】　方中黄芩泻上焦火,黄连泻中焦火,大黄泻下焦火,三焦实火大便实者,诚为允当。牡丹皮、栀子凉血清热;蒲公英清热祛湿,生石膏清热解毒,二者配伍清胃热效宏力专。

【加　减】　①小便淋涩明显者,加瞿麦 15 克,滑石(包煎)20 克。②出现血淋者,加白茅根 20 克,小蓟 20 克,旱莲草 15 克。③胃火炽盛之牙衄者,加牛膝 15 克,知母 12 克。

【处方3】　清瘟败毒饮(《疫疹一得》)加减。

生地黄 15 克	黄芩 10 克	黄连 6 克	生甘草 6 克
牡丹皮 10 克	生石膏(先煎)30 克	栀子 10 克	连翘 10 克
玄参 15 克	淡竹叶 15 克	白芍 15 克	水牛角(先煎)30 克
知母 10 克	桔梗 10 克		

【方　解】　方中重用生石膏直清胃热;石膏配知母、甘草,有清热保津之功,加以连翘、竹叶、轻清宣透,清透气分表里之热毒;再加黄芩、黄连、栀子(即黄连解毒汤法)通泄三焦,可清泄气分上下之火邪。诸药合用,可清气分之热。水牛角、生地黄、白芍、牡丹皮共用,为犀角地黄汤法,专于凉血解毒,养阴化瘀,以清血分之热。以上诸药合用,则气血两清的作用尤强。此外,玄参、桔梗、甘草、连翘同用,还能清润咽喉;竹叶、栀子同用则清心利尿,导热下行。

【加　减】　①大便不通者,加生大黄(后下)8克。②口渴不已者,加芦根20克,天花粉10克。③胸膈遏郁满闷者,加枳壳20克,清半夏9克,瓜蒌20克。

【处方4】　黄连上清丸(《古今医方集成》)加减。

黄连6克	栀子10克	连翘12克	蔓荆子12克
防风10克	荆芥穗10克	白芷10克	黄芩12克
菊花12克	薄荷(后下)3克	酒大黄6克	黄柏12克
桔梗9克	川芎9克	石膏(先煎)30克	旋覆花(包煎)10克
甘草6克	玄参15克	天花粉10克	姜黄10克

【方　解】　方中黄连、黄芩、黄柏、石膏清热泻火;栀子、酒大黄专功清热,并引热从二便而出;连翘、菊花、荆芥穗、白芷、蔓荆子、川芎、防风、薄荷能疏散头面风热、清解热毒;佐以旋覆花降逆和中;桔梗宣肺气、利咽喉,引药上行;玄参、天花粉利咽、清热滋阴、解毒散结;姜黄清热活血止痛;甘草调和诸药。诸药合用,有疏风清热解毒之效。

【加　减】　①唇干苔少者,加生地黄15克,麦冬12克。②头重如裹者,加石菖蒲10克,郁金15克,佩兰10克。③小便短赤者,加滑石粉(包煎)20克,金钱草30克。

3.肝郁蕴热证

【表　现】　多见于女性,伴情志不舒,常由情绪改变或月经周期而发作或加重。溃疡可发生在舌侧边缘或唇黏膜及其他部位,米粒大小,形状可不规则,黄或灰白色基底,边缘有较宽红晕围绕。可伴有胸胁胀闷,心烦易怒,口苦咽干,失眠不寐,乳房经前胀痛,月经多有失调,经多或量少,并有血块痛经,舌尖红或暗红有瘀点,舌苔薄黄,脉弦数。

【治　法】　清肝泻火,理气凉血。

【处方1】　化肝煎(《景岳全书》)加减。

牡丹皮15克	浙贝母10克	炒栀子10克	白芍15克
陈皮9克	清半夏9克	茯苓15克	青皮10克
黄芩10克	泽泻10克	金钱草30克	

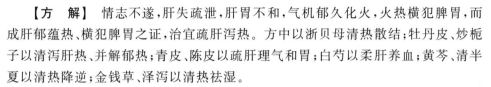

【方　解】　情志不遂,肝失疏泄,肝胃不和,气机郁久化火,火热横犯脾胃,而成肝郁蕴热、横犯脾胃之证,治宜疏肝泻热。方中以浙贝母清热散结;牡丹皮、炒栀子以清泻肝热、并解郁热;青皮、陈皮以疏肝理气和胃;白芍以柔肝养血;黄芩、清半夏以清热降逆;金钱草、泽泻以清热祛湿。

【加　减】　①口干口苦明显者,加黄连 6 克,生地黄 12 克。②舌苔黄腻,湿热明显者,加车前子(包煎)20 克,茵陈 30 克。③大便干结者,加玄参 15 克,虎杖 15克,枳实 20 克。

【处方 2】　龙胆泻肝汤(《医方集解》)加减。

茵陈 30 克	黄连 6 克	黄芩 15 克	柴胡 10 克
枳实 15 克	升麻 9 克	牡丹皮 15 克	泽泻 10 克
炒栀子 9 克	浙贝 12 克	车前子(包煎)20 克	当归 10 克
生地黄 12 克	金钱草 30 克	龙胆 6 克	

【方　解】　方中茵陈清利肝经湿热,龙胆、黄芩、黄连、栀子苦寒泻火、燥湿清热;泽泻、车前子渗湿泄热,导热下行;实火所伤,损伤阴血,当归、生地黄、牡丹皮养血和血、凉血滋阴,使邪去而不伤阴血;柴胡舒畅肝经之气,引诸药归肝经;升麻清热解毒,升而能散,可宣达郁遏之伏火;金钱草清热祛湿。诸药合用,共奏清肝泻胃、祛湿降火之功。

【加　减】　①小便涩痛明显者,加白茅根 30 克,滑石(包煎)20 克。②牙龈肿痛者,加知母 10 克,黄柏 10 克。③咽喉肿痛者,加玄参 15 克,桔梗 10 克。

【处方 3】　大柴胡汤(《伤寒论》)加减。

柴胡 10 克	白芍 15 克	黄连 6 克	黄芩 10 克
熟大黄 8 克	枳实 15 克	清半夏 9 克	牡丹皮 12 克
炒栀子 10 克	浙贝母 10 克	生石膏(先煎)30 克	

【方　解】　本方用柴胡配黄芩和解清热,黄连清中焦胃热,并用熟大黄配枳实以内泻阳明、少阳热结,行气消痞。白芍柔肝缓急止痛,清半夏和胃降逆,牡丹皮、栀子、浙贝母清泻肝火;生石膏清热泻火解毒。

【加　减】　①大便不畅、腹胀满者,加瓜蒌 30 克,莱菔子 20 克,虎杖 15 克。②身热明显者,加青蒿 20 克,知母 15 克,白芷 10 克。③舌苔黄腻,腰酸困者,加金钱草 30 克,车前子(包煎)20 克,牛膝 15 克。

【处方 4】　丹栀逍遥散(《内科摘要》)合泻心汤(《金匮要略》)加减。

柴胡 10 克	白芍 15 克	当归 10 克	茯苓 15 克
炒白术 15 克	牡丹皮 12 克	栀子 9 克	甘草 5 克
黄连 6 克	黄芩 10 克	熟大黄 9 克	浙贝母 12 克

【方　解】　本方在逍遥散的基础上加牡丹皮、栀子而成。因肝郁血虚日久,则生热化火,此时逍遥散已不足以平其火热,故加牡丹皮以清血中之伏火,栀子善清肝热,并导热下行;黄芩清上焦热,黄连清中焦胃热,并用熟大黄以内泻阳明热结;浙贝母清热散结泻火。诸药合用,共奏养血健脾、疏肝清热之功。

【加　减】　①口苦、舌苔黄腻者,加车前子(包煎)20克,茵陈30克。②胃脘胀满、纳呆者,加莱菔子15克,枳实20克,厚朴10克。③咽部堵塞不适者,加桔梗10克,木蝴蝶6克,玄参15克。

4. 阴虚火旺证

【表　现】　溃疡反复发作,大小不等,多在几毫米以内,块数1～3个。圆形或椭圆形,基底呈浅蝶状,基底平坦。呈灰黄色,有少许渗出液,边缘整齐清楚稍隆起,周围绕以狭窄红晕,有轻度灼痛。常伴有口燥咽干,口渴不欲饮,面热唇红或面色㿠白颧红,头晕耳鸣,心悸健忘,心烦性急,手足心热,腰膝酸软,尿黄便干,舌尖或舌质偏红,苔薄黄,脉沉细数,或细弦数。

【治　法】　滋阴泻火。

【处方1】　知柏地黄汤(《医宗金鉴》)加减。

生地黄20克	山萸肉15克	山药15克	泽泻10克
茯苓15克	牡丹皮10克	知母10克	黄柏10克
浙贝母10克	炒栀子10克	白芍15克	

【方　解】　本方用生地黄滋阴凉血益肾;山萸肉补养肝肾,并能涩精;山药补益脾阴,亦能固精。三药相配,滋养肝脾肾,称为"三补"。同时配伍泽泻利湿泄浊;牡丹皮凉血清火,并制山萸肉之温涩;茯苓淡渗脾湿,并助山药之健运。此为"三泻",渗湿浊、清虚热,平其偏胜以治标。另加知母、黄柏、浙贝母、炒栀子,以清热泻火散结;白芍柔肝养肝,以利肝用。

【加　减】　①口干舌涩明显者,加玄参15克,天花粉10克。②舌光红无苔、裂纹者,加麦冬10克,玉竹10克,生麦芽20克。③大便干结成球者,加玄参20克,麦冬10克,熟大黄9克。

【处方2】　一贯煎(《柳州医话》)加减。

生地黄20克	北沙参15克	麦冬12克	当归10克
白芍15克	川楝子6克	枸杞子15克	牡丹皮10克
海螵蛸20克	黄芩10克	炒栀子10克	知母10克

【方　解】　本方用生地黄滋阴养血,补益肝肾,内寓滋水涵木之意;当归、枸杞子养血滋阴柔肝;北沙参、麦冬滋养肺胃,养阴生津,意在佐金平木,扶土制木;配少量川楝子以疏肝泄热、理气止痛,复其条达之性,该药性虽苦寒,但与大量甘寒滋阴

养血药相配伍,则无苦燥伤阴之弊;另予白芍柔肝养肝,使肝体得养;海螵蛸收敛、护膜;黄芩、炒栀子、知母清热泻火。

【加　减】　①眼干涩明显者,加石斛 15 克,菊花 15 克。②大便秘结者,加瓜蒌 20 克,肉苁蓉 20 克。③午后潮热者,加地骨皮 15 克,白薇 15 克,青蒿 20 克。

【处方3】　青蒿鳖甲汤(《温病条辨》)合黄连阿胶汤(《伤寒论》)加减。

青蒿 20 克	鳖甲(先煎)20 克	知母 15 克	生地黄 15 克
牡丹皮 15 克	黄连 6 克	黄芩 10 克	白芍 15 克
阿胶(烊化)10 克	浙贝母 10 克	生石膏(先煎)30 克	

【方　解】　方中鳖甲咸寒,直入阴分,滋阴退热;青蒿苦辛而寒,其气芳香,清热透络,引邪外出。两药相配,滋阴清热,内清外透,使阴分伏热宣泄而解。生地黄甘寒,滋阴凉血;知母苦寒质润,滋阴降火;牡丹皮辛苦性凉,泄血中伏火;黄连、黄芩清热泻火;白芍、阿胶育阴养血;浙贝母、生石膏清热散结;诸药合用,共奏育阴清热、滋阴降火之功。

【加　减】　①口干渴欲饮者,加天花粉 20 克,葛根 15 克。②肺虚、干咳无痰者,加沙参 10 克,芦根 20 克,炙枇杷叶 10 克。③五心烦热者,加山萸肉 15 克,五味子 9 克,白薇 15 克。

【处方4】　玉女煎(《景岳全书》)加减。

熟地黄 15 克	石膏(先煎)30 克	知母 10 克	麦冬 15 克
牛膝 15 克	白芍 15 克	牡丹皮 10 克	甘草 5 克
玄参 15 克	黄芩 10 克	天花粉 10 克	

【方　解】　本方石膏辛甘大寒,清胃火;熟地黄甘而微温,以滋肾水之不足,与石膏相伍,清火壮水,虚实兼顾;知母苦寒质润,滋清兼备,一助石膏清胃热而止烦渴,二助熟地滋养肾阴;麦冬微苦甘寒,助熟地黄滋肾,而润胃燥,且可清心除烦;牛膝导热引血下行,且配伍白芍补益肝肾,以降上炎之火;牡丹皮、玄参、天花粉以凉血生津、清热解毒;黄芩清上焦火热;甘草调和诸药。

【加　减】　①口疮导舌,疼痛明显者,加淡竹叶 10 克,黄连 6 克。②舌红苔黄,火盛者,加炒栀子 10 克,地骨皮 15 克。③血分热盛,齿衄出血量多者,去熟地,加生地黄 15 克,茜草根 15 克。

5. 脾虚湿困证

【表　现】　溃疡数目少,1~2 个,面积较大,多在 3 毫米以上,溃疡周围水肿高起,疮色暗红或淡红,基底色成灰白发暗,愈合缓慢,口淡乏味,常伴有头沉头重、口黏不渴,食欲缺乏,胃脘满闷,便溏腹泻乏力,舌淡胖嫩有齿痕,舌苔白滑腻,脉沉缓或细。

【治　法】　益气健脾,祛湿。

【处方1】　参苓白术散(《太平惠民和剂局方》)加减。

党参 15 克	茯苓 15 克	炒白术 15 克	山药 15 克
炒扁豆 15 克	莲子肉 10 克	炙甘草 6 克	砂仁(后下)6 克
薏苡仁 30 克	桔梗 9 克	浙贝母 10 克	车前子(包煎)20 克

【方　解】　方中党参、炒白术、茯苓益气健脾渗湿;配伍山药、莲子肉以健脾益气,兼能止泻;并用白扁豆、薏苡仁助炒白术、茯苓以健脾渗湿;更用砂仁醒脾和胃,行气化滞;桔梗宣肺利气,通调水道,又能载药上行,培土生金;浙贝母以清热化痰、散结解毒;车前子以清热祛湿。炙甘草健脾和中,调和诸药。综观全方,补中气,渗湿浊,行气滞,使脾气健运,湿邪得去,则诸症自除。

【加　减】　①湿邪日久化热,舌苔黄腻者,加蒲公英 15 克,金钱草 30 克。②大便溏泻明显者,加防风 10 克,炒神曲 20 克,炒芡实 20 克。③头蒙乏力者,加石菖蒲 10 克,佩兰 10 克。

【处方2】　平胃散(《太平惠民和剂局方》)合香砂六君子汤(《古今名医方论》)加减。

党参 15 克	炒白术 15 克	茯苓 15 克	甘草 6 克
陈皮 9 克	法半夏 9 克	砂仁(后下)6 克	木香 6 克
炒苍术 12 克	厚朴 10 克	生姜 15 克	

【方　解】　方中四君子汤之党参健脾益气,炒白术培中焦脾土,茯苓健脾渗湿,甘草调五脏;加陈皮以利肺金之逆气;法半夏、炒苍术以疏脾土之湿气,而痰饮可除;加木香、厚朴以行三焦之滞气;砂仁以通脾肾之元气,而脐郁可开;生姜温中降逆止呕。

【加　减】　①证属湿热者,加黄连 6 克,黄芩 15 克。②证属寒湿者,加干姜 6 克,草豆蔻 10 克。③湿盛泄泻者,加炒薏苡仁 30 克,泽泻 10 克,山药 20 克。

【处方3】　藿朴夏苓汤(《医原》)加减。

藿香(后下)20 克	厚朴 10 克	法半夏 9 克	茯苓 20 克
杏仁 9 克	生薏苡仁 30 克	白豆蔻(后下)6 克	泽泻 10 克
淡豆豉 10 克	浙贝母 10 克	金钱草 30 克	黄芩 10 克

【方　解】　方中藿香、淡豆豉芳化宣透以疏表湿,使阳不内郁;藿香、白豆蔻、厚朴芳香化湿;厚朴、法半夏燥湿运脾,使脾能运化水湿,不为湿邪所困;杏仁开泄肺气于上,使肺气宣降,则水道自调;茯苓、泽泻、生薏苡仁淡渗利湿于下,使水道畅通,则湿有去路;另加金钱草、黄芩、浙贝母以清热祛湿散结。全方用药照顾到了上、中、下三焦,以燥湿芳化为主,开宣肺气,淡渗利湿为辅。

【加　减】　①脘腹胀满者,加大腹皮 20 克,木香 6 克,炒槟榔 10 克。②风热偏重者,加牛蒡子 10 克,柴胡 10 克,薄荷(后下)3 克。③风寒偏重者,加羌活 10 克,桂枝 10 克,防风 10 克。

【处方4】　四君子汤(《太平惠民和剂局方》)加减合三仁汤(《景岳全书》)。

党参 15 克	茯苓 15 克	炒白术 15 克	炙甘草 6 克
生薏苡仁 30 克	白豆蔻(后下)6 克	炒杏仁 9 克	法半夏 9 克
淡竹叶 15 克	厚朴 10 克	金钱草 30 克	滑石粉(包煎)20 克

【方　解】　方中党参甘温益气,健脾养胃;炒白术健脾燥湿,加强益气助运之力;茯苓健脾渗湿,苓术相配,则健脾祛湿之功益著,杏仁宣利上焦肺气,气行则湿化;白豆蔻芳香化湿,行气宽中,畅中焦之脾气;生薏苡仁甘淡性寒,渗湿利水而健脾,使湿热从下焦而去。三仁合用,三焦分消。另予滑石粉、金钱草、淡竹叶甘寒淡渗,加强利湿清热之功;法半夏、厚朴行气化湿,散结除满。炙甘草益气和中,调和诸药。

【加　减】　①头痛甚者,加荆芥穗 10 克,川芎 10 克,白芷 10 克。②咳嗽明显者,加桔梗 10 克,炙紫菀 10 克,款冬花 12 克。③若寒热往来者,加青蒿 20 克,黄芩 12 克,柴胡 10 克。

6. 脾气虚弱证

【表　现】　口疮反复发作,溃疡面积小,数目少,单个或多个,溃疡色呈淡红,基底呈淡黄色,溃疡较浅在,红肿轻,痛不重,病程长,愈合慢。常兼纳少便溏,神疲乏力,腹胀,面色萎黄,舌淡苔白,脉濡数。

【治　法】　补中益气,健脾和胃。

【处方1】　补中益气汤(《内外伤辨惑论》)加减。

党参 15 克	生黄芪 20 克	炒白术 15 克	炙甘草 6 克
当归 10 克	陈皮 6 克	柴胡 10 克	升麻 6 克
茯苓 15 克	炒薏苡仁 20 克	生姜 15 克	大枣 15 克

【方　解】　方中黄芪味甘微温,入脾肺经,补中益气,升阳固表;配伍党参、炙甘草、炒白术,补气健脾;当归养血和营,协助党参、黄芪补气养血;陈皮理气和胃,使诸药补而不滞;少量升麻、柴胡升阳举陷,以升提下陷之中气;炙甘草调和诸药;茯苓、炒薏苡仁以健脾祛湿;生姜、大枣以调中和胃。

【加　减】　①若兼腹中痛者,加白芍 30 克,乌药 15 克。②脘腹气滞者,加木香 9 克,炒莱菔子 15 克,枳壳 15 克。③干咳无痰者,加五味子 9 克,麦冬 12 克。

【处方2】　香砂六君子汤(《古今名医方论》)加减。

党参 15 克	炒白术 15 克	茯苓 15 克	甘草 6 克
陈皮 9 克	法半夏 9 克	砂仁(后下)6 克	木香 6 克
生黄芪 20 克	大枣 15 克	山药 20 克	

【方　解】　方中四君子汤之党参健脾益气,炒白术培中焦脾土,茯苓健脾渗湿,甘草调五脏;加陈皮以理气和胃;法半夏以疏脾土之湿气,而痰饮可除;加木香以行三焦之滞气;砂仁以化湿行气,而膜郁可开;生黄芪、山药、大枣以健脾益气和中。

【加　减】　①若反酸明显者,加黄连 5 克,吴茱萸 2 克,煅瓦楞子 30 克。②泛吐清水较多者,加干姜 6 克,陈皮 9 克,吴茱萸 2 克。③如阳虚寒甚而痛者,加干姜 10 克,桂枝 10 克,熟附子(先煎)8 克。

【处方 3】　黄芪建中汤(《金匮要略》)合四君子汤(《太平惠民和剂局方》)加减。

党参 15 克	炒白术 15 克	茯苓 15 克	甘草 6 克
生黄芪 30 克	桂枝 10 克	白芍 15 克	生姜 10 克
大枣 15 克	升麻 10 克		

【方　解】　方中四君子汤之党参健脾益气,炒白术培中焦脾土,茯苓健脾渗湿,甘草调五脏;黄芪、大枣、甘草补脾益气;桂枝、生姜温阳散寒;白芍缓急止痛;升麻升清解毒。

【加　减】　①中焦虚寒者,加干姜 6 克,熟附子(先煎)8 克。②腹中时时拘急疼痛者,加白芍 30 克,延胡索 10 克。③乏力,少气懒言者,加当归 10 克,红景天 15 克。

【处方 4】　归脾汤(《正体类要》)加减。

党参 15 克	茯苓 15 克	炒白术 15 克	炙甘草 6 克
生黄芪 30 克	当归 10 克	远志 10 克	酸枣仁 20 克
木香 6 克	龙眼肉 10 克	生姜 10 克	大枣 15 克

【方　解】　方中党参、生黄芪、炒白术、炙甘草甘温之品补脾益气以生血,使气旺而血生;当归、龙眼肉甘温补血养心;茯苓、酸枣仁、远志宁心安神;木香辛香而散,理气醒脾,与大量益气健脾药配伍,复中焦运化之功,又能防大量益气补血药滋腻碍胃,使补而不滞,滋而不腻;用姜、枣调和脾胃,以资生化源。

【加　减】　①心中悸动,虚烦不宁者,加生龙骨(先煎)30 克,生牡蛎(先煎)30 克。②胸膈痞满者,加枳壳 20 克,瓜蒌 20 克,合欢皮 20 克。③头痛者,加蔓荆子 15 克,川芎 10 克,藁本 12 克。

二、中成药治疗

 1. 冰硼散

【药物组成】　冰片、硼砂(煅)、朱砂、玄明粉。

【功能主治】　清热解毒,消肿止痛。用于热毒蕴结所致的咽喉疼痛、牙龈肿痛、口舌生疮。

【临床应用】　口腔溃疡因热毒蕴结所致者可用冰硼散治疗。症见口舌溃烂,疼痛灼热,心烦,失眠,大便秘结,舌红苔黄,脉数。

【用法用量】　散剂,每瓶装 3 克。每次少量,一日数次,吹敷患处。

【注意事项】　①虚火上炎者慎用;②服药期间忌油腻食物,戒烟酒;③不宜长期大剂量使用,以免引起蓄积中毒。

 2. 齿痛冰硼散

【药物组成】　硼砂、硝石、冰片。

【功能主治】　散郁火,止牙痛。用于火热内闭引起的牙龈肿痛、口舌生疮。

【临床应用】　口腔溃疡因火热上攻所致者可用齿痛冰硼散治疗。症见口腔黏膜充血发红,水肿破溃,渗出疼痛,口干口渴,口热喜冷饮,便干尿黄,舌红苔黄,脉弦数。

【用法用量】　散剂,每瓶装 3 克。每次少量,一日数次,吹敷患处。

【注意事项】　①阴虚火旺者慎用;②用药期间忌食辛辣、油腻食物;③老人、儿童及脾胃虚弱者慎用。

 3. 导赤丸

【药物组成】　黄连、炒栀子(姜炒)、黄芩、连翘、木通、大黄、玄参、赤芍、滑石、天花粉。

【功能主治】　清热泻火,利尿通便。用于火热内盛所致的口舌生疮、咽喉疼痛、心胸烦热、小便短赤、大便秘结。

【临床应用】　口腔溃疡因心经热盛而致者可用导赤丸治疗。症见口舌生疮或糜烂,疼痛,灼热,口渴喜饮,便秘,尿赤,舌红苔黄,脉数。

【用法用量】　每丸重 3 克。一次 1 丸,一日 2 次,口服。

【注意事项】　①脾虚便溏者慎用;②服药期间忌食辛辣、油腻食物;③体弱年迈者慎用;④用本品治疗口腔炎、口腔溃疡时,可配合使用外用药。

4. 复方珍珠口疮颗粒

【药物组成】 珍珠粉、五倍子、苍术、甘草。

【功能主治】 燥湿,生肌止痛。用于心脾湿热证口疮(复发性口腔溃疡),症见口疮,周围红肿,中间凹陷,表面黄白,灼热疼痛,口干口臭,舌红。

【临床应用】 口腔溃疡由心脾湿热、熏蒸蕴结口腔所致者可用复方珍珠口疮颗粒治疗。症见口疮周围红肿,中间凹陷,表面黄白,灼热疼痛,口干、口臭,舌红,脉数。

【用法用量】 每次1袋,开水100毫升溶解,分次含于口中,每口含1～2分钟后缓缓咽下,10分钟内含完。一日2次。饭后半小时服用,疗程5天。

【注意事项】 ①阴虚火旺、脾胃虚寒者慎用;②服药期间忌食辛辣油腻食物,戒烟酒;③儿童、孕妇、哺乳期妇女、年老体弱、脾虚便溏者慎用;④本品不宜长期连续服用;⑤肝肾功能损害及贫血者慎用。

5. 桂林西瓜霜含片

【药物组成】 西瓜霜、硼砂(煅)、黄柏、黄连、山豆根、射干、浙贝母、青黛、冰片、无患子果(炭)、大黄、黄芩、甘草、薄荷脑。

【功能主治】 清热解毒,消肿止痛。本品用于咽喉肿痛,口舌生疮,牙龈肿痛或出血,口疮;急、慢性咽炎,扁桃体炎,口腔溃疡见上述证候者。

【临床应用】 口腔溃疡由热毒蕴结口腔所致者可用桂林西瓜霜含片治疗。症见咽喉肿痛,口舌生疮,牙龈肿痛或出血,口疮,舌红,苔黄,脉滑数。

【用法用量】 薄膜衣片,每片重0.62克。素片,每片重0.6克。含服,一次2片,一日5次,5～7天为一个疗程。

【注意事项】 ①孕妇及哺乳期妇女禁用,苯酮尿症患者不宜使用;②忌烟酒、辛辣、鱼腥食物;③不宜在服药期间同时服用温补性中药;④脾虚大便溏者慎用;⑤属风寒感冒咽痛者,症见恶寒发热、无汗、鼻流清涕者慎用。

6. 黄连上清片

【药物组成】 黄连、黄芩、黄柏(酒炒)、石膏、栀子(姜制)、酒大黄、连翘、菊花、荆芥穗、白芷、炒蔓荆子、川芎、防风、薄荷、旋覆花、桔梗、甘草。

【功能主治】 散风清热,泻火止痛。用于风热上攻、肺胃热盛所致的头晕目眩、暴发火眼、牙齿疼痛、口舌生疮、咽喉肿痛、耳痛耳鸣、大便秘结、小便短赤。

【临床应用】 口腔溃疡因风热邪毒内侵,或肺胃热盛,循经上攻于口所致者可用黄连上清片治疗。症见口腔黏膜充血发红,水肿破溃,渗出疼痛,口热口臭,身痛,口干口渴,便干,尿黄,舌红苔黄,脉浮滑数。

【用法用量】　薄膜衣片,每片重 0.31 克。糖衣片,片芯重 0.3 克。口服,一次 6 片,一日 2 次。

【注意事项】　①阴虚火旺者慎用;②服药期间忌食辛辣、油腻食物;③老人、儿童慎用。

7. 康复新液

【药物组成】　美洲大蠊干燥虫体提取物。

【功能主治】　通利血脉,养阴生肌。内服:用于瘀血阻滞,胃痛出血,胃、十二指肠溃疡;以及阴虚肺痨,肺结核的辅助治疗。外用:用于金疮、外伤、溃疡、瘘管、烧伤、烫伤、褥疮之创面。

【临床应用】　口腔溃疡因瘀血阻滞所致者可用康复新液治疗。症见胃痛,出血,消化性溃疡,各种创面,舌暗紫,瘀斑,苔薄少,脉弦细涩。

【用法用量】　口服液,每瓶装 50 毫升。一次 10 毫升,一日 3 次,口服。外用,用医用纱布浸透药液后敷于患处,感染创面先清创后再用本品冲洗,并用浸透本品的纱布填塞或敷用。

【注意事项】　①使用纱布覆盖或浸渗药液时,所用纱布均应采用灭菌医用纱布;②在使用本品前,应将创面先用生理盐水、过氧化氢或抗生素类药液清创消毒干净后再使用;③创面较大时,应结合用抗生素治疗;④本品可直接向创面滴用,再用医用纱布覆盖;也可将药液浸湿纱布敷用,应根据患者病情决定;⑤大面积烧伤、烫伤以浸透药液的纱布覆盖为宜,换药时患者略有疼痛,属正常;⑥使用后应将瓶盖及时盖紧,谨防污染。

8. 口腔溃疡散

【药物组成】　青黛、白矾、冰片。

【功能主治】　清热,消肿,止痛。用于火热内蕴所致的口舌生疮、黏膜破溃、红肿灼痛;复发性口疮、急性口炎见上述证候者。

【临床应用】　口腔溃疡因火热内蕴,蕴久火毒结聚,循经上发于口所致者可用口腔溃疡散治疗。症见口腔黏膜充血水肿,破溃有渗出,局部疼痛,口干灼热,口渴喜冷饮,便干,尿黄,舌红苔黄,脉弦数。

【用法用量】　散剂,每瓶装 3 克。用消毒棉球蘸药擦患处,一日 2～3 次。

【注意事项】　①阴虚火旺者慎用;②用药期间忌食辛辣、油腻食物;③老人、儿童及脾胃虚弱者慎用。

9. 口炎清颗粒

【药物组成】　天冬、麦冬、玄参、山银花、甘草。

【功能主治】 滋阴清热,解毒消肿。用于阴虚火旺所致的口腔炎症。

【临床应用】 口腔溃疡阴虚火旺所致者可用口炎清颗粒治疗。症见黏膜破溃,反复发作,口渴口干,失眠,乏力,手足心热,便干,尿黄,舌苔薄黄,脉沉细弦。

【用法用量】 颗粒剂,每袋装 3 克(无蔗糖)。一次 2 袋,一日 1～2 次,口服。

【注意事项】 ①脾胃虚寒者慎用;②服药期间忌食辛辣、油腻食物;③老人、儿童慎用。

10. 六神丸

【药物组成】 本品由麝香等药味经适宜的加工制成的小水丸。

【功能主治】 清热解毒,消肿利咽,化腐止痛。用于烂喉丹痧,咽喉肿痛,喉风喉痈,单双乳蛾,小儿热疖,痈疡疔疮,乳痈发背,无名肿毒。

【临床应用】 口腔溃疡因热毒炽盛,上灼口腔而致者可用六神丸治疗。症见口腔黏膜充血水肿,破溃有渗出,局部疼痛,口干灼热,口渴喜冷饮,便干,尿黄,舌红苔黄,脉弦数。

【用法用量】 每 1000 粒重 3.125 克。一日 3 次,温开水吞服;一岁一次服 1 粒,二岁一次服 2 粒,三岁一次服 3～4 粒,四岁至八岁一次服 5～6 粒,九岁至十岁一次服 8～9 粒,成人一次服 10 粒。

【注意事项】 ①阴虚火旺者慎用;②服药期间进食流质或半流质饮食。忌食辛辣、油腻、鱼腥食物,戒烟酒;③老人、儿童及素体脾胃虚弱者慎用;④本品含蟾酥、雄黄有毒药物,不宜过量、久用;⑤本品外用不可入眼。

11. 梅花点舌丸

【药物组成】 牛黄、人工麝香、蟾酥(制)、熊胆粉、冰片、硼砂、雄黄、葶苈子、乳香(制)、没药(制)、血竭、珍珠、沉香、朱砂。

【功能主治】 清热解毒,消肿止痛。用于火毒内盛所致的疔疮痈肿初起、咽喉牙龈肿痛、口舌生疮。

【临床应用】 口腔溃疡因火毒内盛所致者可用梅花点舌丸治疗。症见口腔溃烂,舌根、舌下溃点,或溃面,色黄,周边红肿灼痛,进食痛甚,心烦,失眠,便秘,舌红苔黄,脉数。

【用法用量】 每 10 丸重 1 克。口服,一次 3 丸,一日 1～2 次;外用,用醋化开,敷于患处。

【注意事项】 ①阴虚火旺者慎用;②服药期间忌食辛辣、油腻、鱼腥食物,戒烟酒;③不宜过量或长期服用;④本品外用不可入眼;⑤本品外用时,应首先清洁患处,将药用醋化开敷于患处;⑥如用药于口腔、咽喉处,先漱口清除口腔食物残渣,用药后禁食 30～60 分钟。

12. 牛黄解毒丸

【药物组成】　人工牛黄、石膏、黄芩、大黄、雄黄、冰片、桔梗、甘草。

【功能主治】　清热解毒。用于火热内盛,咽喉肿痛,牙龈肿痛,口舌生疮,目赤肿痛。

【临床应用】　口腔溃疡因火热亢盛所致者可用牛黄解毒丸治疗。症见口舌生疮,疼痛剧烈,反复发作,口干喜饮,大便秘结,舌质红苔黄,脉沉实有力。

【用法用量】　大蜜丸,每丸重3克。一次1丸,一日2~3次,口服。

【注意事项】　①虚火上炎所致口疮、牙痛、喉痹者慎用;②脾胃虚弱者慎用;③本品含有雄黄,不宜过量、久服。

 13. 牛黄清胃丸

【药物组成】　牛黄、黄芩、黄柏、栀子、石膏、麦冬、玄参、菊花、连翘、薄荷、大黄、枳实(沙烫)、番泻叶、牵牛子(炒)、冰片、桔梗、甘草。

【功能主治】　清胃泻火,润燥通便。用于心胃火盛所致的头晕目眩、口舌生疮、牙龈肿痛、乳蛾咽痛、便秘尿赤。

【临床应用】　口腔溃疡因心胃火盛,熏蒸上焦,上攻于口所致者可用牛黄清胃丸治疗。症见口腔黏膜充血发红,水肿破溃,渗出灼热疼痛,口臭,口干口渴,便干,尿黄,舌红苔黄,脉洪数。

【用法用量】　大蜜丸,每丸重6克。一次2丸,一日2次,口服。

【注意事项】　①阴虚火旺者慎用;②服药期间忌食辛辣油腻食物;③老人、儿童及素体脾胃虚寒者慎用。孕妇禁用。

 14. 青黛散

【药物组成】　青黛、硼砂(煅)、黄连、冰片、人中白(煅)、薄荷、儿茶、甘草。

【功能主治】　清热解毒,消肿止痛。用于火毒内蕴所致的口疮、咽喉肿痛、牙疳出血。

【临床应用】　口腔溃疡因火毒内蕴,循经上炎于口所致者可用青黛散治疗。症见口腔黏膜充血水肿,糜烂溃疡,口黏口热,口干口渴,舌红苔黄,脉弦数。

【用法用量】　先用凉开水或淡盐水洗净口腔,将药少许吹撒患处,一日2~3次。

【注意事项】　①若属阴虚火旺所致口疮、龈衄、喉痹者慎用;②用药期间忌食辛辣、油腻食物;③老人、儿童及脾胃虚弱者慎用。

 15. 清胃黄连丸

【药物组成】　黄连、石膏、黄芩、栀子、连翘、知母、黄柏、玄参、生地黄、牡丹皮、赤芍、天花粉、桔梗、甘草。

【功能主治】 清胃泻火,解毒消肿。用于肺胃火盛所致的口舌生疮,齿龈、咽喉肿痛。

【临床应用】 口腔溃疡因肺胃火盛,上蒸循经于口所致者可用清胃黄连丸治疗。症见口腔黏膜充血发红,水肿破溃,口热口干,口黏口臭,大便秘结,小便短赤,舌苔黄,脉弦实数。

【用法用量】 大蜜丸每丸重9克,水丸每袋9克。一次9克,一日2次,口服。

【注意事项】 ①阴虚火旺者慎用;②体弱、年迈者慎用;③不可过量及久用。

16. 阮氏上清丸

【药物组成】 儿茶、山豆根、冰片、硼砂、马槟榔、薄荷叶、乌梅(肉)、诃子、甘草。

【功能主治】 清热降火,生津止渴。用于火热伤津所致的咽部肿痛、口舌生疮、牙龈红肿、口干舌燥。

【临床应用】 口腔溃疡因火热内生,胃火上炎,上灼口舌所致者可用阮氏上清丸治疗。症见口舌溃疡,局部疼痛,烧灼感;急性或复发性口腔炎见上述证候者。

【用法用量】 每瓶装8克。一次0.5克,一日2~4次,吞服或含服。

【注意事项】 ①阴虚火旺者慎用;②服药期间忌食辛辣油腻食物;③老人、儿童及素体脾胃虚弱者慎用。

17. 双料喉风散

【药物组成】 山豆根、人工牛黄、冰片、寒水石、黄连、青黛、珍珠、人中白(煅)、甘草。

【功能主治】 清热解毒,消肿利咽。用于肺胃热毒炽盛所致的咽喉肿痛、口腔糜烂、齿龈肿痛、皮肤溃烂。

【临床应用】 口腔溃疡因肺胃热毒炽盛,循经上行,熏蒸口舌而致者可用双料喉风散治疗。病见口腔黏膜溃点,或溃面,多则融合成片,溃面色黄,周边红肿,灼热疼痛,发热,烦渴多饮,大便秘结,小便黄,舌红苔黄,脉数有力。

【用法用量】 口腔咽喉诸症:吹敷患处,一日3次;皮肤溃烂:先用浓茶洗净患处,后敷药粉于患处,一日1次。

【注意事项】 ①虚寒证者慎用;②孕妇慎用;③服药期间忌食辛辣、油腻、鱼腥食物,戒烟酒;④本品外用时应首先清洁患处,然后喷药。如用于口腔、咽喉处,用药后禁食30~60分钟。

18. 锡类散

【药物组成】 牛黄、象牙屑、青黛、珍珠、壁钱炭、人指甲(滑石粉制)、冰片。

【功能主治】　解毒化腐,敛疮。用于心胃火盛所致的咽喉糜烂肿痛。

【临床应用】　口腔溃疡因心胃火盛,火热结毒,循经上达于口所致者可用锡类散治疗。症见口腔黏膜充血发红,水肿破溃,渗出疼痛,口热口臭,舌红,苔黄,脉数。

【用法用量】　每用少许,吹敷患处,一日 1～2 次。

【注意事项】　①虚火上炎者慎用;②服药期间忌食辛辣油腻食物;③老人、儿童及素体脾胃虚弱者慎用。

 ## 19. 云南白药散(胶囊、片)

【药物组成】　三七等(保密处方)。

【功能与主治】　化瘀止血,活血止痛,解毒消肿。用于跌打损伤,瘀血肿痛,吐血,咳血,便血,痔血,崩漏下血,疮疡肿毒及软组织挫伤,闭合性骨折,支气管扩张及肺结核咳血,溃疡病出血,以及皮肤感染性疾病。

【临床应用】　口腔溃疡因瘀毒所致者可用云南白药治疗。症见口腔溃疡,灼热肿痛,舌红有瘀斑,苔微黄,脉滑数。

【用法与用量】

散剂:每瓶装 4 克,保险子 1 粒。刀、枪、跌打诸伤,无论轻重,出血者用温开水送服;瘀血肿痛与未流血者用酒送服;妇科炎症,用酒送服;但月经过多、红崩,用温水送服。毒疮初起,服 1 粒,另取药粉,用酒调匀,敷患处,如已化脓只需内服。其他内出血各症均可内服。口服,一次 1～2 粒,一日 4 次(二岁至五岁按 1/4 剂童服用;五岁至十二岁按 1/2 剂童服用)。凡遇较重的跌打损伤可先服保险子 1 粒,轻伤及其他病症不必服。

胶囊剂,每粒装 0.25 克。一次 1～2 粒,一日 4 次,口服。

片剂,每素片重 0.35 克。刀、枪、跌打诸伤,无论轻重,出血者用温开水送服,瘀血肿痛与未流血者用酒送服;妇科各症,用酒送服;但月经过多、红崩,用温水送服。毒疮初起,服 1 片,另取数片碾细用酒调匀,敷患处,如已化脓,只需内服,其他内出血各症均可内服。口服,一次 1～2 片,一日 4 次(二岁至五岁按 1/4 剂量服用;六岁至十二岁按 1/2 剂量服用)。凡遇较重之跌打损伤可先服保险子 1 粒,轻伤及其他病症不必服。

【注意事项】　①经期及哺乳期妇女慎用;②服药 1 日内,忌食蚕豆、鱼类及酸冷食物。

 ## 20. 珍黛散

【药物组成】　珍珠、牛黄、青黛、滑石、冰片。

【功能主治】　清热解毒,消炎止痛,生肌收敛。用于口舌生疮,复发性口腔溃疡及疱疹性口腔炎。

【临床应用】 口腔溃疡因毒火内蕴上攻于口所致者可用珍黛散治疗。症见口腔黏膜充血,水肿渗出,糜烂破溃,疼痛,舌红,苔黄,脉数。

【用法用量】 吹撒涂搽患处,一日 3～4 次,症状较重者加服半瓶。一日 2～3 次。

【注意事项】 ①阴虚火旺者慎用;②服药期间忌食辛辣、油腻食物;③老人、儿童及脾胃虚弱者慎用;④治疗口疮时,直接撒涂疮面,敷药后不应漱口。

21. 珠黄吹喉散

【药物组成】 黄连、黄柏、珍珠、人工牛黄、儿茶、雄黄、西瓜霜、硼砂(煅)、冰片。

【功能主治】 解毒化腐生肌。用于热毒内蕴所致的咽喉口舌肿痛、糜烂。

【临床应用】 口腔溃疡因火热内蕴所致者可用珠黄吹喉散治疗。症见口舌溃疡,局部疼痛、烧灼感,舌红,苔黄,脉数。

【用法用量】 外用。吹于患处,一日 3～5 次。

【注意事项】 ①阴虚火旺者慎用;②服药期间忌食辛辣、油腻食物;③老人、儿童及素体脾胃虚弱者慎用。

22. 珠黄散

【药物组成】 珍珠、人工牛黄。

【功能主治】 清热解毒,祛腐生肌。用于热毒内蕴所致的咽痛、咽部红肿、糜烂、口腔溃疡久不收敛。

【临床应用】 口腔溃疡因火热内蕴所致者可用珠黄散治疗。症见口舌溃疡,局部疼痛、烧灼感,口干口臭,舌红,苔黄,脉数。

【用法用量】 取药少许吹患处,一日 2～3 次。

【注意事项】 ①虚火喉痹、口疮者慎用;②孕妇慎用;③服药期间忌食辛辣、油腻食物;④老年人、儿童及素体脾胃虚弱者慎用。

第3章 胃食管反流病

胃食管反流病是指胃内容物反流入食管,引起不适症状和(或)并发症的一种疾病,其主要临床表现为胃烧灼热、反酸、胸骨后灼痛、嗳气等,此外还伴有食管外症状,如慢性咳嗽、咽喉炎等。其中内镜下见食管黏膜充血糜烂、溃疡等炎症病变者,称反流性食管炎;内镜下无炎症改变者,称内镜阴性的胃食管反流病。西医治疗胃食管反流病主要是采用抑制酸和促胃肠动力药物。

中医学无胃食管反流病之病名,根据其临床症状将其归于"吐酸""嘈杂""反胃"等范畴。饮食不节、情志失调、感受外邪、寒热客胃、起居劳逸不当、素体禀赋不足或久病体虚是本病的重要病因,尤以饮食不节和情志失调最为常见。本病的病位在食管,与胃、脾、肝、胆、肺等脏腑密切相关。脾胃气虚为其本,胃失和降、胃气上逆、肝郁气滞为其标,基本病机为胃失和降、胃气上逆。肝胆失于疏泄、脾失健运、胃失和降、肺失宣肃、胃气上逆,上犯食管,形成本病的一系列临床症状。因先有脾胃等脏腑功能失调,而后有痰、热、湿、郁、瘀等病理产物,故本病正虚为本,以脾胃虚损为主,邪实为标,以气郁、火热、湿浊、痰瘀等为主。

一、辨证治疗

1. 肝胃不和证

【表　现】　胃灼热,反酸,胸骨后或胃脘部疼痛,每因情志因素而发作,胃脘胀闷连及两胁,胸闷喜太息,嗳气频频,大便不畅,舌质淡红,苔薄白,脉弦。

【治　法】　疏肝解郁,和胃降逆。

【处方1】　柴胡疏肝散(《景岳全书》)合香苏散(《太平惠民和剂局方》)加减。

柴胡 10 克	白芍 15 克	川芎 9 克	香附 10 克
紫苏梗 10 克	陈皮 9 克	枳壳 15 克	旋覆花(包煎)10 克
郁金 15 克	海螵蛸 15 克		

【方　解】　方中柴胡功善疏肝解郁,以为君;香附疏肝理气而止痛,川芎活血

行气以止痛,二药相合,助柴胡以解肝经之郁滞,并增行气活血止痛之效,共为臣药;陈皮、枳壳、紫苏梗以理气、行滞、消胀,旋覆花、海螵蛸以降逆、制酸,白芍、郁金养血柔肝,缓急止痛,均为佐药;甘草调和诸药,为使药。诸药相合,共奏疏肝行气、活血止痛之功。

【加　减】　①胸骨后或胃脘部疼痛者,加延胡索 12 克,川楝子 6 克。②情绪抑郁者,加合欢皮 15 克,绿萼梅 10 克。③嗳气频频者,加代赭石(先煎)15 克,姜半夏 9 克。④如脘腹胀满明显者,加厚朴 10 克,香橼皮 10 克。

【处方2】　柴芍六君汤(《医宗金鉴》)加减。

柴胡 10 克	炒白芍 15 克	党参 15 克	炒白术 15 克
茯苓 15 克	陈皮 9 克	姜半夏 9 克	炙甘草 6 克
生姜 6 克	煅瓦楞子 30 克	枳实 15 克	厚朴 10 克

【方　解】　方中柴胡、炒白芍二者配伍一散一收,重在疏肝柔肝,敛阴和营;党参、炒白术、茯苓、炙甘草为四君子汤组成,重在健脾益气渗湿,为治疗脾虚基础方;陈皮、姜半夏配伍和胃理气;另加枳实、厚朴以行气导滞降逆;煅瓦楞子以制酸和胃。诸药合用,共奏疏肝健脾、和胃降逆之功。

【加　减】　①肝区痛者,加延胡索 10 克,郁金 15 克,川楝子 6 克。②脘腹胀者,加厚朴 10 克,大腹皮 20 克。③气虚明显者,加黄芪 30 克。④伴下肢水肿、尿少者,加车前子(包煎)20 克。

【处方3】　逍遥散(《太平惠民和剂局方》)合越鞠丸(《丹溪心法》)加减。

柴胡 10 克	当归 10 克	白芍 15 克	炒白术 15 克
茯苓 15 克	生姜 6 克	炙甘草 5 克	醋香附 10 克
川芎 10 克	炒栀子 6 克	炒苍术 12 克	炒神曲 15 克
海螵蛸 20 克			

【方　解】　方中以柴胡疏肝解郁,条达肝气;白芍养血敛阴,柔肝缓急;当归为血中之气药,养血和血;当归、白芍与柴胡相配伍,补肝体而助肝用,使血和则肝和,血充则肝柔;"见肝之病,知肝传脾",木郁则土衰,故以炒白术、茯苓、炙甘草健脾益气,非但实土以抑木,且使营血生化有源;生姜降逆和中,且能辛散达郁;香附行气、开气郁;苍术燥湿,解湿郁;川芎活血,调血郁;栀子清热,除火郁;神曲消食,去食郁。诸药合用,可使肝郁得疏,血虚得养,脾弱得复,气血兼顾,肝脾同调,气畅则诸郁自解。

【加　减】　①反酸明显者,加煅瓦楞子 30 克,凤凰衣 10 克。②嗳气明显者,加厚朴 10 克,旋覆花(包煎)10 克,紫苏梗 10 克。③舌苔厚腻者,加炒苍术 15 克,藿香 10 克,法半夏 9 克。

【处方4】　四逆散(《伤寒论》)合半夏厚朴汤(《金匮要略》)加减。

柴胡 10 克	炒白芍 15 克	枳实 15 克	炒白术 15 克
紫苏梗 10 克	厚朴 10 克	姜半夏 9 克	茯苓 15 克
生姜 10 克	陈皮 9 克	香附 15 克	炙甘草 5 克
煅瓦楞子 30 克			

【方　解】 方中柴胡、白芍合用以补养肝血,条达肝气,可使柴胡升散而无耗伤阴血之弊;枳实、厚朴、紫苏梗、香附、陈皮以理气解郁、降逆破结;姜半夏、茯苓、生姜和胃降逆;炒白术、甘草以益脾和中;煅瓦楞子制酸和胃。全方共奏疏肝理气、和胃降逆之功。

【加　减】 ①反胃、呃逆明显者,加炙杷叶 10 克,旋覆花(包煎)10 克,代赭石(先煎)30 克。②咽部堵塞感明显者,加桔梗 10 克,玄参 15 克,木蝴蝶 6 克。③胃灼热明显者,加海螵蛸 30 克,浙贝母 10 克,煅牡蛎(先煎)30 克。④伴胃脘痛者,加延胡索 10 克,生蒲黄(包煎)10 克,五灵脂 10 克。

2. 肝胃郁热证

【表　现】 胃灼热,反酸,胸骨后或胃脘部烧灼样疼痛,心烦易怒,嘈杂不适,口干口苦,大便干结,舌红,苔黄,脉弦或数。

【治　法】 疏肝泄热,和胃降逆。

【处方 1】 化肝煎(《景岳全书》)合左金丸(《丹溪心法》)加减。

牡丹皮 12 克	浙贝母 12 克	栀子 9 克	白芍 15 克
陈皮 9 克	清半夏 9 克	茯苓 15 克	青皮 6 克
黄连 6 克	吴茱萸 1 克	煅瓦楞子 20 克	

【方　解】 情志不遂,肝失疏泄,肝胃不和,气机郁久化火,肝火犯胃,胃气上逆,而成肝胃郁热之证,治宜疏肝泻热、和胃降逆。方中以浙贝母清热散结;牡丹皮、栀子清泻肝热,并解郁热;青皮、陈皮疏肝理气和胃;白芍柔肝养血;黄连、吴茱萸寒热并用,合浙贝母、煅瓦楞子清泄肝火、制酸止痛;清半夏、茯苓以清热和胃降逆;甘草调和诸药。

【加　减】 ①口腔异味、舌苔黄腻等湿热明显者,加金钱草 15 克,蒲公英 15 克。②反酸嘈杂明显者,加煅牡蛎(先煎)20 克,海螵蛸 15 克。③心烦易怒者,加柴胡 10 克,茯苓 30 克。

【处方 2】 丹栀逍遥散(《内科摘要》)合左金丸(《丹溪心法》)加减。

柴胡 10 克	白芍 15 克	当归 10 克	茯苓 15 克
炒白术 15 克	牡丹皮 12 克	栀子 9 克	甘草 6 克
黄连 6 克	吴茱萸 1 克	浙贝母 12 克	煅瓦楞子 20 克

【方　解】 本方在逍遥散的基础上加牡丹皮、栀子而成,故又名丹栀逍遥散、

八味逍遥散。因肝郁血虚日久,则生热化火,此时逍遥散已不足以平其火热,故加牡丹皮以清血中之伏火,炒山栀善清肝热,并导热下行。黄连、吴茱萸寒热并用,合贝母、煅瓦楞子清泻肝火、制酸止痛。共奏养血健脾、疏肝清热之功。

【加　减】　①口苦、舌苔黄腻湿热明显者,加车前子(包煎)20克,茵陈30克。②腹胀、纳呆明显者,加大腹皮20克,枳实20克,厚朴10克。③胸闷明显者,加瓜蒌20克,砂仁(后下)6克,檀香(后下)6克。

【处方3】　大柴胡汤(《伤寒论》)合泻心汤(《金匮要略》)加减。

柴胡10克	白芍15克	黄连6克	黄芩10克
熟大黄8克	枳实15克	清半夏9克	牡丹皮12克
栀子9克	浙贝母12克	煅瓦楞子20克	

【方　解】　本方用柴胡配黄芩以和解清热,配黄连以清中焦胃热,并用熟大黄配枳实以内泻阳明、少阳热结,行气消痞。白芍柔肝缓急止痛,半夏和胃降逆,牡丹皮、栀子、浙贝母清泻肝火,煅瓦楞子制酸止痛。诸药合用共奏清肝泻胃、和解降逆之功。

【加　减】　①大便秘结明显者,加瓜蒌30克,蒲公英20克,虎杖12克。②腹胀痛明显者,加莱菔子20克,枳实20克,元胡10克。③口干口苦明显者,加金钱草30克,生薏苡米30克,茵陈30克。

【处方4】　龙胆泻肝汤(《医方集解》)合清胃散(《脾胃论》)加减。

龙胆草6克	茵陈30克	黄芩10克	柴胡10克
枳实15克	升麻9克	牡丹皮12克	泽泻10克
栀子9克	浙贝母10克	车前子(包煎)20克	当归10克
生地黄12克	黄连6克		

【方　解】　方中茵陈清利肝经湿热,龙胆草、黄芩、黄连、栀子苦寒泻火、燥湿清热;泽泻、车前子利水渗湿,导热下行;实火所伤,损伤阴血,当归、生地黄、牡丹皮养血和血、凉血滋阴,邪去而不伤阴血;柴胡舒畅肝经之气,引诸药归肝经;升麻清热解毒,升而能散,可宣达郁遏之伏火,有"火郁发之"之意。诸药合用,共奏清肝泻胃、祛湿降火之功。

【加　减】　①牙龈肿痛者,加生石膏(先煎)30克,蒲公英20克。②若肠燥便秘者,加大黄(后下)10克。③口渴饮冷者,加玄参15克,天花粉10克。④胃火炽盛之牙衄者,加牛膝15克。⑤湿盛热轻者,去黄芩、生地黄,加滑石(包煎)20克,生薏苡仁30克。

3. 气郁痰阻证

【表　现】　吞咽不利,咽中如有物梗阻,每因情志不畅而加重,时有胃灼热反酸,嘈杂不适,时有咽痒咳嗽或有痰鸣气喘发作,食欲缺乏,大便不爽,舌淡苔薄白,脉弦或滑。

【治　法】　理气化痰,和胃降逆。

【处方1】　半夏厚朴汤(《金匮要略》)加减。

姜半夏 9 克	厚朴 9 克	紫苏梗 9 克	陈皮 9 克
茯苓 15 克	白芍 15 克	香附 10 克	枳壳 10 克
煅瓦楞子(先煎)15 克	生姜 6 克		

【方　解】　气郁痰阻之证,气不行则郁不解,痰不化则结难散,故宜行气散结、化痰降逆。方中半夏辛温入肺胃,化痰散结,降逆和胃,为君药;厚朴苦辛性温,下气除满,助半夏散结降逆,为臣药;茯苓甘淡渗湿健脾,以助半夏化痰;生姜辛温散结,和胃止呕,且制半夏之毒;紫苏梗、香附、陈皮、枳壳、煅瓦楞子以理气化痰,助厚朴行气宽胸、宣通郁结之气,共为佐药。全方辛开苦降,辛以行气散结,苦以燥湿降逆,使郁气得疏,痰湿得化,则痰气郁结自除。

【加　减】　①痰郁化热者,加竹茹 10 克,黄芩 10 克。②呃逆明显者,加旋覆花(包煎)10 克,代赭石(先煎)20 克。③肝郁气滞明显者,加郁金 15 克,绿萼梅 10 克,合欢皮 15 克。

【处方2】　越鞠丸(《丹溪心法》)合平胃散(《太平惠民和剂局方》)加减。

炒苍术 15 克	陈皮 9 克	厚朴 10 克	炒神曲 15 克
川芎 9 克	炒栀子 6 克	香附 9 克	紫苏梗 10 克
茯苓 15 克	甘草 6 克	生姜 10 克	

【方　解】　方中香附行气,开气郁;苍术燥湿,解湿郁;川芎活血,调血郁;栀子清热,除火郁;神曲消食,去食郁。五药多能行气,气畅则诸郁自解。另苍术辛香苦温,入中焦能燥湿健脾,使湿去则脾运有权,脾健则湿邪得化;湿邪阻碍气机,且气行则湿化,故方中以厚朴行气除满化湿;陈皮理气和胃,燥湿醒脾,以助苍术、厚朴之力;甘草调和诸药,茯苓渗湿,均能益气健脾和中;生姜温散水湿且能和胃降逆。

【加　减】　①咽痒咳嗽者,加桔梗 10 克,甘草 6 克,枇杷叶 10 克,浙贝母 10 克。②痰鸣气喘发作者,加用炙麻黄 9 克,杏仁 9 克,桑白皮 15 克。③口干不欲饮水、舌苔白腻者,加生薏仁 30 克,豆蔻 10 克,法半夏 9 克。

【处方3】　逍遥散(《太平惠民和剂局方》)合二陈汤(《太平惠民和剂局方》)加减。

柴胡 10 克	法半夏 9 克	茯苓 15 克	生姜 10 克
陈皮 9 克	当归 10 克	白芍 15 克	炒白术 15 克
薄荷(后下)3 克	炙甘草 5 克		

【方　解】　方中柴胡疏肝解郁,使肝气得以条达;当归甘辛苦温,养血和血;白芍酸苦微寒,养血敛阴,柔肝缓急;白术、茯苓健脾去湿,使运化有权,气血有源;法半夏善能燥湿化痰,且又和胃降逆;陈皮既可理气行滞,又能燥湿化痰;炙甘草益气补中;加入薄荷少许,疏散郁遏之气,透达肝经郁热;生姜温胃和中。诸药合用,共奏疏肝理气、祛痰降逆之功。

【加　减】　①咽部堵塞感明显者,加桔梗10克,玄参15克,木蝴蝶6克。②头重如裹者,加藿香(后下)10克,佩兰10克,菖蒲10克。③大便溏泄、舌苔白腻者,加炒薏仁30克,车前子(包煎)20克。

【处方4】　温胆汤(《三因极一病证方论》)加减。

法半夏9克	枳实15克	茯苓15克	竹茹10克
陈皮9克	当归10克	白芍15克	炒白术15克
炙甘草5克	浙贝母12克	生龙牡(先煎)各30克	郁金15克

【方　解】　方中半夏燥湿化痰,和胃止呕,配以竹茹,取其甘而微寒,清热化痰,除烦止呕;陈皮理气行滞,燥湿化痰;枳实降气导滞,消痰除痞;佐以茯苓、炒白术,健脾渗湿,以杜生痰之源;当归、郁金以养血和血凉血;浙贝母、生龙牡以重镇安神,并制胃酸;白芍、甘草缓急止痛,甘草尚可调和诸药。

【加　减】　①若心热烦甚者,加黄连6克,山栀子6克,豆豉12克。②失眠者,加珍珠母(先煎)20克,远志10克。③呕吐、呃逆者,加紫苏梗10克,枇杷叶10克,旋覆花(包煎)10克。④眩晕明显者,加天麻10克,钩藤15克。

4. 气滞血瘀证

【表　现】　胸骨后或胃脘部刺痛,脘腹胀满,或有吐血黑粪,偶有胃灼热反酸,嗳气不舒,形体消瘦,吞咽困难,舌质紫暗或有瘀斑,脉涩。

【治　法】　理气活血,和胃降逆。

【处方1】　丹参饮(《时方歌括》)合失笑散(《太平惠民和剂局方》)加减。

丹参15克	檀香(后下)3克	砂仁(后下)3克	川楝子9克
延胡索10克	郁金15克	当归10克	茯苓15克
陈皮9克	法半夏9克	蒲黄(包煎)10克	五灵脂10克

【方　解】　方中丹参、蒲黄、五灵脂有祛瘀止痛、推陈出新之功,使瘀血得去,脉道通畅,则诸症自解;檀香、砂仁理气温中、疏通气滞;延胡索、川楝子、郁金疏肝理气、解郁止痛;当归和血活血;法半夏、陈皮、茯苓理气化痰、和胃降逆。

【加　减】　①疼痛较甚者,加莪术10克,九香虫10克。②兼胀痛明显者,加枳实20克,紫苏梗10克,香附10克。③神倦乏力者,加黄芪30克,党参15克,白术15克。

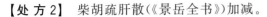

【处方2】　柴胡疏肝散(《景岳全书》)加减。

柴胡 10 克	白芍 15 克	川芎 9 克	香附 10 克
紫苏梗 10 克	陈皮 9 克	枳壳 20 克	旋覆花(包煎)20 克
莪术 9 克	丹参 20 克	海螵蛸 20 克	延胡索 10 克
甘草 6 克			

【方　解】　柴胡功善疏肝解郁;香附理气疏肝而止痛,川芎活血行气以止痛,二药相合助柴胡以解经之郁滞,并增行气活血止痛之效;紫苏梗、陈皮、枳壳、元胡索理气止痛,芍药、甘草养血柔肝、缓急止痛;莪术、丹参以增强活血破瘀之功;旋覆花和胃降逆。诸药合用,共奏疏肝理气、活血止痛之功。

【加　减】　①腹中疼痛畏寒者,加炮姜 6 克,木香 6 克,乌药 15 克。②如呕血便黑者,加白及 10 克,三七粉(冲服)3 克。③食欲缺乏者,加鸡内金 15 克,莱菔子 15 克。

【处方3】　膈下逐瘀汤(《医林改错》)加减。

五灵脂 10 克	当归 10 克	川芎 9 克	桃仁 9 克
牡丹皮 10 克	赤芍 15 克	乌药 12 克	延胡索 10 克
甘草 6 克	香附 12 克	枳壳 15 克	海螵蛸 20 克

【方　解】　方中当归、川芎、赤芍养血活血;牡丹皮清热凉血,活血化瘀;桃仁、五灵脂破血逐瘀,以消积块;配香附、乌药、枳壳、元胡行气止痛,并能增加活血化瘀之力;甘草调和诸药。全方以逐瘀活血和行气药物居多,使气帅血行,更好发挥其活血逐瘀、破癥消结之功。

【加　减】　①腹中疼痛,兼有固定包块者,加莪术 9 克,威灵仙 10 克,浙贝母 15 克。②吞咽困难者,加荷梗 10 克,威灵仙 10 克,丹参 20 克。③胸骨后疼痛明显者,加丹参 20 克,薤白 10 克,延胡索 10 克。

【处方4】　血府逐瘀汤(《医林改错》)加减。

柴胡 10 克	当归 10 克	川芎 9 克	桃仁 9 克
丹参 20 克	赤芍 15 克	延胡索 10 克	生地黄 15 克
甘草 6 克	桔梗 9 克	枳壳 15 克	牛膝 15 克
海螵蛸 20 克			

【方　解】　方中桃仁破血行滞而润燥;赤芍、川芎、丹参活血祛瘀;牛膝活血通经,祛瘀止痛,引血下行;生地黄、当归养血益阴,清热活血;桔梗、枳壳一升一降,宽胸行气;柴胡疏肝解郁,升达清阳,与桔梗、枳壳同用,尤善理气行滞,使气行则血行;延胡索行气止痛;甘草调和诸药。合而用之,使血活瘀化气行,则诸症可愈。

【加　减】　①若瘀痛入络者,加全蝎 3 克,地龙 9 克,莪术 9 克。②气机郁滞较重者,加川楝子 6 克,香附 10 克,青皮 9 克。③胁下有痞块,属血瘀者,加莪术 9 克,䗪虫 3 克,水蛭 9 克。

5. 胃阴亏虚证

【表　现】　胸骨后或胃脘部隐痛,嘈杂胃灼热,口干咽燥,五心烦热,消瘦乏力,口渴不欲饮,大便干结,舌红少津,脉细数。

【治　法】　养阴益胃,和中降逆。

【处方 1】　益胃汤(《温病条辨》)合芍药甘草汤(《伤寒论》)加减。

北沙参 10 克	生地黄 15 克	麦冬 10 克	玉竹 10 克
白芍 15 克	延胡索 10 克	茯苓 15 克	陈皮 9 克
法半夏 9 克	煅瓦楞子 15 克	香橼皮 10 克	甘草 6 克

【方　解】　本方重用生地黄、麦冬为君,味甘性寒,养阴清热、生津润燥、甘凉益胃。北沙参、玉竹为臣,养阴生津,加强生地黄、麦冬益胃养阴之力。芍药、甘草相伍,酸甘化阴、调和肝脾、柔筋止痛为佐;延胡索、香橼皮疏肝理气止痛;法半夏、陈皮、茯苓理气和胃降逆;煅瓦楞子制酸,缓解胃灼热症状,共为佐药。甘草调和诸药,为使药。

【加　减】　①若神疲乏力、汗多、气短,气虚明显者,加党参 15 克,黄芪 30 克,五味子 6 克。②食后脘胀者,加炒神曲 15 克,枳实 20 克。③大便秘结者,加火麻仁 30 克,瓜蒌 20 克,肉苁蓉 20 克。

【处方 2】　一贯煎(《柳州医话》)加减。

北沙参 10 克	生地黄 20 克	麦冬 12 克	当归 10 克
白芍 15 克	川楝子 6 克	枸杞子 15 克	香橼 10 克
海螵蛸 20 克	合欢皮 15 克	甘草 6 克	

【方　解】　本方重用生地黄滋阴养血、补益肝肾,内寓滋水涵木之意;当归、枸杞养血滋阴柔肝;北沙参、麦冬滋养肺胃,养阴生津,意在佐金平木,扶土制木;配少量川楝子以疏肝泄热、理气止痛,复其条达之性,该药性虽苦寒,但与大量甘寒滋阴养血药相配伍,则无苦燥伤阴之弊;另予合欢皮、香橼理气疏肝而不伤阴;海螵蛸以制酸、护膜。诸药合用,使肝体得养,肝气得舒,则诸症可解。

【加　减】　①口干苔少、眼干涩者,加石斛 10 克,菊花 15 克。②若大便秘结者,加瓜蒌 20 克,火麻仁 20 克。③有虚热或汗多者,加地骨皮 15 克,白薇 12 克。

【处方 3】　六味地黄丸(《小儿药证直诀》)加减。

| 生地黄 20 克 | 茯苓 15 克 | 当归 10 克 | 牡丹皮 12 克 |
| 白芍 15 克 | 山药 20 克 | 枸杞子 15 克 | 菊花 15 克 |

海螵蛸 20 克　　　合欢皮 15 克　　　山茱萸 12 克　　　泽泻 10 克
甘草 6 克

【方　解】　方中生地黄滋阴凉血益肾;山萸肉补养肝肾,并能涩精;山药补益脾阴,亦能固精。三药相配,滋养肝脾肾,称为"三补"。同时配伍泽泻利湿泄浊;牡丹皮清泄相火,并制山萸肉之温涩;茯苓淡渗脾湿,并助山药之健运。此为"三泻",渗湿浊、清虚热,平其偏胜以治标。六味合用,三补三泻,肝脾肾三阴并补。另予枸杞子、菊花,以滋肝明目;合欢皮疏肝理气;海螵蛸制酸;甘草调和诸药。

【加　减】　①痰多者,加川贝母 3 克,桔梗 10 克。②舌红而干,阴亏过甚者,加石斛 12 克,玉竹 20 克。③烦热而渴者,加知母 10 克,石膏(先煎)30 克。

【处方 4】　清暑益气汤(《温热经纬》)加减。

西洋参(另煎)10 克　　石斛 12 克　　　麦冬 12 克　　　白芍 15 克
淡竹叶 15 克　　　　荷梗 10 克　　　知母 12 克　　　甘草 6 克
海螵蛸 20 克　　　　合欢皮 15 克　　粳米 20 克　　　黄连 3 克

【方　解】　本方西洋参益气生津、养阴清热,石斛、麦冬助西洋参养阴生津;荷梗理气宽胸;黄连苦寒,其功专于泻火,以助清热祛暑之力;知母苦寒质润,滋阴泻火;竹叶清热除烦;白芍柔肝、合欢皮疏肝,二者以滋肝体、以复肝用;海螵蛸制酸和胃;甘草、粳米益胃和中,调和诸药。

【加　减】　①胁肋胀痛、按之硬者,加鳖甲(先煎)30 克,延胡索 10 克,莪术 9克。②腹痛明显者,加芍药 30 克,甘草 6 克。③两足痿软,舌苔白腻者,加牛膝 15克,生薏苡仁 30 克。

6. 寒热错杂证

【表　现】　胸骨后或胃脘部胃灼热反酸明显,胃痛隐隐,喜温喜按,空腹时胃脘痛甚,得食痛减,泛吐清水,食欲缺乏,神疲乏力,手足不温,大便溏薄,舌质红,苔白,脉虚弱。

【治　法】　辛开苦降,和胃降逆。

【处方 1】　半夏泻心汤(《伤寒论》)合左金丸(《丹溪心法》)加减。

法半夏 9 克　　　黄连 6 克　　　　黄芩 10 克　　　干姜 6 克
吴茱萸 1 克　　　煅瓦楞子 30 克　陈皮 9 克　　　茯苓 15 克
党参 15 克　　　枳实 15 克　　　　甘草 6 克

【方　解】　方中法半夏散结消痞、降逆止呕,为君药。干姜温中散邪,黄芩、黄连苦寒,清热消痞,共为臣药。党参甘温益气,补脾气;黄连、吴茱萸以清泻肝火,降逆止呕;枳实、陈皮、茯苓理气和胃降逆,煅瓦楞子制酸,缓解胃灼热,为佐药。甘草调和诸药,为使药。该方总以寒热平调,消痞散结为治。

【加　减】　①呕吐痰涎清水明显者,加竹茹10克,生姜10克。②神疲乏力明显者,加黄芪30克,炒白术15克。③畏寒肢冷、大便溏薄者,加炒白术15克,炮姜6克,制附子(先煎)8克。④湿热蕴结、舌苔厚腻者,可去党参、甘草、干姜,加蒲公英15克,竹茹10克,浙贝母12克。

【处方2】　小柴胡汤(《伤寒论》)加减。

柴胡10克	法半夏9克	黄芩12克	生姜10克
党参15克	大枣10克	当归9克	炙甘草5克
合欢皮15克	枳实20克	煅瓦楞子30克	

【方　解】　方中柴胡苦平,入肝胆经,透解邪热,疏达经气;黄芩清泄邪热;法半夏和胃降逆;党参、炙甘草扶助正气,抵抗病邪;生姜、大枣和胃气,生津;当归、合欢皮和血疏肝;枳实、煅瓦楞子导滞降逆、制酸。上方可使邪气得解,少阳得和,上焦得通,津液得下,胃气得和。

【加　减】　①若胸中烦而不呕者,去法半夏、党参,加瓜蒌20克。②若渴甚者,去法半夏,加天花粉10克。③若腹中痛者,去黄芩,加芍药30克。

【处方3】　小陷胸汤(《伤寒论》)合左金丸(《丹溪心法》)加减。

法半夏9克	黄连6克	瓜蒌20克	大枣10克
炙甘草5克	吴茱萸5克	合欢皮15克	枳实20克
煅瓦楞子30克			

【方　解】　方中瓜蒌甘寒,清热涤痰,宽胸散结,而通胸膈之痹;黄连苦寒泄热除痞,半夏辛温化痰散结,两者合用,一苦一辛,体现辛开苦降之法;与瓜蒌相伍,润燥相得,是为清热化痰,散结开痞。同时,黄连、吴茱萸两药相合,一清一温,辛开苦降。另予大枣、炙甘草调中,调和诸药;合欢皮、枳实、煅瓦楞子理气导滞、降逆制酸。

【加　减】　①若心胸闷痛者,加柴胡10克,桔梗9克,郁金15克,丹参20克。②咳痰黄稠难咯者,可减半夏用量,加胆南星9克,杏仁9克,浙贝母10克。③若咳明显,痰白稀者,去大枣,加五味子9克,干姜6克。

二、中成药治疗

1. 沉香化气丸

【药物组成】　沉香、广藿香、莪术(醋制)、六神曲(炒)、陈皮、木香、香附(醋制)、砂仁、麦芽、甘草。

【功能主治】　理气疏肝,消积和胃。用于肝胃气滞,脘腹胀痛,胸膈痞满,不思饮食,嗳气,反酸。

【临床应用】　胃食管反流病辨证为肝胃气滞者可用沉香化气丸治疗。症见嗳气反酸,胃灼热,脘腹胀痛,胸膈痞满,不思饮食,舌淡红,苔薄白,脉弦。

【用量用法】　水丸,每袋 6 克。一次 3～6 克(1/2 袋～1 袋),一日 2 次,口服。

【注意事项】　①忌食生冷油腻不易消化性食物;②忌情绪激动或生闷气;③不适用于脾胃阴虚,主要表现为口干、舌红少津、大便干;④哺乳期妇女慎用,孕妇禁服。

2. 复方胃宁片

【药物组成】　猴头菌粉、延胡索、海螵蛸。

【功能主治】　理气止痛,制酸。用于肝胃不和,胃脘疼痛,吞酸,嗳气。

【临床应用】　胃食管反流病辨证为肝胃不和者可用复方胃宁片治疗。症见吞酸,嗳气,胃腹胀或胃脘疼痛,舌淡红,苔薄白,脉弦。

【用量用法】　糖衣片;一次 4～5 片,一日 3 次,口服。

【注意事项】　①忌食生冷油腻不易消化及辛辣刺激性食物;②忌情绪激动及生闷气;③不适用于脾胃阴虚,主要表现为口干、舌红少津、大便干;④孕妇慎用。

3. 健胃片

【药物组成】　炒山楂、炒六神曲、炒麦芽、焦槟榔、醋鸡内金、苍术(制)、草豆蔻、陈皮、生姜、柴胡、白芍、川楝子、醋延胡索、甘草浸膏。

【功能主治】　舒肝和胃,消食导滞,理气止痛。用于肝胃不和、饮食停滞所致的胃痛、痞满,症见胃脘胀痛、嘈杂食少、嗳气口臭、大便不调。

【临床应用】　胃食管反流病辨证为肝胃不和、饮食停滞者可用健胃片治疗。症见嘈杂食少、嗳气口臭、胃脘胀痛、痞满、大便不调,舌质淡红,苔白厚腻,脉弦滑。

【用量用法】　薄膜衣片,每片重 0.32 克。一次 6 片,一日 3 次,口服。

【注意事项】　①忌食生冷油腻不易消化食物;②忌情绪激动或生闷气;③不适用于脾胃阴虚,主要表现为口干、舌红少津、大便干;④孕妇及哺乳期妇女慎用。

4. 快胃片

【药物组成】　海螵蛸、枯矾、醋延胡索、白及、甘草。

【功能主治】　制酸和胃,收敛止痛。用于肝胃不和所致的胃脘疼痛、呕吐反酸、纳食减少;浅表性胃炎、胃及十二指肠溃疡、胃窦炎见上述症候者。

【临床应用】　胃食管反流病辨证为肝胃不和者可用快胃片治疗。症见嗳气反酸、胃脘胀满,胃脘疼痛,恶心呕吐,纳食减少,舌淡红,苔薄白,脉弦。

【用量用法】　薄膜衣片,每片重 0.35 克。一次 6 片,一日 3 次,饭前 1～2 小时服。

【注意事项】 低酸性胃病、胃阴不足者慎用。

5. 四方胃片

【药物组成】 海螵蛸、浙贝母、延胡索(醋制)、川楝子(去皮酒炒)、沉香、柿霜、黄连、吴茱萸(盐水制)、苦杏仁。

【功能主治】 调肝和胃,制酸止痛。用于肝胃不和所致的胃脘疼痛,呕吐吞酸,食少便溏;消化不良、胃及十二指肠溃疡见上述症候者。

【临床应用】 胃食管反流病辨证为肝胃不和者可用四方胃片治疗。症见胃脘嘈杂,嗳气反酸,胃脘疼痛,恶心呕吐,食少,便溏,舌淡,苔薄白,脉弦细。

【用量用法】 薄膜衣片,每片重 0.65 克。一次 3 片,一日 2～3 次,口服。

【注意事项】 ①忌食生冷油腻不易消化食物;②忌情绪激动或生闷气;③不适用于脾胃阴虚,主要表现为口干、舌红少津、大便干;④孕妇慎用。

6. 舒肝和胃丸

【药物组成】 香附(醋制)、白芍、佛手、木香、郁金、白术(炒)、陈皮、柴胡、广藿香、炙甘草、莱菔子、槟榔(炒焦)、乌药。

【功能主治】 舒肝解郁,和胃止痛。用于肝胃不和,两肋胀满,胃脘疼痛,食欲缺乏,呃逆呕吐,大便失调。

【临床应用】 胃食管反流病辨证为肝胃不和者可用舒肝和胃丸治疗。症见两肋胀满,胃脘疼痛,嗳气反酸,食欲缺乏,呃逆,恶心呕吐,大便不调,舌淡红,苔薄白,脉弦。

【用量用法】 大蜜丸,每丸重 6 克。一次 2 丸,一日 2 次,口服。

【注意事项】 ①饮食宜清淡,忌酒及辛辣、生冷、油腻食物;②忌愤怒、忧郁,保持心情舒畅。

7. 舒肝健胃丸

【药物组成】 柴胡(醋制)、香附(醋制)、香橼、槟榔、牵牛子(炒)、青皮(醋炒)、陈皮、枳壳、厚朴(姜制)、檀香、豆浆、延胡索(醋炒)、白芍(麸炒)、鸡内金(炒)、五灵脂(醋制)。

【功能主治】 疏肝开郁,导滞和中。用于肝胃不和引起的胃脘胀痛,胸胁满闷,呕吐吞酸,腹胀便秘。

【临床应用】 胃食管反流病辨证为肝胃不和者可用舒肝健胃丸治疗。症见胃吞酸嘈杂,嗳气,胃脘胀痛,胸胁满闷,恶心呕吐,腹胀,便秘,舌淡红,苔薄白,脉弦。

【用量用法】 水丸,每袋 6 克,一次 3～6 克,一日 3 次,口服。

【注意事项】　①忌食生冷油腻不易消化食物;②忌情绪激动或生闷气;③不宜与含有人参成分药物同时服用;④孕妇禁用。

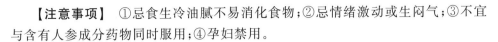

8. 舒肝平胃丸

【药物组成】　姜厚朴、陈皮、麸炒枳壳、法半夏、苍术、炙甘草、焦槟榔。

【功能主治】　舒肝和胃,化湿导滞。用于肝胃不和、湿浊中阻所致的胸胁胀满、胃脘痞塞疼痛、嘈杂嗳气、呕吐酸水、大便不调。

【临床应用】　胃食管反流病辨证为肝胃不和、湿浊中阻者可用舒肝平胃丸治疗。症见胃中嘈杂,嗳气反酸水,胸胁胀满,胃脘痞塞疼痛,恶心呕吐,大便不调,舌淡,苔白厚腻,脉弦滑。

【用量用法】　水丸,每100丸重6克。一次4.5克,一日2次,口服。

【注意事项】　①饮食宜清淡,忌酒及辛辣、生冷、油腻食物;②忌愤怒、忧郁,保持心情舒畅。

9. 调胃舒肝丸

【药物组成】　砂仁、厚朴(姜炙)、豆蔻仁、青皮(醋炙)、枳壳(麸炒)、陈皮、山楂(炒)、柴胡(醋炙)、郁金、香附(醋炙)、木香、片姜黄、甘草。

【功能主治】　舒肝和胃,解郁止痛。用于脾胃不和,肝郁不舒引起的胃脘刺痛,两胁胀满,嗳气吞酸,饮食无味。

【临床应用】　胃食管反流病辨证为脾胃不和、肝郁不舒者可用调胃舒肝丸治疗。症见嗳气吞酸,胃脘疼痛,两胁胀满,饮食无味,舌淡红,苔薄白,脉弦。

【用量用法】　大蜜丸,每丸重9克。一次1丸,一日3次,口服。

【注意事项】　①忌食生冷油腻不易消化食物;②忌情绪激动或生闷气;③不适用于脾胃阴虚,主要表现为口干、舌红少津、大便干;④孕妇忌服。

10. 胃逆康胶囊

【药物组成】　柴胡(醋)、白芍、枳实、黄连、川楝子、半夏(制)、陈皮、吴茱萸、莪术、瓦楞子(煅)、蒲公英、甘草。

【功能主治】　疏肝泄热,和胃降逆,制酸止痛。用于肝胃不和郁热证引起的胸脘胁痛,嗳气呃逆,吐酸嘈杂,脘胀纳呆,口干口苦;功能性消化不良见上述证候者。

【临床应用】　胃食管反流病辨证为肝胃郁热者可用胃逆康胶囊治疗。症见嗳气吐酸,胃中嘈杂,胸脘胁痛,呃逆,胃脘胀满,纳呆,口干口苦,舌红,苔微黄,脉弦数。

【用量用法】　胶囊剂,每粒装0.4克。一次4粒,一日3次,饭前口服,一个月为一疗程。

【注意事项】 ①饮食宜清淡,忌食辛辣、生冷、油腻食物;②忌情绪激动及生闷气;③不宜在服药期间同时服用滋补性中药;④脾虚便溏者慎用;胃寒痛者不适用,主要表现为遇凉则胃痛发作或加重,得温暖则胃痛减轻,喜热饮食,或大便溏;⑤孕妇禁用。

 ## 11. 戊己丸

【药物组成】 黄连、吴茱萸(制)、白芍(炒)。

【功能主治】 泻肝和胃,降逆止呕。用于肝火犯胃、肝胃不和所致的胃脘灼热疼痛、口苦嘈杂、呕吐吞酸、腹痛泄泻。

【临床应用】 胃食管反流病辨证为肝火犯胃、肝胃不和者可用戊己丸治疗。症见胃脘灼热疼痛,口苦嘈杂,呕吐吞酸,腹痛泄泻,舌红,苔黄,脉滑数。

【用量用法】 水丸;一次3~6克,一日2次,口服。

【注意事项】 尚不明确。

 ## 12. 咽喉消炎丸

【药物组成】 牛黄、七叶莲、珍珠、冰片、雄黄、蟾酥(制)、百草霜、穿心莲总内酯。

【功能主治】 清热解毒,消肿,止痛。用于咽喉肿痛(食管炎、咽喉炎、急慢性扁桃腺炎)。

【临床应用】 胃食管反流病引起的咽喉肿痛(食管炎、咽喉炎、急慢性扁桃腺炎),可用咽喉消炎丸治疗,可改善咽喉局部症状。

【用量用法】 丸剂,每100粒重0.3克。一次5~10粒,一日3~4次,口含徐徐咽下。

【注意事项】 忌酒和辛辣食物。

第4章 嗳气症

嗳气症又称吞气症、神经性嗳气或嗳气综合征,以功能性的多,临床指反复的吞咽空气并嗳气,常表现为吞咽空气、厌食、上腹饱胀、过度肛门排气、反复嗳气等。

嗳气中医学称之为"噫气病",是指胃失和降,胃中浊气上逆,经食管由口排出的一种病证。外感六淫、饮食不节、痰火内扰、七情内伤等因素均可导致胃失和降,胃气上逆,嗳气发作。中医学认为嗳气病位在胃,胃失和降,胃气上逆为其主要病机。嗳气的发生与五脏密切相关,尤其与肝脾两脏关系密切,如脾失健运,清气不升,则胃气不能和降;情志不遂,肝失条达,肝气横逆犯胃,则胃气壅滞,通降不利,胃气上逆,嗳气频作。若一时气逆,病证轻微者,可不药而愈;若持续、反复发作,嗳气严重者,应用药治疗。

一、辨证治疗

1. 外邪犯胃证

【表　现】　突然嗳气,伴酸腐气味,胸脘满闷,发热恶寒,头痛身痛,可伴呕吐,舌淡红,苔白腻,脉濡。

【治　法】　疏邪解表,化浊和中。

【处方1】　藿朴夏苓汤(《医原》)加减。

藿香 10 克	法半夏 9 克	茯苓 15 克	杏仁 9 克
生薏苡仁 20 克	白豆蔻 6 克	通草 3 克	猪苓 15 克
淡豆豉 10 克	滑石(包煎)10 克	厚朴 10 克	甘草 6 克

【方　解】　本方主要治疗感受暑湿所致的嗳气症。方中豆豉、藿香芳化宣透,以疏表湿;藿香、白豆蔻、厚朴芳香化湿;厚朴、半夏燥湿运脾,杏仁开泄肺气,通调水道;茯苓、猪苓、薏苡仁淡渗利湿;滑石利湿清热;通草使湿从小便出,水道畅通,使湿有去路;甘草解毒和药。

【加　减】　①湿重者,加苍术 12 克,陈皮 10 克。②嗳气频繁者,加柿蒂 10

克,旋覆花(包煎)10 克。③湿滞化热者,加栀子 10 克,黄芩 12 克。④脘腹胀满者,加陈皮 10 克,苏梗 10 克。⑤呕吐频繁者,加生姜 10 克,苏叶 10 克。

【处方 2】 三仁汤(《温病条辨》)加减。

杏仁 9 克	滑石(包煎)15 克	白豆蔻 6 克	枇杷叶 10 克
紫苏叶 10 克	厚朴 12 克	生苡仁 20 克	法半夏 9 克
藿香 10 克	陈皮 10 克		

【方　解】 本方主要化湿和胃。方中杏仁宣上焦肺气,气化则湿化;白豆蔻芳香化湿,行气宽中,畅中焦之脾气;薏苡仁甘淡性寒,利湿而健脾;紫苏叶、藿香解表止呕;滑石利湿泄热;法半夏、陈皮燥湿降逆;枇杷叶和胃降逆。诸药合用,解表化湿,和胃降逆。

【加　减】 ①寒热往来者,加青蒿 15 克,草果 10 克。②恶寒发热重者,加香薷 10 克。③脘腹胀满者,加枳壳 10 克,苏梗 10 克。④湿郁化热,口渴,发热重者,加黄芩 10 克,栀子 10 克。

【处方 3】 藿香正气散(《太平惠民和剂局方》)加减。

藿香 10 克	紫苏梗 10 克	半夏曲 9 克	陈皮 10 克
大腹皮 10 克	白芷 10 克	茯苓 15 克	炒白术 15 克
厚朴 10 克	砂仁(后下)6 克	生姜 10 克	

【方　解】 本方主要解表化湿。方中藿香辛温,解在表之风寒,化在里之湿浊,升清降浊,辟秽和中;紫苏梗、白芷辛香发散,芳化湿浊;半夏曲、陈皮燥湿和胃,降逆止呃;炒白术、茯苓健脾运湿;厚朴、大腹皮行气化湿,畅中除满;砂仁化湿和胃;生姜温中化饮和胃。诸药合用,可使外邪散,内湿化,气机通畅,脾胃调和,则嗳气自除。

【加　减】 ①气滞脘腹胀痛者,加木香 10 克,延胡索 10 克。②腹泻、腹痛者,加黄连 6 克,豆蔻 10 克,白扁豆 15 克。③头晕、头胀者,加菖蒲 10 克,郁金 10 克。

【处方 4】 六和汤(《太平惠民和剂局方》)加减。

香薷 15 克	法半夏 9 克	砂仁(后下)6 克	杏仁 9 克
茯苓 10 克	藿香 10 克	白扁豆 10 克	甘草 6 克
厚朴 8 克	陈皮 10 克	柿蒂 10 克	

【方　解】 本方重在化湿解表,理气和胃。方中香薷、藿香化湿行气;厚朴、扁豆健脾行气利湿;法半夏、柿蒂、砂仁,燥湿行气,降逆和胃;茯苓健脾渗湿;甘草调和药味。诸药合用,化湿行气,和胃降逆。

【加　减】 ①恶心、呕吐者,加生姜 10 克。②四肢疼痛、酸重者加羌活 10 克,葛根 15 克。③小便不利者,加滑石(包煎)10 克,泽泻 10 克。

🌀 2. 湿热中阻证

【表　现】　嗳气,脘腹饱胀,口干口苦,食少纳呆,身重困倦,小便黄短,舌质红,苔黄腻,脉滑或数。

【治　法】　清热除湿,理气和中。

【处方1】　连朴饮(《霍乱论》)加减。

黄连 10 克	菖蒲 10 克	法半夏 9 克	厚朴 10 克
枳壳 10 克	陈皮 10 克	栀子 10 克	竹茹 10 克
柿蒂 10 克	芦根 20 克		

【方　解】　本方主要治疗湿热中阻所致的嗳气症。方中芦根味甘性寒,清热和胃;黄连、黄芩、厚朴清热燥湿;陈皮、枳壳、法半夏理气和胃;菖蒲芳香化湿;栀子清郁热以除烦;陈皮理气化痰;竹茹、柿蒂降胃逆,止嗳气。诸药合用,共奏清热祛湿、和胃降逆之功。

【加　减】　①热重者,加黄芩 10 克。②脘胀、反胃者,加苏梗 10 克,砂仁(后下)6 克。③下焦湿重者,加泽泻 10 克,滑石(包煎)15 克。

【处方2】　蒿芩清胆汤(《通俗伤寒论》)加减。

青蒿 10 克	黄芩 12 克	滑石(包煎)15 克	陈皮 10 克
清半夏 9 克	茯苓 15 克	竹茹 10 克	煅赭石(先煎)30 克
枳实 12 克	厚朴 10 克	柿蒂 6 克	旋覆花(包煎)10 克

【方　解】　本方主要清胆利湿、和胃化痰,用于少阳湿热所致的嗳气症。方中青蒿苦寒芳香,可清透少阳邪热;黄芩清热燥湿;竹茹化痰止呕;半夏燥湿化痰降逆;滑石清热利湿;茯苓健脾渗湿;陈皮理气化痰;厚朴、枳实理气宽中下气;旋覆花、柿蒂、煅赭石降逆下气。诸药合用,可使胃气和,湿热清,痰湿化,气机畅,嗳气止。

【加　减】　①头晕、头痛者,加石菖蒲 10 克,郁金 10 克。②耳鸣、耳聋者,加磁石(先煎)20 克,菊花 10 克。③小便短赤者,加车前子(包煎)30 克,白茅根 15 克。

【处方3】　连苏饮(《湿热病篇》)加味。

黄连 6 克	紫苏叶 10 克	紫苏梗 15 克	豆蔻 10 克
吴茱萸 2 克	枳壳 10 克	陈皮 10 克	厚朴 10 克
旋覆花(包煎)10 克	柿蒂 10 克		

【方　解】　本方主要治疗外感湿热所致的嗳气症,有表证者尤为合适。方中黄连大苦大寒,苦燥湿,寒胜热;紫苏叶辛温,发表散寒,行气宽中;紫苏梗、枳壳行

气除满;厚朴行气宽中;豆蔻、陈皮化湿理气;吴茱萸温胃止呕;旋覆花、柿蒂和胃降逆。诸药合用,清湿热,畅中气,则嗳气自止。

【加　减】　①口干、口苦者,加黄芩10克,栀子10克。②嗳腐吞酸者,加莱菔子10克,焦槟榔15克。③大便黏滞不爽者,加木香10克,虎杖15克。

【处方4】　自拟方

黄芩10克	竹茹10克	陈皮10克	枇杷叶10克
厚朴10克	枳壳10克	枳实10克	栀子10克
木香10克	炒白术10克	苍术10克	滑石(包煎)15克
车前子(包煎)15克			

【方　解】　方中黄芩、栀子清热燥湿;竹茹清热化痰;陈皮、枇杷叶、竹茹降逆和胃;厚朴、枳实、枳壳行气宽中除胀;木香行气降气;白术、苍术燥湿健脾;滑石、车前子清热利湿。诸药合用,共奏清热燥湿、化痰降逆之功。

【加　减】　①头晕、头沉者,加菖蒲10克。②口干、口苦者,加生地黄15克,玄参15克。③大便不畅者,加虎杖15克。

3. 饮食积滞证

【表　现】　嗳气,脘腹饱胀,食后胀甚,胸闷,纳呆,嗳腐吞酸,大便不成形或大便不通,舌红,苔黄腻,脉滑。

【治　法】　消食导滞,和胃降逆。

【处方1】　保和丸(《丹溪心法》)加减。

炒山楂15克	茯苓15克	神曲10克	陈皮10克
莱菔子10克	半夏10克	连翘10克	枳实10克
鸡内金10克			

【方　解】　本方是治食积之常用方。方中重用山楂为君,消食开郁,尤善消肉食油腻之积。臣以神曲消食健脾,善消酒积;莱菔子下气消食,善消谷面之积。三药配伍,可消一切饮食积滞,加入鸡内金以增强消食之力。食阻气机,胃失和降,故佐半夏、陈皮行气化滞,降逆和胃而止逆;茯苓淡渗利湿,健脾以止泻。食积易于化热,连翘清热散结,以治食积所化之热,共为佐药。诸药相合,消食之中佐以理气和胃与清热散结之品,使食积得消,胃气得和,诸症自愈。

【加　减】　腹胀甚者,加槟榔10克,厚朴6克。胃腹痛而大便不通者,加大黄(后下)3克,玄明粉(冲服)3克。呕吐者,加竹茹10克。

【处方2】　枳实导滞丸(《内外伤辨惑论》)加减。

生大黄(后下)6克	枳实20克	神曲15克	茯苓15克
黄芩10克	黄连6克	白术15克	竹茹10克

陈皮 10 克　　　　　姜半夏 9 克

【方　解】 方中大黄苦寒泻下,使积热从大便而下;枳实行气导滞,消积除胀;神曲消食化滞,黄芩、黄连清热燥湿;茯苓利水渗湿;白术健脾燥湿。姜半夏、竹茹、陈皮化痰降逆和胃。诸药合用,消食导滞,清热祛湿,降逆和胃,嗳气则止。

【加　减】 ①腹胀重、大便不通者,加厚朴 10 克,槟榔 10 克。②呕吐者,加旋覆花(包煎)10 克,煅赭石(先煎)20 克。③脘腹胀满者,加枳壳 10 克,大腹皮 20 克。

【处方 3】 木香槟榔丸(《儒门事亲》)和旋覆代赭汤(《伤寒论》)加减。

旋覆花(包煎)10 克	代赭石(先煎)20 克	柿蒂 10 克	刀豆子 10 克
橘皮 12 克	法半夏 9 克	木香 10 克	槟榔 10 克
青皮 10 克	枳实 15 克	莱菔子 10 克	生大黄 5 克

【方　解】 方中旋覆花降逆化痰而止呕噫,代赭石质重降逆而下气;柿蒂和胃降逆;橘皮性温行气和胃以止嗳气;法半夏燥湿化痰,降逆和胃;刀豆子、莱菔子、木香、槟榔、青皮、枳实,行气导滞,化积通便;大黄泄热通便。全方化积导滞,和胃降逆,以止嗳气。

【加　减】 ①腹胀、便秘者,加厚朴 10 克,大腹皮 20 克,虎杖 15 克。②食积化热,口苦,口臭者,加黄芩 10 克,栀子 10 克。③若胃脘痞塞、有痰者,加竹茹 10 克,陈皮 10 克。④胃脘胀满、呕吐者,加陈皮 10 克,生姜 10 克。

【处方 4】 枳实消痞丸(《兰室秘藏》)加减。

党参 15 克	茯苓 15 克	青皮 10 克	陈皮 10 克
法半夏 9 克	麦芽 15 克	神曲 12 克	枳壳 10 克
厚朴 10 克	黄连 6 克	莱菔子 10 克	

【方　解】 方中党参、茯苓健脾利湿;青皮、陈皮理气消胀;法半夏降逆和胃,化痰;麦芽、神曲、莱菔子理气消食;枳壳、厚朴行气宽中下气;黄连清热燥湿。诸药合用,健脾消食,理气化积。

【加　减】 ①口苦、嗳腐吞酸明显者,加黄芩 10 克,海螵蛸 30 克。②腹胀、胁胀者,加木香 10 克,佛手 10 克。③大便不畅、腹胀者,加虎杖 15 克,大腹皮 20 克。

【处方 5】 自拟方。

党参 15 克	茯苓 15 克	炒白术 15 克	陈皮 10 克
砂仁(后下)6 克	莪术 9 克	鸡内金 20 克	莱菔子 10 克
竹茹 10 克	枳壳 10 克	厚朴 10 克	

【方　解】 方中党参、茯苓、白术健脾助运;陈皮、砂仁化湿理气和胃;莪术理气活血消积;鸡内金、莱菔子、竹茹化食消积,理气化痰;枳壳、厚朴行气消胀,下气

除满。诸药合用,可健脾理气、和胃降逆。

【加　减】　①反胃、呕吐者,加姜半夏9克,旋覆花(包煎)10克。②腹胀、便秘者,加瓜蒌30克,枳实20克,虎杖15克。

4. 肝气郁滞证

【表　现】　嗳气,情志不畅诱发或加重,胸胁满闷,脘腹胀满,嗳气则舒,纳呆,舌淡红,苔薄白,脉弦。

【治　法】　疏肝解郁,理气和胃。

【处方1】　柴胡疏肝散(《景岳全书》)加减。

柴胡10克	白芍15克	陈皮10克	枳壳10克
川芎10克	香附10克	姜半夏9克	茯苓15克
甘草6克			

【方　解】　本方主要疏肝理气,和胃降逆。方中柴胡疏肝理气;枳壳、川芎、香附、白芍增强柴胡疏肝行气之力,并能活血止痛;陈皮、姜半夏、茯苓和胃降逆;甘草和药。诸药合用,肝气得疏,胃气得降,嗳气自止。

【加　减】　①嗳气频者,加旋覆花(包煎)10克,代赭石(先煎)20克。②胃脘灼热、反酸者,加乌贼骨15克,黄连6克,吴茱萸1克。③胃胀甚者,加枳实10克,虎杖15克。④肝郁化热者,加栀子10克,黄连6克,吴茱萸1克。⑤痛甚者,加川楝子9克,三七粉(冲服)3克。

【处方2】　五磨饮子(《医方考》)加味。

| 木香10克 | 沉香(冲服)3克 | 槟榔15克 | 枳实20克 |
| 乌药15克 | 柿蒂15克 | 枇杷叶10克 | |

【方　解】　方中乌药疏肝解郁;沉香下气降逆;枳壳、槟榔行气导滞;柿蒂、枇杷叶理气降逆。诸药相合,共奏行气降逆、宽胸散结之功。

【加　减】　①有热者,加栀子10克,黄芩10克。②夹痰者,加旋覆花(包煎)10克,陈皮10克。③夹瘀者,加川芎10克,延胡索10克。

【处方3】　四逆散(《伤寒论》)加味。

柴胡10克	枳实15克	白芍15克	甘草6克
炒白术15克	姜半夏9克	枳壳20克	厚朴10克
茯苓15克			

【方　解】　方中柴胡入肝胆经,疏肝解郁;枳实理气解郁,泄热破结;白芍敛阴和阳,条达肝气;炒白术、茯苓、甘草健脾和中;姜半夏和胃降逆;枳壳、厚朴行气消胀。诸药共用,疏肝理气,和胃降逆。

【加　减】　①乏力、脘腹胀满者,加党参 15 克,苏梗 10 克。②口苦有热者,加黄连 6 克,栀子 10 克。③胁肋胀痛明显者,加香附 10 克,郁金 15 克。

【处方 4】　自拟方。

玫瑰花 6 克	香附 15 克	党参 15 克	旋覆花(包煎)10 克
煅赭石(先煎)30 克	木香 10 克	郁金 10 克	白芍 15 克
甘草 6 克			

【方　解】　方中玫瑰花芳香行气,味苦疏泄,有疏肝解郁、醒脾和胃之功;旋覆花性温,能下气消痰,可降胃气,降逆止嗳;代赭石质重性降,善降上逆之嗳气;木香、郁金行气活血;白芍、甘草酸甘养肝阴。

【加　减】　①胁肋胀痛者,加香附 10 克,川芎 10 克。②肝气郁而化热,口苦、咽干者,加黄芩 10 克,栀子 10 克,玄参 15 克。③腹胀、便秘者,加枳壳 10 克,枳实 15 克,虎杖 15 克。

5. 痰饮内阻证

【表　现】　嗳气,食后胃胀,饮食乏味,大便不畅,恶心或呕吐痰涎,头晕,舌淡红,苔白腻,脉滑。

【治　法】　燥湿化痰,理气和胃。

【处方 1】　二陈汤(《太平惠民和剂局方》)加减。

法半夏 9 克	橘红 10 克	茯苓 15 克	甘草 6 克
陈皮 10 克	枳壳 15 克	枳实 15 克	枇杷叶 12 克
砂仁(后下)6 克	生姜 10 克		

【方　解】　方中法半夏辛温,燥湿化痰,和胃降逆;橘红理气燥湿;茯苓健脾渗湿;生姜降逆化饮;陈皮化痰理气;枳壳、枳实理气消胀;砂仁化湿和胃,枇杷叶和胃降逆。诸药合用,燥湿化痰,理气和中。

【加　减】　①若痰郁化热者,加竹茹 10 克,黄连 6 克。②若气滞甚,胀满重者,加厚朴 10 克,大腹皮 10 克。③食后腹胀,嗳腐吞酸者,加莱菔子 10 克,神曲 10 克。

【处方 2】　平胃散(《太平惠民和剂局方》)加味。

苍术 15 克	厚朴 10 克	陈皮 12 克	甘草 6 克
砂仁(后下)6 克	茯苓 15 克	枳实 15 克	法半夏 9 克
旋覆花(包煎)10 克	煅赭石(先煎)20 克		

【方　解】　方中苍术温燥,燥湿健脾;厚朴辛温,行气消满,兼以祛湿;陈皮理气和胃,芳香醒脾,兼以化痰;茯苓、甘草健脾利湿;法半夏燥湿化痰,降逆和胃;旋

覆花、煅赭石降逆化痰。诸药合用,使痰湿化,气机畅,则嗳气除。

【加　减】　①若湿郁化热,苔黄腻者,加竹茹10克。②若肠中辘辘有声者,加干姜6克,草豆蔻6克。③若下肢肿胀者,加泽泻10克,车前子(包煎)10克。

【处方3】　丁香柿蒂汤(《症因脉治》)加味。

丁香6克	柿蒂12克	党参15克	干姜6克
陈皮12克	法半夏9克	枳壳12克	厚朴9克
苍术15克			

【方　解】　方中丁香辛温,温胃散寒,降逆止呕;柿蒂苦平,降气止嗳气;干姜辛温,温胃化饮;党参、茯苓健脾利湿;陈皮、法半夏理气化痰;枳壳、厚朴行气宽中;苍术燥湿健脾。诸药合用,温中健脾,理气降逆,化痰散饮。

【加　减】　①乏力、气短者,加黄芪15克,白术10克。②头晕、目眩者,加石菖蒲10克,橘红10克。③呕吐清水、痰涎者,可改法半夏为姜半夏9克,改干姜为生姜10克。

【处方4】　自拟方。

法半夏9克	陈皮15克	砂仁(后下)6克	炒白术15克
苍术15克	茯苓20克	化橘红10克	竹茹10克
旋覆花(包煎)15克	枳壳15克	木香10克	厚朴10克

【方　解】　方中半夏、陈皮燥湿化痰;砂仁化湿和胃;白术、苍术、茯苓健脾燥湿;橘红、竹茹、旋覆花化痰降逆,枳壳、木香行气降气;厚朴行气宽中。诸药合用,可理气降逆,燥湿化痰。

【加　减】　①胃脘痞闷者,加枳实15克。②胃寒喜暖者,加干姜6克。

6. 脾胃虚弱证

【表　现】　嗳气反复,胃脘痞满,倦怠乏力,大便不成形或排便乏力,舌淡胖,苔白,脉弱。

【治　法】　健脾理气,和胃降逆。

【处方1】　香砂六君子汤(《古今名医方论》)加减。

党参15克	白术15克	茯苓15克	陈皮10克
姜半夏9克	砂仁(后下)6克	木香10克	枳壳12克
旋覆花(包煎)10克	橘红10克	甘草6克	

【方　解】　方中党参甘温益气,健脾养胃;白术健脾燥湿;茯苓健脾渗湿;姜半夏、陈皮燥湿化痰;砂仁、木香理气化湿;枳壳行气宽中;旋覆花、橘红降逆化痰;甘草补中和药。诸药合用,健脾和胃,降逆化痰。

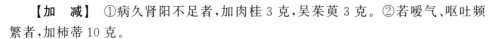

【加　减】　①病久肾阳不足者,加肉桂 3 克,吴茱萸 3 克。②若嗳气、呕吐频繁者,加柿蒂 10 克。

【处方 2】　附子理中汤(《阎氏小儿方论》)加减。

| 制附子(先煎)6 克 | 党参 10 克 | 干姜 6 克 | 炒白术 15 克 |
| 旋覆花(包煎)10 克 | 煅赭石(先煎)20 克 | 炙甘草 10 克 | |

【方　解】　本方重在温补脾肾,适用于脾肾阳虚所致之嗳气症。方中附子辛温大热,温中散寒,补脾肾之阳;党参甘温,补益脾土;干姜温中祛寒,守而不走;白术燥湿健脾,健运中州;旋覆花、煅赭石和胃降逆;甘草健脾并调和诸药。

【加　减】　①头晕、心悸者,加远志 12 克,石菖蒲 10 克。②胃脘胀满、嗳气不畅者,加紫苏梗 10 克,陈皮 10 克,枳壳 10 克。③乏力、自汗者,加黄芪 15 克,煅龙骨(先煎)30 克,煅牡蛎(先煎)30 克。

【处方 3】　自拟方。

党参 15 克	白术 15 克	茯苓 15 克	紫苏梗 15 克
煅赭石(先煎)30 克	浙贝母 10 克	海螵蛸 15 克	大腹皮 10 克
枳壳 10 克	姜半夏 9 克	甘草 6 克	

【方　解】　本方主要健脾益气,和胃降逆。方中党参、白术、茯苓、甘草健运脾胃;煅赭石降气行气;紫苏梗、大腹皮行气宽中;枳壳行气;半夏燥湿化痰,降逆止呕;浙贝母开郁散结;海螵蛸可制酸和胃。诸药合用,健脾和胃,降逆下气。

【加　减】　①乏力、气短者,加生黄芪 15 克。②腰膝酸软、嗳气声弱者,加附子(先煎)10 克,肉桂 3 克。③口干、咽干、乏力、气短者,加沙参 10 克,玉竹 10 克,太子参 30 克。

二、中成药治疗

1. 保和丸

【药物组成】　焦山楂、六神曲、半夏、茯苓、陈皮、连翘、莱菔子、炒麦芽。

【功能主治】　消食,导滞,和胃。用于食积停滞,脘腹胀满,嗳腐吞酸,不欲饮食。

【临床应用】　嗳气症因饮食积滞所致者可用保和丸治疗。症见嗳气,食后胀甚,胸闷,纳呆,嗳腐吞酸,舌红,苔黄腻,脉滑。

【用量用法】　水丸,每袋 6 克。每次 1~1.5 袋,一日 2 次,口服。

【注意事项】　①忌生冷油腻不易消化食物;②不宜在服药期间同时服用滋补性中药。

2. 柴胡疏肝丸

【药物组成】 柴胡、香附、青皮、白芍、枳壳、厚朴、槟榔、大黄、姜半夏、六神曲、茯苓、豆蔻、甘草、桔梗、炒山楂、防风、薄荷、紫苏梗。

【功能主治】 疏肝理气,消胀止痛,用于肝气不舒,胸肋痞闷,食滞不消,呕吐酸水。

【临床应用】 用于嗳气症属肝郁气滞者。症见胸胁胀痛,嗳气则舒,纳呆,腹胀,舌淡红,苔薄白,脉弦。

【用量用法】 丸剂,每袋 10 克。一次 1 袋,一日 2 次,口服。

【注意事项】 ①忌生冷及油腻难消化的食物;② 服药期间要保持情绪乐观,切忌生气恼怒。

 3. 沉香化滞丸

【药物组成】 沉香、牵牛子、枳实、五灵脂、炒山楂、枳壳、陈皮、香附、厚朴、莪术、砂仁、三棱、木香、青皮、大黄。

【功能主治】 理气化滞。用于饮食停滞,胸腹胀满。

【临床应用】 嗳气症属饮食停滞者可用沉香化滞丸治疗。症见嗳腐吞酸,胸腹胀满,大便臭秽,舌红,苔黄腻,脉滑。

【用量用法】 水丸,每袋 6 克。一次 6 克,一日 2 次,口服。

【注意事项】 ①忌食生冷油腻不易消化食物;②年老体弱及大便溏泻者不宜服本药;③妇女患有功能性子宫出血,或平素月经量多者,不宜服用本药;④不宜与含有人参成分药物同时服。

 4. 复方春砂颗粒

【药物组成】 砂仁、化橘红、白术、枳壳。

【功能主治】 行气温中,健脾开胃,止痛消胀。用于脾胃虚寒引起的胃脘痛和消化不良。

【临床应用】 嗳气症属脾胃虚寒者可用复方春砂颗粒治疗。症见胃脘隐痛,喜温喜按,肢冷乏力,大便不成形或排便乏力,舌淡胖,苔白,脉弱。

【用量用法】 颗粒剂,每袋 10 克。一次 10 克,一日 3 次,开水冲服。

【注意事项】 ①不适用于脾胃阴虚,主要表现为口干、舌红少津、大便干;②孕妇及糖尿病患者慎用。

 5. 健胃消食片

【药物组成】 太子参、陈皮、炒麦芽、山楂、山药。

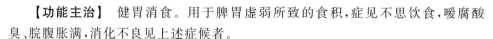

【功能主治】 健胃消食。用于脾胃虚弱所致的食积,症见不思饮食,嗳腐酸臭、脘腹胀满,消化不良见上述症候者。

【临床应用】 嗳气症属脾胃虚者可用健脾消食片治疗。症见嗳气,食欲缺乏,嗳腐酸臭,脘腹胀满,反胃,恶心,舌红苔黄腻,脉滑。

【用量用法】 片剂,每片重0.8克。一次3片,一日3次,口服,可以咀嚼。

【注意事项】 ①饮食宜清淡,忌酒及辛辣、生冷、油腻食物;②有高血压、心脏病、肝病、糖尿病、肾病等慢性病严重者应在医师指导下服用。

 6. 宽胸利膈丸

【药物组成】 大黄、槟榔、木香、苍术、陈皮、草果仁、厚朴、广藿香、砂仁、山楂、六神曲、麦芽、桔梗、青皮、甘草、枳壳、莱菔子。

【功能主治】 开郁顺气,消食除胀。用于气郁不舒,胸腹胀满,宿食停水,呕逆腹痛。

【临床应用】 嗳气症属气郁不舒、停食停水者可用宽胸利膈丸治疗。症见胸膈痞满,脘腹胀痛,饮食少进,舌淡红,苔白腻,脉弦滑。

【用量用法】 蜜丸,每丸10克。一次1丸,一日2次,口服。

【注意事项】 ①年老体弱的患者慎服;②腹泻患者慎用。

7. 理中丸

【药物组成】 人参、干姜、白术、甘草。

【功能主治】 温中散寒、健脾。用于脾胃虚寒,呕吐泄泻,胸满腹痛,消化不良。

【临床应用】 嗳气症属脾胃虚寒者可用理中丸治疗。症见嗳气,反胃,胃脘隐痛,喜温喜按,呕吐泄泻,胸满腹痛,舌淡,苔白,脉弱。

【用量用法】 蜜丸,每丸9克。一次1丸,一日2次,口服。

【注意事项】 饮食宜清淡,忌食辛辣、生冷、油腻食物。

8. 平胃丸

【药物组成】 苍术、厚朴、陈橘皮、甘草、大枣、生姜。

【功能主治】 燥湿健脾,宽胸消胀。用于脾胃湿盛,不思饮食,脘腹胀满,恶心呕吐,吞酸嗳气。

【临床应用】 嗳气症属湿浊阻滞者可用平胃散治疗。症见嗳气,脘腹胀满,不思饮食,口淡无味,恶心呕吐,嗳气吞酸,肢体沉重,怠惰嗜卧,常多自利,舌苔白腻而厚,脉缓。

【用量用法】 水丸,每19粒1克。每次6克,每日2次,口服。

【注意事项】 舌红少苔,口干阴虚者慎用。

9. 四方胃片

【药物组成】 海螵蛸、黄连、苦杏仁、浙贝母、川楝子、延胡索、沉香、柿霜、吴茱萸。

【功能主治】 调肝和胃,制酸止痛。用于肝胃不和所致的胃脘疼痛、呕吐吞酸、食少便溏;消化不良见上述证候者。

【临床应用】 嗳气症属肝胃不和者可用四方胃片治疗。症见嗳气,反胃,胃胀,胃痛,呕吐吞酸,食少便溏,舌淡红苔薄白,脉弦。

【用量用法】 片剂,每片重 0.65 克。每次 3 片,每日 2～3 次,口服。

【注意事项】 ①忌食生冷、油腻、不易消化食物;②忌情绪激动或生闷气;③不适用于脾胃阴虚,主要表现为口干、舌少津、大便干。

10. 胃热清胶囊

【药物组成】 救必应、大黄、延胡索、甘松、青黛、珍珠层粉、甘草。

【功能主治】 清热解郁,理气止痛,活血祛瘀。用于郁热或兼有气滞血瘀所致的胃脘胀痛,有灼热感,痛势急迫,食入痛重,口干而苦,便秘易怒,舌红苔黄等症;胃及十二指肠溃疡见上述证候者。

【临床应用】 嗳气症属郁热或兼有气滞血瘀者可用胃热清胶囊治疗。症见嗳气,胃胀,胃灼热,胃痛,食入痛重,口干而苦,便秘易怒,舌红苔黄,脉弦滑。

【用量用法】 胶囊,每粒装 0.25 克。一次 4 粒,一日 4 次,口服。6 周为一疗程。

【注意事项】 脾胃虚寒者慎用。

11. 胃苏颗粒

【药物组成】 苏梗、香附、陈皮、香橼、佛手、枳壳、槟榔、鸡内金。

【功能主治】 理气消胀,和胃止痛。主治气滞型胃脘痛,症见胃脘胀痛,窜及两胁,得嗳气或矢气则舒,情绪郁怒则加重,胸闷食少,排便不畅及慢性胃炎见上述证候者。

【临床应用】 嗳气症属肝郁气滞者可用胃苏颗粒治疗。症见嗳气,反胃,胃胀,连及两胁,得嗳气或矢气则舒,情绪郁怒则加重,胸闷食少,排便不畅,舌淡红苔薄,脉弦。

【用量用法】 颗粒剂,每袋 5 克。一次 1 袋,一日 3 次,口服。

【注意事项】 ①服药期间要保持情绪稳定,切勿恼怒;②少吃生冷及油腻难消化的食品。

12. 小柴胡颗粒

【药物组成】 柴胡、姜半夏、黄芩、党参、甘草、生姜、大枣。

【功能主治】 解表散热,疏肝和胃。用于寒热往来,胸胁苦满,心烦喜吐,口苦咽干。

【临床应用】 嗳气症属肝胃不和者可用小柴胡颗粒治疗。症见胸胁苦满、食欲缺乏、胃脘胀满、口苦咽干,舌淡红苔薄,脉弦。

【用量用法】 颗粒剂,每袋 10 克。一次 1～2 袋,一日 3 次,开水冲服。

【注意事项】 ①忌烟、酒及辛辣、生冷、油腻食物;②不宜在服药期间同时服用滋补性中药;③风寒感冒者不适用。

13. 香砂六君丸

【药物组成】 木香、砂仁、党参、炒白术、茯苓、炙甘草、陈皮、半夏、生姜、大枣。

【功能主治】 益气健脾,和胃。用于脾虚气滞,消化不良,嗳气食少,脘腹胀满,大便溏泄。

【临床应用】 嗳气症属脾虚气滞者可用香砂六君丸治疗。症见消化不良,嗳气食少,脘腹胀满,大便溏泄,四肢倦怠,舌淡苔腻,脉沉滑。

【用量用法】 水丸,6 克/袋。一次 6～9 克,一日 2～3 次,口服。

【注意事项】 ①忌食生冷油腻不易消化食物;②不适用于口干、舌少津、大便干者。

14. 香砂养胃丸

【药物组成】 木香、砂仁、白术、陈皮、茯苓、半夏、醋香附、枳实、豆蔻、姜厚朴、广藿香、甘草。

【功能主治】 益气健脾,和胃。用于脾虚气滞,消化不良,嗳气食少,脘腹胀满,大便溏泄。

【临床应用】 嗳气症属胃阳不足、湿阻气滞者可用香砂养胃丸治疗。症见胃痛隐隐、脘闷不舒、呕吐酸水、嘈杂不适、不思饮食、四肢倦怠。

【用量用法】 水丸,6 克/袋。一次 6～9 克,一日 2～3 次,口服。

【注意事项】 ①忌生冷油腻食物;②胃痛症见胃部灼热,隐隐作痛,口干舌燥者不宜服用本药。

15. 越鞠丸

【药物组成】 香附、川芎、栀子、苍术、六神曲。

【功能主治】 理气解郁,宽中除满。用于胸脘痞闷,腹中胀满,饮食停滞,嗳气吞酸。

【临床应用】 嗳气症属气滞湿阻、饮食积滞者可用越鞠丸治疗。症见胃胀痞闷,腹中胀满,嗳气吞酸,胸胁胀满,舌淡苔腻,脉弦。

【用量用法】 水丸,每瓶 60 克。一次 6～9 克,一日 2 次,口服。

【注意事项】 ①服药期间忌气怒,宜进食易消化之食物;②孕妇慎用。

16. 资生丸

【药物组成】 人参、白术、茯苓、甘草、白扁豆、山药、南山楂、六神曲、麦芽、莲子、薏苡仁、芡实、泽泻、豆蔻、化橘红、广藿香、桔梗、黄连。

【功能主治】 健脾开胃,消食止泻。用于脾虚不适,胃虚不纳,神倦力乏,腹满泄泻。

【临床应用】 嗳气症属脾胃虚弱者可用资生丸治疗。症见嗳气吞酸、纳差、脘腹胀满、大便溏泄、舌淡,脉沉细。

【用量用法】 水丸,200 粒/盒。一次 10 丸,一日 3 次,口服。

【注意事项】 ①服药期间忌食生冷、辛辣油腻之物;②哺乳期妇女慎用。

17. 紫蔻丸

【药物组成】 豆蔻、草豆蔻、砂仁、广藿香、木香、陈皮、青皮、枳壳、白术、高良姜、槟榔、山楂等。

【功能主治】 温中行气,健胃消食。用于寒郁气滞或饮食所致的消化不良,恶心呕吐,嗳气吞酸,胀满,胃脘疼痛。

【临床应用】 嗳气症属寒郁气滞兼饮食不化者可用紫蔻丸治疗。症见嗳气吞酸,恶心呕吐,胀满,胃脘疼痛,喜温,舌淡苔腻,脉沉。

【用量用法】 丸剂,每丸重 9 克。一次 1 丸,一日 2～3 次,口服。

【注意事项】 ①忌食生冷油腻不易消化食物;②忌情绪激动或生闷气;③不适用于脾胃阴虚,主要表现为口干、舌红少津、大便干;④哺乳期妇女慎用。

18. 左金丸

【药物组成】 黄连、吴茱萸。

【功能主治】 泻火,疏肝,和胃。用于肝火犯胃,脘胁疼痛,口苦嘈杂,呕吐酸水,不喜热饮。

【临床应用】 嗳气症属肝火犯胃者可用左金丸治疗。症见嗳气吐酸,胃脘胀痛,脘胁疼痛,口苦嘈杂,舌红苔薄黄,脉弦。

【用量用法】 水丸,每 10 丸重 3 克。一次 3～6 克,一日 2 次,口服。

【注意事项】 ①饮食宜清淡,忌酒及辛辣、生冷、油腻食物;②忌愤怒、忧郁,保持心情舒畅;③脾胃虚寒者不适用。

第 **5** 章　癔球症

　　癔球症是一种常见的主观感觉,多表现为咽部非疼痛性异物感,吐之不出,咽之不下,症状可持续或间歇发作,程度不等,无吞咽困难且进食常可缓解,咽干及不良情绪加重。咽喉、食管等邻近器官无器质性病变。

　　中医学称癔球症为"梅核气",梅核气由情志内伤,肝气郁结,郁而痰结,痰气交阻,结于咽喉而成。气郁日久,由气及血,则可导致血瘀。

一、辨证治疗

 1. 肝气郁滞证

　　【表　现】　咽喉内有异物感,或如梅核阻塞,吞之不下,吐之不出,甚则感到窒闷难忍,精神抑郁,多虑多疑,胸闷胁胀,善太息,郁怒,嗳气,舌质淡红,苔白,脉弦。

　　【治　法】　疏肝解郁,理气宽中。

　　【处方1】　柴胡疏肝散(《景岳全书》)加味。

柴胡 10 克	川芎 10 克	香附 10 克	陈皮 10 克
白芍 15 克	枳壳 15 克	延胡索 10 克	娑罗子 15 克
厚朴 10 克	炙甘草 6 克		

　　【方　解】　方中柴胡、香附、枳壳、陈皮、娑罗子疏肝解郁、理气畅中;川芎、芍药、甘草理气活血、柔肝缓急;厚朴理气宽中。诸药合用,共奏疏肝行气、解郁宽中之效。

　　【加　减】　①胁肋胀满疼痛明显者,加郁金 10 克,青皮 10 克,佛手 10 克。②肝气犯胃,嗳气频繁者,加旋覆花(包煎)10 克,代赭石(先煎)20 克,紫苏梗 10克,法半夏 9 克。

　　【处方2】　越鞠丸(《丹溪心法》)加味。

香附 15 克	川芎 12 克	枳壳 15 克	郁金 10 克
苍术 15 克	白术 15 克	栀子 10 克	牡丹皮 10 克
神曲 10 克			

【方　解】　方中香附、枳壳理气解郁;川芎、郁金行气活血,川芎为血中之气药,可助香附行气之功;苍术苦温,同白术燥湿健脾;牡丹皮清热凉血;栀子泻心肺之热,解三焦之郁火;神曲消食化痰。诸药同用,疏肝解郁,行气活血,使气郁消、湿郁解,生痰无源,痰郁自除。

【加　减】　①夜寐不安,多梦易醒者,加珍珠母(先煎)30克,合欢花15克。②急躁易怒,胁肋胀痛者,加青皮10克,白芍15克。

【处方3】　六郁汤(《丹溪心法》)加味。

香附10克	川芎10克	郁金10克	苍术15克
陈皮10克	法半夏9克	茯苓20克	砂仁(后下)6克
栀子10克	莱菔子10克	炙甘草6克	

【方　解】　方中香附、川芎、郁金疏肝理气活血;苍术、陈皮、法半夏,燥湿理气化痰;茯苓、砂仁、甘草健脾和中化湿;栀子清肝火,化郁热;莱菔子理气消胀。

【加　减】　①头晕头痛者,加天麻10克,钩藤15克。②胁肋刺痛者,加郁金12克,川楝子9克。

【处方4】　自拟方。

柴胡10克	香附10克	枳壳15克	白芍15克
川芎10克	川楝子9克	莪术10克	牡丹皮10克
栀子6克	厚朴10克	玫瑰花6克	代代花10克

【方　解】　方中柴胡、香附、川楝子疏肝理气,使肝气得舒;枳壳、厚朴行气宽中;川芎、莪术行气活血;白芍、牡丹皮、栀子养肝阴、清肝火;玫瑰花、代代花疏肝解郁。诸药合用,疏肝理气,兼以养肝清肝。

【加　减】　①咽喉有痰者,加陈皮10克,竹茹10克。②脘腹胀满,呃逆嗳气者,加旋覆花(包煎)20克,代赭石(先煎)20克,枳实10克。

2. 肝郁化火证

【表　现】　咽喉内有异物感,急躁易怒,胸闷胁胀,头痛目赤,口苦,嘈杂反酸,便结尿黄,舌红,苔黄,脉弦数。

【治　法】　疏肝解郁,清肝泻火。

【处方1】　化肝煎(《景岳全书》)加味。

浙贝母15克	牡丹皮15克	栀子10克	白芍15克
泽泻10克	青皮10克	陈皮10克	柴胡10克
黄芩10克	枳壳15克		

【方　解】　方中贝母疏肝散结化痰;青皮善解郁怒,疏肝破气以宽胸胁之郁

气;栀子清肝泄热;牡丹皮行血中郁滞,兼以凉血;泽泻渗水祛湿,使湿从小便而去;陈皮理气化痰;柴胡、枳壳疏肝理气;黄芩清肝胆湿热。

【加　减】　①若胃中嘈杂,加黄连 6 克,吴茱萸 1 克。②若目赤、咽干、口苦者,加菊花 15 克。③若大便秘结、口臭者,加火麻仁 30 克,虎杖 10 克,决明子 15 克。

【处方 2】　丹栀逍遥散(《内科摘要》)加味。

牡丹皮 15 克	栀子 15 克	当归 10 克	柴胡 10 克
白芍 15 克	茯苓 15 克	白术 15 克	延胡索 10 克
炙甘草 6 克	薄荷(后下)6 克	生姜 6 克	

【方　解】　方中牡丹皮清血中之伏火;栀子善清肝热,导热下行;柴胡疏肝解郁,使肝气得以条达;白芍酸苦微寒,养血敛血,柔肝缓急;当归养血和血,为血中之气药;延胡索理气活血止痛;茯苓、白术、甘草健脾益气,实土以抑木;薄荷辛凉,透达肝经郁热;生姜降逆和中,且能辛散达郁。

【加　减】　①五心烦热、口咽干燥者,加玄参 15 克,生地黄 20 克。②肝郁气滞较甚者,加香附 10 克,陈皮 10 克。③血虚甚者,加熟地黄 20 克,枸杞子 15 克,黄芪 15 克。

【处方 3】　解郁汤(《傅青主女科》)加减。

当归 30 克	白芍 20 克	栀子 9 克	薄荷(后下)6 克
枳壳 15 克	郁金 10 克	茯苓 15 克	炒白术 15 克
黄芩 12 克	延胡索 10 克		

【方　解】　方中白芍、当归养血和血,柔肝;栀子、黄芩清肝泄热;枳壳、薄荷理气解郁;茯苓、白术健脾;延胡索、郁金行气活血。诸药合用,清肝泻火,理气健脾。

【加　减】　①口咽干燥者,加玄参 15 克,生地黄 20 克。②头痛、目赤者,加菊花 15 克,天麻 10 克,钩藤 15 克。

【处方 4】　自拟方。

绿萼梅 10 克	合欢花 15 克	玫瑰花 15 克	佛手花 10 克
代代花 10 克	八月札 15 克	麦冬 10 克	白芍 15 克
甘草 6 克			

【方　解】　方中绿萼梅疏肝解郁,和胃化痰,善治梅核气;合欢花疏肝理气,安神活络,且可治咽痛;玫瑰花柔肝醒脾,和血散瘀;佛手花、代代花疏肝平肝;八月札甘寒,疏肝理气,兼可泻火;麦冬养肺胃之阴,而利咽喉。白芍、甘草酸甘化阴。本方是疏肝理气平和之剂,无辛温刚燥、耗液伤津之弊。

【加　减】　①若咽痛、咽干者,加西青果 10 克,木蝴蝶 6 克。②若头痛目赤便秘者,加菊花 15 克,栀子 10 克,决明子 15 克。

【处方 5】 自拟方。

牡丹皮 15 克	栀子 10 克	黄芩 10 克	预知子 15 克
佛手 10 克	川芎 10 克	郁金 10 克	合欢花 15 克
赤芍 15 克	当归 10 克		

【方　解】 方中牡丹皮、栀子、赤芍、当归清肝火养肝阴;黄芩清肝之郁热;佛手、预知子疏肝理气,而不伤肝阴;川芎、郁金行气活血;合欢花疏肝解郁安神。诸药合用,清肝热、舒肝气。

【加　减】 ①胁肋胀痛者,加香附 10 克,延胡索 10 克。②多梦易醒者,加百合 20 克,酸枣仁 30 克。

3. 脾虚痰阻证

【表　现】 咽喉内异物感,常见痰多难咯,或有咳嗽痰白,肢倦,纳呆,舌胖苔白腻,脉滑。

【治　法】 健脾和胃、理气化痰。

【处方 1】 半夏厚朴汤(《金匮要略》)加减。

法半夏 9 克	厚朴 10 克	茯苓 20 克	苏梗 10 克
苏叶 10 克	陈皮 10 克	砂仁(后下)6 克	生姜 10 克

【方　解】 方中法半夏、厚朴、生姜,辛以散结,苦以降逆;茯苓佐法半夏,化痰利饮;紫苏叶、紫苏梗芳香,宣通郁气,陈皮、砂仁化痰理气。半夏降逆气,厚朴解结气,茯苓消痰气,加之生姜辛散,紫苏辛香,则气顺痰消,诸证自除。

【加　减】 ①胁肋疼痛者,加延胡索 10 克。②咽痛者,加玄参 15 克,桔梗 10 克。

【处方 2】 六君子汤(《医学正传》)加减。

陈皮 10 克	法半夏 9 克	党参 15 克	茯苓 15 克
白术 15 克	枳壳 12 克	川贝母 10 克	炙甘草 6 克

【方　解】 方中法半夏、陈皮燥湿化痰,贝母加强祛痰之力;脾为生痰之源,故以党参、白术、茯苓、炙甘草健脾,除生痰之源。诸药合用,健脾益气,和胃化痰。

【加　减】 ①痰多胸闷者,加瓜蒌 15 克,薤白 10 克。②若嗳气、呕吐频繁者,加柿蒂 15 克。痰郁化热者,加黄连 6 克,瓜蒌 15 克。

【处方 3】 温胆汤《三因极一病证方论》加减。

法半夏 9 克	竹茹 10 克	枳实 15 克	陈皮 15 克
茯苓 20 克	炒白术 15 克	苍术 10 克	砂仁(后下)6 克
旋覆花(包煎)10 克	厚朴 10 克	郁金 15 克	

【方　解】 方中法半夏降逆化痰;竹茹清胆和胃,除烦止呕;陈皮、砂仁燥湿化痰;枳实、厚朴行气宽中,使气顺则痰气消;茯苓、炒白术、苍术健脾利湿,湿去则痰不生;旋覆花降逆和胃止呕;郁金行气活血。全方可祛湿化痰,理气降逆,诸症自解。

【加　减】 ①若失眠多梦者,加酸枣仁 30 克,远志 10 克。②若脘腹胀满者,加枳壳 10 克,醋香 10 克。③若心悸不安者,加煅龙骨(先煎)30 克,煅牡蛎(先煎)30 克,桂枝 10 克。

【处方 4】 自拟方。

姜半夏 9 克	枇杷叶 15 克	苏梗 10 克	厚朴 10 克
茯苓 20 克	陈皮 10 克	砂仁(后下)6 克	郁金 10 克
桂枝 10 克	炙甘草 6 克		

【方　解】 方用姜半夏、枇杷叶降逆化痰;苏梗、厚朴行气宽中;茯苓、炙甘草健脾化痰;陈皮、砂仁理气化痰;郁金行气活血;桂枝温中化饮。

【加　减】 ①乏力气虚者,加党参 15 克,黄芪 15 克。②情绪抑郁,悲伤欲哭者,加甘麦大枣汤。③嗳气频繁者,加旋覆花(先煎)10 克,煅赭石(先煎)30 克。

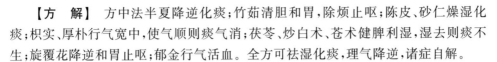 **4. 心脾两虚证**

【表　现】 咽喉内有异物感,善思多虑,胸闷心悸,失眠健忘,面色萎黄,头晕,神疲倦怠,易汗,纳谷不馨,舌淡,苔薄白,脉细。

【治　法】 健脾和胃,理气化痰。

【处方 1】 归脾汤(《济生方》)加减。

白术 15 克	茯神 30 克	黄芪 15 克	党参 15 克
当归 15 克	酸枣仁 30 克	木香 10 克	枳壳 10 克
龙眼肉 15 克			

【方　解】 黄芪甘温,补益脾气;龙眼肉甘温,补脾气,养心血;党参、白术甘温补气,健脾益气;当归滋养营血;茯神、酸枣仁宁心安神;木香、枳壳理气醒脾,与补益药配伍,使补而不滞。

【加　减】 ①心悸不安、失眠甚者,加远志 10 克,合欢花 15 克。②胃脘胀满、呃逆者,加厚朴 10 克,枳实 15 克。③若动则汗出、喘促者,可改黄芪为 30 克,并加五味子 6 克。

【处方 2】 甘麦大枣汤(《金匮要略》)和四君子汤(《太平惠民和剂局方》)加减。

炙甘草 15 克	浮小麦 30 克	大枣 5 枚	党参 15 克
茯苓 30 克	炒白术 15 克	陈皮 10 克	枳壳 15 克
当归 15 克	白芍 15 克		

【方　解】　方中浮小麦甘凉,养肝补心,除烦安神;甘草补养心气,与芍药酸甘化阴,和中缓急。大枣甘温,益气和中,补养心血;党参、茯苓、白术健脾益气;陈皮、枳壳理气化痰;当归、白芍养血安神。诸药共用,健脾益气,养心调肝,理气化痰。

【加　减】　①头晕目眩,肝血不足者,加酸枣仁 30 克,枸杞子 15 克。②心烦不安,兼有阴虚内热者,加生地黄 20 克,百合 20 克。③胃脘胀满,呃逆者,加厚朴 10 克,枳实 15 克。④咽喉不利,咯吐白痰者,加橘红 10 克,法半夏 9 克。

【处方 3】　养心汤(《医方集解》)加减。

黄芪 15 克	茯苓 30 克	白术 15 克	当归 10 克
川芎 10 克	半夏 9 克	炙甘草 6 克	柏子仁 10 克
酸枣仁 30 克	远志 15 克	五味子 6 克	人参 15 克
肉桂 3 克			

【方　解】　方中人参、黄芪以补心气,川芎、当归以养心血,茯苓、远志、柏仁、酸枣仁以泄心热而宁心神,五味子收神气之散越,半夏去扰心之痰涎,白术、甘草补土以资化源,肉桂引药以入心经,润以滋之,温以补之,酸以敛之,香以舒之,则心得其养矣。

【加　减】　失眠者,加煅龙骨(先煎)30 克,煅牡蛎(先煎)30 克。头晕头痛者,加天麻 10 克,钩藤 10 克。

【处方 4】　自拟方。

黄芪 15 克	党参 15 克	茯苓 15 克	白术 15 克
白芍 15 克	当归 15 克	酸枣仁 20 克	木香 10 克
陈皮 10 克			

【方　解】　方中黄芪甘温,健脾益气;党参、茯苓、白术,健脾益气;白芍、当归,养血补血;酸枣仁养血安神;木香理气;陈皮理气化痰。诸药合用,共奏健脾化痰、养血宁心之功。

【加　减】　①纳少,食后胃脘胀满者,加莱菔子 10 克,枳壳 10 克。②神疲乏力,大便溏薄者,加山药 15 克,炒扁豆 15 克。③兼有肾阳不足者,加附子(先煎)10 克。

5. 气滞血瘀证

【表　现】　自觉咽喉中有异物,固定不移,症多迁延日久,唇暗或两目暗黑,舌红瘀点,舌下脉络曲张,苔薄,脉弦或涩。若为妇人,经期多痛经,伴小腹刺痛。

【治　法】　理气活血,利咽散结。

【处方 1】　血府逐瘀汤(《医林改错》)加减。

桃仁 12 克	红花 10 克	当归 15 克	生地黄 20 克
川芎 10 克	牛膝 10 克	赤芍 15 克	柴胡 10 克
枳壳 10 克	玄参 15 克	威灵仙 10 克	

【方　解】　方中当归、川芎、赤芍、桃仁、红花活血化瘀;牛膝祛瘀血,通血脉,引瘀血下行;柴胡疏肝解郁,升达清阳;枳壳行气宽中;生地黄、赤芍、玄参凉血清热,又合当归养血润燥,滋养肝阴;威灵仙散结利咽。诸药合用,使瘀去气行,则诸证可愈。

【加　减】　①胁下有痞块者,加延胡索 10 克,郁金 10 克。②胸痛、胸闷者,加丹参 15 克,薤白 10 克。③痛经、闭经者,加益母草 15 克,泽兰 10 克。④小腹刺痛且受凉后加重者,加小茴香 10 克,炮姜 9 克。⑤肩臂、腰腿疼痛者,加羌活 10 克,秦艽 10 克。

【处方 2】　桃红四物汤(《医宗金鉴》)和四逆散(《伤寒论》)加减。

柴胡 10 克	白芍 15 克	枳实 15 克	桃仁 9 克
红花 10 克	川芎 10 克	当归 12 克	生地黄 15 克
胖大海 10 克	木蝴蝶 6 克		

【方　解】　方中柴胡入肝胆经,升发阳气,疏解肝郁;白芍敛阴养血柔肝,与柴胡合用,条达肝气;枳实理气解郁,泄热破结;桃仁、红花、川芎活血行气;当归、生地黄、白芍滋阴清热;胖大海、木蝴蝶疏肝利咽。

【加　减】　①咽痛、咽痒者,加牡丹皮 12 克,栀子 10 克。②胁下胀痛者,加延胡索 10 克,香附 10 克。③痛经、小腹痛者,加益母草 15 克,泽兰 10 克。

【处方 3】　自拟方。

柴胡 10 克	川芎 10 克	延胡索 10 克	白芍 15 克
枳壳 15 克	香附 10 克	郁金 10 克	佛手 10 克
生地黄 15 克	西青果 10 克	生甘草 6 克	

【方　解】　方中柴胡疏肝解郁;枳壳、香附行气;川芎、延胡索、郁金理气活血;佛手疏肝理气;西青果、生甘草清热利咽;生地黄滋阴生津。诸药合用,可理气活血,养阴利咽。

【加　减】　①胸胁胀痛者,加川楝子 9 克,三七粉(冲服)6 克。②口干、咽干者,加麦冬 15 克,玄参 10 克。

二、中成药治疗

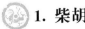 **1. 柴胡舒肝丸**

【药物组成】　柴胡、香附、青皮、白芍、枳壳、厚朴、槟榔、大黄、姜半夏、六神曲、

茯苓、豆蔻、甘草、桔梗、炒山楂、防风、薄荷、紫苏梗等。

【功能主治】 舒肝理气,消胀止痛。用于肝气不舒,胸胁痞闷,食滞不清,呕吐酸水。

【临床应用】 癔球症属肝郁气滞兼有食滞者可用柴胡舒肝丸治疗。症见咽喉阻塞,胸胁胀痛,脘痞,腹胀,食滞不消,呕吐酸水,苔腻,脉弦。

【用量用法】 丸剂,每袋10克,一次1袋,一日2次,口服。

【注意事项】 ①忌生冷及油腻难消化的食物;②服药期间要保持情绪乐观,切忌生气恼怒。

2. 归脾丸

【药物组成】 党参、炒白术、黄芪、茯苓、远志、酸枣仁、龙眼肉、当归、木香、大枣、炙甘草。

【功能主治】 益气健脾,养血安神。用于心脾两虚,气短心悸,失眠多梦,头昏头晕,肢倦乏力,食欲缺乏。

【临床应用】 癔球症属心脾两虚者可用归脾丸治疗。症见咽喉异物感,心悸失眠,气短乏力,头晕,不思饮食,舌淡,脉沉细。

【用量用法】 丸剂,每丸9克,一次一丸,一日3次,口服。

【注意事项】 ①忌油腻食物;②外感或实热内盛者不宜服用;③本品宜饭前服用。

3. 加味逍遥丸

【药物组成】 柴胡、当归、白芍、白术、茯苓、甘草、牡丹皮、栀子、薄荷。

【功能主治】 舒肝清热,健脾养血。用于肝郁血虚,肝脾不和,两胁胀痛,头晕目眩,倦怠食少,月经不调,脐腹胀痛。

【临床应用】 癔球症属于肝郁血虚、肝脾不和者可用加味逍遥丸治疗。症见咽喉异物感,两胁胀痛,头晕目眩,倦怠食少,舌淡苔白,脉弦。

【用量用法】 丸剂,每袋6克。一次6克,一日2次,口服。

【注意事项】 ①忌生冷及油腻难消化的食物;②服药期间要保持情绪乐观,切忌生气恼怒。

4. 金嗓利咽丸

【药物组成】 茯苓、法半夏、枳实、青皮、胆南星、橘红、砂仁、豆蔻、槟榔、合欢皮、六神曲、紫苏梗、生姜、蝉蜕、木蝴蝶、厚朴。

【功能主治】 疏肝理气,化痰利咽。用于痰湿内阻、肝郁气滞所致的咽部异物感、咽部不适,声音嘶哑;声带肥厚见上述证候者。

【临床应用】 癔球症属痰湿内阻、肝郁气滞者可用金嗓利咽丸治疗。症见咽部异物感,咽部不适,声音嘶哑,舌淡红苔白腻,脉沉滑。

【用量用法】 水丸,0.1克,每瓶360粒。一次60～120丸,一日2次,口服。

【注意事项】 咽干、舌红有实热者慎用。

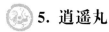

5. 逍遥丸

【药物组成】 柴胡、当归、白芍、炒白术、茯苓、炙甘草、薄荷、生姜。

【功能主治】 疏肝健脾,养血调经。用于肝郁脾虚所致的郁闷不舒、胸胁胀痛、头晕目眩、食欲减退、月经不调。

【临床应用】 癔球症属于肝郁脾虚者可用逍遥丸治疗。症见咽喉如有炙脔,吐之不出,咽之不下,郁闷不舒,胸胁胀痛,头晕目眩,心悸失眠,舌淡,苔薄,脉弦。

【用量用法】 浓缩丸,每10粒重1克。一次6～9克,一日1～2次,口服。

【注意事项】 ①忌生冷及油腻难消化的食物;②服药期间要保持情绪乐观,切忌生气恼怒;③平素月经正常,突然出现经量过多、经期延长,或月经过少、经期错后,或阴道不规则出血者应去医院就诊。

6. 香砂六君子丸

【药物组成】 木香、砂仁、党参、炒白术、茯苓、炙甘草、陈皮、半夏、生姜、大枣。

【功能主治】 益气健脾,和胃。用于脾虚气滞,消化不良,嗳气食少,脘腹胀满,大便溏泄。

【临床应用】 癔球症属脾虚气滞者可用香砂六君子丸治疗。症见咽喉异物感,嗳气食少,脘痞,腹胀,大便溏,舌淡红,苔白腻,脉沉。

【用量用法】 水丸,每袋6克。一次6克,一日2～3次,口服。

【注意事项】 ①忌食生冷油腻不易消化食物;②不适用于口干、舌红少津、大便干者。

7. 香砂养胃丸

【药物组成】 木香、砂仁、白术、陈皮、茯苓、半夏、醋香附、枳实、豆蔻、姜厚朴、广藿香、甘草。

【功能主治】 温中和胃。用于胃阳不足、湿阻气滞所致的胃痛、痞满,症见胃痛隐隐、脘闷不舒、呕吐酸水、嘈杂不适、不思饮食、四肢倦怠。

【临床应用】 癔球症属脾阳不足、湿阻气滞者可用香砂养胃丸治疗。症见咽喉不利,脘闷不舒,呕吐反胃,嘈杂不适,不思饮食,四肢倦怠,大便溏,苔腻,脉沉。

【用量用法】 水丸,每袋6克。一次9克,一日2次,口服。

【注意事项】 ①忌生冷油腻食物;②胃痛症见胃部灼热,隐隐作痛,口干舌燥者不宜服用本药。

 8. 越鞠丸

【药物组成】　香附、川芎、栀子、苍术、六神曲。

【功能主治】　理气解郁,宽中除满。用于胸脘痞闷,腹中胀满,饮食停滞,嗳气吞酸。

【临床应用】　癔球症属肝郁气滞兼有饮食积滞者可用越鞠丸治疗。症见咽喉异物感、胃脘痞满、胸胁胀满,呕吐酸水,舌淡红,苔薄腻,脉弦。

【用量用法】　水丸,每瓶 60 克。一次 6～9 克,一日 2 次,口服。

【注意事项】　①服药期间忌气怒,宜进食易消化之食物;②孕妇慎用。

 9. 枳术宽中胶囊

【药物组成】　炒白术、枳实、柴胡、山楂。

【功能主治】　健脾和胃,理气消痞。用于胃痞(脾虚气滞),症见呕吐、反胃、纳呆、返酸等,以及功能性消化不良见以上症状者。

【临床应用】　癔球症属脾虚气滞者可用枳术宽中胶囊治疗。症见咽喉异物,反胃,胃胀,呃逆,纳呆,返酸,舌淡,苔薄白,脉弦。

【用量用法】　胶囊剂,每粒 0.43 克。一次 3 粒,一日 3 次,口服,疗程为 2 周。

【注意事项】　腹痛、腹泻者慎用。

第**6**章　功能性胃灼热(烧心)

　　功能性胃灼热是指在无病理性胃食管反流或病理基础的食管动力或结构异常的情况下,反复发作的胸骨后烧灼感。功能性胃灼热与焦虑、紧张的情绪及内脏的高敏感性密切相关。临床上表现为烧灼样胸骨后不适或疼痛,可伴有嗳气、反胃、腹胀、上腹不适、早饱等症状。

　　功能性胃灼热属中医学"嘈杂""吐酸""胸痛"的范畴,胃为阳土,易为热化,郁热伤阴,胃阴亏虚,则胃阳无所依附,消灼水谷则为酸,郁热上冲则为胃灼热。情志郁结、嗜食辛辣、热病伤津、暴吐暴泻或妄用香燥之品,均可引起胃阴不足、肝胃郁热等,而致胃灼热。本病多与肝胃相关,涉及脾肾。

一、辨证治疗

 1. 肝胃郁热证

【表　现】　上腹灼热,心烦易怒,疼热撞心,口干口苦,舌红,苔白或黄,脉弦或数。

【治　法】　疏肝解郁,清热凉血。

【处方1】　柴胡龙骨牡蛎汤(《伤寒论》)和左金丸(《丹溪心法》)加减。

柴胡 10 克	黄芩 10 克	法半夏 9 克	煅龙骨(先煎)30 克
煅牡蛎(先煎)30 克	牡丹皮 12 克	茯苓 15 克	黄连 6 克
吴茱萸 1 克	生姜 3 片	大枣 5 枚	

【方　解】　方中柴胡升阳通表里之邪,疏肝理气;黄芩调理肝胆气机,清泄内热;半夏、生姜降逆气;茯苓、大枣健脾益气,扶正祛邪;龙骨、牡蛎重镇降逆,兼以制酸;黄连、吴茱萸清肝泻火,降逆止呕;牡丹皮清肝凉血。全方使肝气条达,气机通畅,郁热得散,郁火泻而诸症得消。

【加　减】　①胁肋胀痛者,加香附 10 克,佛手 10 克。②呃逆、嗳气者,加竹茹 10 克,枇杷叶 10 克。③大便秘结者,加火麻仁 30 克,虎杖 15 克,决明子 20 克。

【处方2】 丹栀逍遥丸(《内科摘要》)加减。

柴胡 9 克	白芍 12 克	当归 12 克	薄荷(后下)6 克
牡丹皮 12 克	栀子 6 克	黄连 6 克	吴茱萸 1 克
法半夏 9 克	枳壳 10 克	煅瓦楞子 15 克	

【方　解】 方中柴胡、当归、白芍、薄荷疏解肝郁,但不伤肝阴;牡丹皮、栀子、黄连清郁热;吴茱萸、黄连、法半夏、瓦楞子制酸、和胃、降逆;枳壳理气。诸药合用,疏解肝胃郁热,诸症自消。

【加　减】 ①口干、口苦、胁肋隐痛者,加玄参 15 克,生地黄 15 克,佛手 15克。②口干无苔者,加石斛 10 克,玉竹 10 克。③烦躁、易怒、睡眠不安者,加合欢花 20 克,玫瑰花 10 克,代代花 12 克。

【处方3】 戊己丸(《太平惠民和剂局方》)加味。

黄连 6 克	吴茱萸 1 克	白芍 15 克	浙贝母 15 克
枳壳 10 克	牡丹皮 12 克	赤芍 15 克	乌贼骨 30 克
栀子 8 克			

【方　解】 方中黄连、吴茱萸泄热开郁;白芍、赤芍、丹皮清肝热养肝阴;栀子清热泻火;浙贝母清热散结;枳壳理气;乌贼骨制酸和胃。诸药合用,共奏清肝胃郁热、理气制酸之功。

【加　减】 ①胁肋胀痛者,加佛手 10 克,香橼 15 克。②心烦失眠者,加合欢皮 30 克,百合 20 克。③大便秘结者,加虎杖 15 克,枳实 10 克。

【处方4】 自拟方。

柴胡 10 克	黄芩 10 克	佛手 10 克	槟榔 10 克
沙参 10 克	百合 10 克	煅牡蛎(先煎)30 克	瓦楞子 15 克
枳实 15 克	泽泻 10 克		

【方　解】 本方主要疏肝理气,养阴清热。方中柴胡、佛手疏条肝胆气机;沙参、百合清热滋阴;黄芩清湿热;枳实、槟榔行气宽中;泽泻清热利湿;牡蛎、瓦楞子制酸和胃。诸药合用,疏肝理气,清热滋阴。

【加　减】 ①大便秘结者,加大黄(后下)6 克。②脾虚胃脘痞满、食后腹胀者,加白术 15 克,党参 15 克。③胃脘烧灼明显者,加黄连 6 克,吴茱萸 1 克。

【处方5】 自拟方。

柴胡 12 克	吴茱萸 1 克	海螵蛸 20 克	白芍 15 克
郁金 10 克	枳实 10 克	姜半夏 10 克	黄连 6 克
黄芩 12 克			

【方　解】 本方主要疏肝理气,清热和胃。方中柴胡疏肝解郁;白芍敛阴养

肝;郁金活血理气,助柴胡疏肝理气;枳实宽中下气;半夏降逆止呕;黄连、黄芩清肝胃郁热;海螵蛸制酸止痛;少佐吴茱萸散寒疏肝,可防清热泄热之药伤阳。本方可使肝气得畅,郁热得散,胃气得降。

【加 减】 ①头痛目赤者,加菊花 12 克,钩藤 15 克,天麻 10 克。②心烦热扰者,加栀子 10 克,豆豉 10 克。③急躁易怒,胁肋胀痛者,加赤芍 15 克,预知子 10 克。

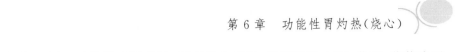 2. 肝气犯胃证

【表 现】 胃灼热反酸,嗳气,胃脘或胀或痛,连及两胁,舌淡红,舌苔白,脉弦。

【治 法】 疏肝解郁,理气和胃。

【处方1】 柴胡疏肝散(《景岳全书》)加减。

柴胡 12 克	枳壳 10 克	白芍 10 克	海螵蛸 20 克
川芎 10 克	香附 10 克	厚朴 10 克	陈皮 10 克
郁金 10 克	浙贝母 12 克	甘草 6 克	

【方 解】 方中以柴胡疏肝解郁;香附理气疏肝;川芎、郁金行气活血而止痛,助柴胡疏解肝经之郁滞;陈皮理气行滞;枳壳行气宽中除胀;芍药、甘草柔肝养肝;浙贝母、海螵蛸制酸和胃;厚朴下气除满。诸药合用,疏肝解郁,制酸和胃。

【加 减】 ①胃胀、呃逆者,加紫苏梗 10 克,法半夏 9 克。②腹胀、便溏者,加炒白术 15 克,陈皮 10 克,防风 10 克。③咽喉阻塞,吐之不出,咽之不下,加紫苏子 10 克,法半夏 9 克,茯苓 15 克。

【处方2】 小柴胡汤(《伤寒论》)和乌贝散(《实用中药学》)

柴胡 10 克	黄芩 15 克	法半夏 9 克	党参 15 克
浙贝母 15 克	海螵蛸 30 克	瓦楞子 30 克	煅赭石(先煎)15 克
茯苓 15 克			

【方 解】 少阳枢机不利,胆热犯胃,则胸胁苦满,故以小柴胡汤和解少阳。方中柴胡疏解少阳气机;黄芩清肝泄热;法半夏降逆和胃;茯苓、党参健脾和胃;浙贝母清热散结;海螵蛸、瓦楞子制酸止痛;煅赭石重镇降逆,兼以制酸。

【加 减】 ①胸胁胀痛者,加玄胡索 10 克,佛手 10 克,薤白 10 克。②口苦,咽干者,加栀子 10 克,玄参 20 克。③小便短赤,热痛者,加车前子(包煎)20 克,白茅根 15 克。

【处方3】 自拟方。

柴胡 12 克	法半夏 9 克	橘络 12 克	北沙参 15 克
郁金 15 克	炒白术 15 克	合欢花 15 克	莪术 10 克
黄连 10 克	白芍 10 克	枳壳 10 克	海螵蛸 30 克

【方　解】　方中柴胡疏肝解郁;黄连清胃热;枳壳、郁金助柴胡理气疏肝;白芍柔肝敛肝,并可制约柴胡之燥性;沙参养阴,配合白芍以制燥;法半夏降气化痰;莪术理气活血;白术健脾,以补益脾土,以防木旺克土;合欢花、橘络疏肝活络;海螵蛸制酸止痛。诸药合用,肝气得舒,胃气和降,则诸证自除。

【加　减】　①口苦、吐酸者,加黄芩10克,牡丹皮10克。②头痛、目赤者,加菊花12克,栀子10克。③脘腹胀满者,加厚朴10克,枳实15克。④大便秘结者,加决明子15克,虎杖10克。⑤失眠多梦者,加煅龙骨(先煎)30克,煅牡蛎(先煎)30克。

【处方4】　自拟方。

柴胡 10 克	当归 12 克	白芍 12 克	牡丹皮 15 克
合欢花 10 克	玫瑰花 8 克	代代花 10 克	凌霄花 10 克
瓦楞子 30 克			

【方　解】　方中柴胡疏肝理气;白芍、当归、牡丹皮柔肝敛肝,养血清肝;合欢花、玫瑰花疏肝解郁安神;代代花、凌霄花行气活血宽中;瓦楞子制酸散结。诸药合用,疏肝理气,制酸和胃。

【加　减】　①胁肋胀痛者,加延胡索10克,川芎10克。②口干、口苦者,加玄参20克,生地黄15克。

3. 脾虚气滞证

【表　现】　胃灼热,胸闷,脘腹胀满,食欲缺乏,倦怠乏力,大便溏薄,舌淡胖,苔白,脉细弱。

【治　法】　健脾化湿,理气和胃。

【处方1】　参苓白术散(《太平惠民和剂局方》)和木香调气散(《万病回春》)加减。

党参 15 克	白术 15 克	茯苓 20 克	陈皮 12 克
木香 10 克	香附 10 克	豆蔻 6 克	瓦楞子 30 克
砂仁(后下)6 克	山药 15 克		

【方　解】　本方治疗脾虚湿阻气机所致胃灼热。方中党参、茯苓、白术益气健脾;陈皮、木香理气和胃;豆蔻、砂仁化湿和中;香附疏肝理气;山药益气健脾;瓦楞子制酸和胃。

【加　减】　①胸闷、脘闷,呕吐痰涎者,加瓜蒌皮10克,薤白10克。②腹胀便溏者,加炒薏米20克,山药15克。③头晕目眩者,加天麻10克,法半夏9克,菖蒲10克。

【处方2】　香砂六君子汤(《古今名医方论》)加减。

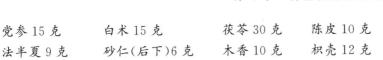

党参 15 克	白术 15 克	茯苓 30 克	陈皮 10 克
法半夏 9 克	砂仁(后下)6 克	木香 10 克	枳壳 12 克
瓦楞子 15 克			

【方　解】　本方治疗脾虚气滞所致胃灼热。方中党参益气健脾;白术健脾燥湿;茯苓淡渗利湿;陈皮、法半夏、砂仁化痰理气和胃;木香、枳壳行气消胀;瓦楞子制酸和胃。诸药合用,健脾益气,行气消痞,制酸和胃。

【加　减】　①心悸失眠者,加龙骨(先煎)30 克,牡蛎(先煎)30 克。②腰酸、肢冷者,加附子(先煎)10 克。③四肢困重,下肢浮肿者,加泽泻 10 克,车前子(包煎)30 克。

【处方 3】　七味白术散(《小儿药证直诀》)加减。

党参 15 克	茯苓 15 克	白术 15 克	木香 9 克
藿香 10 克	乌贼骨 30 克	香附 15 克	陈皮 10 克
砂仁(后下)5 克	葛根 15 克		

【方　解】　本方主要治疗脾虚气滞,升降失常所致的胃灼热。方中党参、茯苓、白术健脾益气;葛根升阳健脾;木香为三焦气分之药,能升能降,振奋脾胃气机;藿香和湿化中,调和中焦枢机;香附、陈皮、砂仁化湿和胃;乌贼骨制酸。诸药合用,有升有降,脾气健运,气机条畅。

【加　减】　①四肢困重肿胀者,加泽泻 10 克,苍术 15 克。②胸脘痞满者,加苏梗 10 克,枳壳 10 克。③反胃、呕吐者,加法半夏 9 克,旋覆花(包煎)30 克,代赭石(先煎)10 克。

4. 湿热中阻证

【表　现】　胃灼热,纳差,恶心,胃腹胀满,大便黏滞或肛门灼热,小便黄少,舌红,苔黄腻,脉滑。

【治　法】　清热化湿,理气开郁。

【处方 1】　温胆汤(《三因极一病证方论》)加减。

法半夏 9 克	茯苓 30 克	枳实 10 克	竹茹 10 克
黄连 6 克	陈皮 10 克	薏苡仁 20 克	杏仁 9 克
豆蔻 6 克	滑石(包煎)15 克	厚朴 10 克	

【方　解】　本方主要治疗痰热阻胃所致胃灼热。方中法半夏辛温,燥湿化痰;和胃止呕;竹茹甘寒,清热化痰;陈皮理气行滞,燥湿化痰;枳实辛苦微寒,化痰和胃,止呕除烦;茯苓健脾祛湿;黄连清胃热;薏苡仁、豆蔻、杏仁健脾利湿;滑石清热利湿;厚朴行气宽中。诸药合用,清湿热,和胃气。

【加　减】　①脘腹胀满者,加枳壳 10 克,苏梗 10 克。②口苦者,加黄芩 10 克,栀子 10 克。③胁肋胀痛者,加延胡索 10 克,柴胡 10 克,川芎 10 克。

【处方2】 清中汤(《医学心悟》)加减。

黄连6克	栀子9克	香附12克	陈皮12克
半夏9克	吴茱萸1克	草豆蔻6克	茯苓15克
黄芩10克	甘草6克		

【方　解】 本方主要治疗湿热困于中焦所致胃灼热。方中黄连、黄芩、栀子清热燥湿,半夏、茯苓、草豆蔻健脾祛湿,陈皮、甘草理气和胃,吴茱萸与黄连组成左金丸,有清胃热之作用。

【加　减】 ①热盛便秘者,加大黄(后下)5克,枳实9克;②气滞腹胀者,加厚朴9克,大腹皮12克;③热偏重者,加生石膏(先煎)15克,知母10克。

【处方3】 自拟方。

法半夏9克	陈皮10克	枳壳10克	厚朴10克
八月札15克	瓦楞子30克	乌贼骨30克	黄芩10克
蒲公英15克	木香10克	薏苡仁20克	

【方　解】 本方主要治疗湿热中阻、肝胃不和所致胃灼热。方中陈皮、枳壳、厚朴、八月札疏肝理气,解郁消胀;法半夏、陈皮、木香疏肝和胃,降逆止呕;瓦楞子、乌贼骨制酸和胃;生薏米、黄芩、蒲公英清化湿热,解毒和胃。诸药合用,可清湿热、调升降、和脾胃。

【加　减】 ①反胃呃逆者,加旋覆花(包煎)10克,竹茹10克。②脘闷腹胀者,加枳实15克,莪术9克。③食欲缺乏,餐后胃脘胀满者,加神曲10克,鸡内金20克,砂仁(后下)6克。

5. 胃阴亏虚证

【表　现】 心中烦热,胃中嘈杂,口渴思饮,舌红体瘦,有裂纹,苔少或无苔,脉细数。

【治　法】 养阴生津,清热和胃。

【处方1】 益胃汤(《温病条辨》)加减。

沙参20克	麦冬30克	生地黄30克	玉竹15克
瓦楞子30克	乌贼骨30克	浙贝母15克	白芍15克
太子参20克	甘草6克		

【方　解】 本方主要治疗阴虚胃热所致胃灼热。方中麦冬、生地黄味甘性寒,养阴清热,生津润燥,甘寒益胃;沙参、玉竹养阴生津,增加麦冬、生地黄益胃养阴之力;白芍、甘草酸甘化阴;太子参益气;瓦楞子、乌贼骨制酸和胃;浙贝母苦凉,清热散结、软坚化痰。诸药合用,可益胃养阴、清热制酸。

【加　减】　①胁肋胀痛者,加柴胡 10 克,香附 10 克,延胡索 10 克。②呕吐、反胃者,加竹茹 10 克,姜半夏 6 克。③气虚、多汗者,加五味子 10 克,黄芪 15 克。④食欲缺乏,餐后胃胀者,加鸡内金 20 克,炒麦芽 20 克。

【处方 2】　百合汤(《时方歌括》)合一贯煎(《柳州医话》)加减。

百合 20 克	沙参 20 克	麦冬 20 克	当归 15 克
生地黄 20 克	乌药 15 克	浙贝母 15 克	瓦楞子 30 克
黄连 6 克	吴茱萸 1 克		

【方　解】　本方主要治疗胃阴虚有热之胃灼热。方中生地黄、沙参、麦冬甘寒养阴益胃;百合养阴安神;当归养血柔肝;乌药理气止痛;瓦楞子制酸和胃;黄连、吴茱萸清热泻火,降逆止呕。诸药合用,养阴柔肝,降逆理气,制酸和胃。

【加　减】　①大便秘结者,加瓜蒌仁 20 克,火麻仁 30 克。②虚热有汗者,加地骨皮 15 克,白薇 15 克。③烦热口渴者,加知母 10 克,生石膏(先煎)20 克。④失眠多梦者,加合欢皮 20 克,茯苓 30 克,酸枣仁 30 克。

【处方 3】　玉女煎(《景岳全书》)加减。

生石膏(先煎)20 克	生地黄 15 克	麦冬 15 克	知母 10 克
牛膝 15 克	黄连 6 克	吴茱萸 1 克	石斛 15 克
苏梗 10 克			

【方　解】　本方主要治疗胃热伤阴所致之胃灼热。方中生石膏辛甘而寒,清阳明有余之热;生地黄甘寒,滋补肾阴,补少阴之不足;知母助石膏清胃热,助生地黄滋阴降火;麦冬清补并行;石斛养胃阴清热;牛膝引热下行;苏梗行气宽中;黄连清中焦脾胃之热;吴茱萸辛热,佐制诸药之寒凉。全方攻补兼施,使营阴充足,则其阴火自降。

【加　减】　①牙痛者,加栀子 10 克。②大便秘结者,加枳实 10 克,虎杖 15 克,决明子 15 克。③反胃、呃逆者,加竹茹 15 克,旋覆花(包煎)20 克,代赭石(先煎)30 克。

6. 气滞血瘀证

【表　现】　胃灼热,嗳气反酸,胸骨后灼痛,或痛如针刺,舌暗或有瘀斑,苔白,脉弦或涩。

【治　法】　行气化瘀,活血止痛。

【处方 1】　血府逐瘀汤(《医林改错》)加减。

桃仁 12 克	红花 10 克	当归 15 克	生地黄 15 克
川芎 10 克	牛膝 10 克	赤芍 15 克	柴胡 10 克
枳壳 10 克	姜半夏 9 克	黄连 6 克	吴茱萸 1 克

【方　解】　本方主要治疗气滞血瘀所致胃灼热。方中当归、川芎、赤芍、桃仁、红花活血化瘀;牛膝祛瘀血,通血脉,引瘀血下行;柴胡疏肝解郁,升达清阳,合川芎行气活血;枳壳行气宽中;生地黄、赤芍凉血清热,养血滋阴;姜半夏和胃降逆;黄连清肝胃郁热;吴茱萸辛温,防止诸寒凉药郁闭阳气。诸药合用,行气化瘀、活血止痛。

【加　减】　①胁下有痞块者,加延胡索 10 克,预知子 10 克,莪术 9 克。②胸痛、胸闷者,加丹参 15 克,薤白 10 克,三七粉(冲服)6 克。③大便不通者,加大黄(后下)6 克,瓜蒌 30 克。

【处方2】　失笑散(《太平惠民和剂局方》)和左金丸(《丹溪心法》)加味。

五灵脂 15 克	生蒲黄(包煎)10 克	川芎 10 克	延胡索 10 克
黄连 6 克	吴茱萸 1 克	香附 10 克	柴胡 10 克
莪术 9 克	枳壳 10 克		

【方　解】　本方主要治疗瘀热互结所致之胃灼热。方中五灵脂甘温,通利血脉散瘀;蒲黄甘平,活血止血;川芎、延胡索、莪术活血理气;黄连、吴茱萸清热降逆;香附、柴胡、枳壳疏肝理气,气行则血行,可助行血。诸药合用,气血通利,热泄瘀消,胃灼热可平。

【加　减】　①大便不通者,加瓜蒌 30 克,虎杖 15 克,枳实 10 克。②胸闷胸痛者,加丹参 15 克,三七粉(冲服)6 克。

【处方3】　四合汤(自拟方)。

生蒲黄(包煎)10 克	五灵脂 10 克	浙贝母 10 克	乌贼骨 30 克
砂仁(后下)6 克	丹参 15 克	檀香(后下)3 克	黄连 6 克
吴茱萸 1 克			

【方　解】　本方由失笑散、乌贝散、丹参饮、左金丸合方而成,称为"四合汤",治疗瘀热结于胃,胃酸过多引起的嘈杂、胃灼热。方中五灵脂、蒲黄、丹参行气活血;砂仁行气和胃;黄连、吴茱萸清热降逆;乌贼骨、浙贝母制酸和胃。诸药合用,气行血行,制酸和胃。

【加　减】　①胃中刺痛者,加川芎 10 克,三七粉(冲服)6 克。②口干者,加玄参 15 克,白芍 15 克。③胃痛喜温喜按者,加干姜 5 克,延胡索 10 克,徐长卿 15 克。

【处方4】　自拟方。

生黄芪 30 克	白芍 15 克	五灵脂 15 克	生蒲黄(包煎)10 克
丹参 12 克	三七粉(冲服)3 克	砂仁 6 克	枳壳 10 克
莪术 9 克	浙贝母 10 克	乌贼骨 30 克	

【方　解】　本方主要用于气虚血瘀所致之胃灼热。方中重用黄芪益气健脾；五灵脂、生蒲黄、丹参、三七行气活血；枳壳、莪术行气宽中，活血理气；砂仁行气和胃；乌贼骨、浙贝母制酸和胃。诸药合用，益气活血，制酸和胃。

【加　减】　①兼血虚者，加当归 10 克，枸杞子 15 克。②口干者，加玄参 20 克，白芍 10 克。③胃喜温喜按者，加干姜 5 克，延胡索 10 克，徐长卿 15 克。

二、中成药治疗

1. 柴胡舒肝丸

【药物组成】　柴胡、香附、青皮、白芍、枳壳、厚朴、槟榔、大黄、姜半夏、六神曲、茯苓、豆蔻、甘草、桔梗、炒山楂、防风、薄荷、紫苏梗等。

【功能主治】　疏肝理气，消胀止痛。用于肝气不舒，胸胁痞闷，食滞不消，呕吐酸水。

【临床应用】　用于功能性胃灼热属肝郁气滞者，症见胃灼热反酸，胸胁胀痛，纳呆，腹胀，舌淡红，苔薄白，脉弦。

【用量用法】　丸剂，每袋 10 克，一次 1 袋，一日 2 次，口服。

【注意事项】　①忌生冷及油腻难消化的食物；②服药期间要保持情绪乐观，切忌生气恼怒。

2. 荜铃胃痛颗粒

【药物组成】　荜澄茄、延胡索、黄连等。

【功能主治】　行气活血，和胃止痛。用于气滞血瘀引起的胃脘痛，以及慢性浅表性胃炎见有上述症状者。

【临床应用】　用于功能性胃灼热属气滞血瘀者，症见吐酸，反胃，胃胀，胁胀，舌暗苔薄，脉沉弦。

【用量用法】　颗粒剂，一次 5 克，一日 3 次，开水冲服。

【注意事项】　①饮食宜清淡，忌食辛辣、生冷、油腻食物；②忌情绪激动及生闷气；③不宜在服药期间同时服用滋补性中药。

3. 丹栀逍遥丸

【药物组成】　牡丹皮、焦栀子、柴胡、酒白芍、当归、茯苓、白术、薄荷、炙甘草、生姜。

【功能主治】　舒肝解郁，清热调经。用于肝郁化火，胸胁胀痛，烦闷急躁，颊赤口干，食欲缺乏或有潮热，以及妇女月经先期，经行不畅，乳房与小腹胀痛。

【临床应用】 用于功能性胃灼热属肝郁化火者,症见呕吐酸水,胸胁胀痛,急躁易怒,纳差脘胀,舌淡红苔薄,脉弦。

【用量用法】 水丸,每袋 6 克,一次 1～1.5 袋(6～9 克),一日 2 次,口服。

【注意事项】 ①脾胃虚寒者慎用;②忌情绪激动及生闷气。

4. 加味左金丸

【药物组成】 姜黄连、制吴茱萸、黄芩、柴胡、木香、醋香附、郁金、白芍、醋青皮、麸炒枳壳、陈皮、醋延胡索、当归、甘草。

【功能主治】 平肝降逆、疏郁止痛。用于肝郁化火、肝胃不和引起的胸脘痞闷、急躁易怒、嗳气吞酸、胃痛少食。

【临床应用】 用于功能性胃灼热属肝郁化火、肝胃不和者,症见嗳气吐酸,胁肋胀痛,胃脘胀满,急躁易怒,纳差,舌淡红苔薄黄,脉弦。

【用量用法】 水丸,每袋 6 克,一次 6 克,一日 2 次,口服。

【注意事项】 ①忌气怒,忌食辛辣食物;②重度胃痛应在医师指导下服用。

5. 三九胃泰颗粒

【药物组成】 三叉苦、九里香、两面针、木香、黄芩、茯苓、生地黄、白芍。

【功能主治】 清热燥湿,行气活血,柔肝止痛。用于湿热内蕴、气滞血瘀所致的胃痛,症见脘腹隐痛、饱胀反酸、恶心呕吐、嘈杂纳减、浅表性胃炎见上述证候者。

【临床应用】 用于功能性胃灼热属湿热内蕴、气滞血瘀者,症见吐酸嘈杂,胃脘胀满,恶心纳差,舌红苔黄腻,脉滑。

【用量用法】 颗粒,每袋 20 克,一次 1 袋,一日 2 次,开水冲服。

【注意事项】 口干,胃阴不足者慎用。

6. 胃苏颗粒

【药物组成】 苏梗、香附、陈皮、香橼、佛手、枳壳、槟榔、鸡内金。

【功能主治】 理气消胀,和胃止痛。主治气滞型胃脘痛,症见胃脘胀痛,窜及两胁,得嗳气或矢气则舒,情绪郁怒则加重,胸闷食少,排便不畅及慢性胃炎见上述证候者。

【临床应用】 功能性胃灼热属肝郁气滞者可用胃苏颗粒治疗,症见嗳气反酸,胃胀连及两胁,得嗳气或矢气则舒,情绪郁怒则加重,食少纳呆,排便不畅,舌淡红苔薄,脉弦。

【用量用法】 颗粒剂,每袋 5 克,一次 1 袋,一日 3 次,口服。

【注意事项】 ①服药期间要保持情绪稳定,切勿恼怒;②少吃生冷及油腻难消化的食品。

7. 乌贝散

【药物组成】　海螵蛸、浙贝母、陈皮油。

【功能主治】　制酸止痛,收敛止血。用于胃痛反酸。

【临床应用】　功能性胃灼热患者症见胃脘嘈杂,胃灼热、反酸、胃胀、呃逆,舌淡苔薄,脉沉。

【用量用法】　粉末,每盒 45 克,一次 3 克,一日 3 次,饭前口服。

【注意事项】　①忌食辛辣刺激性食物;②忌情绪激动或生闷气;③不适用于脾胃阴虚,主要表现为口干,舌红少津,大便干;④孕妇慎用。

8. 香砂六君丸

【药物组成】　木香、砂仁、党参、炒白术、茯苓、炙甘草、陈皮、半夏、生姜、大枣。

【功能主治】　益气健脾,和胃。用于脾虚气滞,消化不良,嗳气食少,脘腹胀满,大便溏泄。

【临床应用】　功能性胃灼热属脾虚气滞者可用香砂六君丸治疗,症见胃脘嘈杂、嗳气食少,脘腹胀满,大便溏泄,四肢倦怠,舌淡苔腻,脉沉滑。

【用量用法】　水丸,每袋 6 克,一次 6～9 克,一日 2～3 次,口服。

【注意事项】　①忌食生冷油腻不易消化食物;②不适用于口干、舌少津、大便干者。

9. 血府逐瘀胶囊

【药物组成】　桃仁、红花、赤芍、川芎、枳壳、柴胡、桔梗、当归、地黄、牛膝、甘草。

【功能主治】　活血祛瘀,行气止痛之功效。用于气滞血瘀所致的胸痹、头痛日久、痛如针刺而有定处、内热烦闷、心悸失眠、急躁易怒。

【临床应用】　用于功能性胃灼热属气滞血瘀者,症见胃脘嘈杂,胁肋胀痛或刺痛,急躁易怒,舌暗苔薄,脉弦涩。

【用量用法】　胶囊剂,每粒装 0.4 克,一次 6 粒,一日 2 次,口服。

【注意事项】　①忌食辛冷食物;②孕妇禁用。

10. 养胃舒颗粒

【药物组成】　党参、陈皮、黄精、山药、玄参、乌梅、山楂、北沙参、干姜、菟丝子、炒白术。

【功能主治】　滋阴养胃。用于慢性胃炎,胃脘灼热,隐隐作痛。

【临床应用】　用于功能性胃灼热属胃阴不足者,症见胃脘灼热,嘈杂,胃痛隐隐,口干舌燥,舌淡红少苔,脉细。

【用量用法】 颗粒剂,每袋 10 克,每次 1～2 袋,每日 2 次,口服。

【注意事项】 ①孕妇慎用;②湿热胃痛证及重度胃痛应在医师指导下服用。

11. 阴虚胃痛颗粒

【药物组成】 北沙参、麦冬、石斛、川楝子、玉竹、白芍、甘草。

【功能主治】 养阴益胃,缓中止痛。用于胃阴不足引起的胃脘隐隐灼痛,口干舌燥,纳呆干呕,慢性胃炎见上述症状者。

【临床应用】 可用于功能性胃灼热属胃阴不足者,症见胃脘灼热、嘈杂,胃脘隐痛,口干舌燥,舌红少苔,脉细。

【用量用法】 颗粒剂,每袋 10 克,每次 10 克,每日 3 次,口服。

【注意事项】 ①忌食辛辣刺激性食物;②不适用于脾胃阳虚,主要表现为遇寒则胃脘作痛,喜热饮食。

12. 枳实导滞丸

【药物组成】 枳实、大黄、黄连、黄芩、白术、茯苓、泽泻、六神曲。

【功能主治】 消积导滞,清利湿热。用于脘腹胀痛,不思饮食,大便秘结,痢疾里急后重。

【临床应用】 用于功能性胃灼热属饮食积滞者,症见胃脘烧灼,脘腹胀满,嗳腐吞酸,大便秘结,舌红苔黄腻,脉滑。

【用量用法】 水丸,每盒 36 克,每次 6～9 克,口服,每日 2 次。

【注意事项】 ①饮食宜清淡。忌酒及辛辣食物;②不宜在服药期间同时服用滋补性中药。

13. 枳术宽中胶囊

【药物组成】 炒白术、枳实、柴胡、山楂。

【功能主治】 健脾和胃,理气消痞。用于胃痞(脾虚气滞),症见呕吐、反胃、纳呆、返酸等,以及功能性消化不良见以上症状者。

【临床应用】 功能性胃灼热属脾虚气滞者可用枳术宽中胶囊治疗,症见胃脘烧灼,呕吐酸水,胃胀、呃逆、纳呆,舌淡苔薄,脉弦。

【用量用法】 胶囊剂,每粒 0.43 克,一次 3 粒,一日 3 次,口服,疗程为 2 周。

【注意事项】 腹痛、腹泻者慎用。

14. 左金丸

【药物组成】 黄连、吴茱萸。

【功能主治】　泻火,疏肝,和胃。用于肝火犯胃,脘胁疼痛,口苦嘈杂,呕吐酸水,不喜热饮。

【临床应用】　功能性胃灼热属肝火犯胃者可用左金丸治疗,症见呕吐酸水,胃脘胀痛,脘胁疼痛,口苦嘈杂,舌红苔薄黄,脉弦。

【用量用法】　水丸,每10丸重3克,一次3～6克,一日2次,口服。

【注意事项】　①饮食宜清淡,忌酒及辛辣、生冷、油腻食物;②忌愤怒、忧郁,保持心情舒畅;③脾胃虚寒者不适用。

第7章 急性胃炎

急性胃炎是指各种原因引起的胃黏膜急性炎症改变,常见病因有寒冷刺激、进食辛辣或不洁食物、饮食过饱、急性药物刺激、化学损伤(酒精、强酸、强碱等)、身体创伤刺激、情绪应激(重大外伤、手术等)等。常表现为急性上腹部疼痛、胀满、恶心呕吐,反酸胃灼热、食欲缺乏、嗳气呃逆等,疼痛程度较重者,可影响患者生活质量,呕吐频繁者,可致酸碱平衡失调、电解质紊乱,严重者可导致上消化道出血而出现吐血、黑粪等。

急性胃炎属于中医学"胃痛""痞满""吐酸""呕吐"等范畴,其主要病因为感受寒邪或湿热秽浊之气、饮食不洁或饮食不节等,导致中焦气机升降失调、脾胃运化失司而发病。治疗上可根据患者不同证型采用散寒止痛、清热化湿、消积导滞、健脾和胃等方法。

一、辨证治疗

1. 寒凝气滞证

【表　现】　胃部冷痛,得温则减,遇冷则剧,喜温热饮食,脘腹胀满,口淡欲吐,舌淡苔白,脉弦紧迟。

【治　法】　温中散寒、和胃止痛。

【处方1】　桂枝加芍药汤(《伤寒论》)加减。

桂枝 10 克	白芍 20 克	砂仁(后下)6 克	厚朴 10 克
延胡索 10 克	炙甘草 10 克	大枣 10 克	生姜 10 克

【方　解】　寒气客于肠胃之间,中焦运化失司,故胃脘冷痛。治宜温中散寒、理气和胃止痛。方中桂枝、芍药化气调阴阳,重用芍药以缓解疼痛,二者共为君药;延胡索、砂仁、厚朴温中行气止痛,为臣药;生姜、大枣辛甘化阳为佐药;甘草缓急止痛,调和诸药,为使药。

【加　减】　①泛吐酸水者,加法半夏 9 克,陈皮 10 克,茯苓 10 克。②疼痛较重,大便不通者,加大黄 5 克。③食欲不振者,加炒麦芽 15 克,白豆蔻 10 克。④大便溏薄者,加干姜 6 克,神曲 10 克。

【处方 2】　桂枝人参汤(《伤寒论》)加减。

桂枝 10 克　　　党参 10 克　　　干姜 10 克　　　炒白术 10 克
法半夏 9 克　　　木香 10 克　　　炙甘草 10 克

【方　解】　本方主要用于脾虚而感受寒邪所致的急性胃炎。太阴虚寒,外感寒邪,内外合邪,表里同病,治宜双解表里,方选桂枝人参汤加减。方中党参、干姜温太阴之里,桂枝解太阴之表,共为君药;炒白术、法半夏健脾化湿,为臣药;炙甘草与桂、姜辛甘化阳,调和诸药为使药。

【加　减】　①表寒盛者,加防风 6 克,荆芥 6 克。②腹痛者,加芍药 15 克,延胡索 10 克。③兼有肾阳不足者,加炮附子(先煎)9 克。④烦躁失眠者,加生龙骨(先煎)30 克,煅牡蛎(先煎)30 克。

【处方 3】　吴茱萸汤(《伤寒论》)加减。

吴茱萸 3 克　　　生姜 15 克　　　党参 10 克　　　桂枝 6 克
醋香附 10 克　　　小茴香 10 克　　　大枣 20 克

【方　解】　太阴厥阴同病,中焦虚寒,同时伴有寒凝肝脉,除中焦虚寒上述见症外,还可见头痛、呕吐涎沫等症。治宜温太阴、散厥阴,方选吴茱萸汤加减。方中吴茱萸、生姜温经散寒止痛,为君药;党参健脾益气,桂枝辛以达肝,是为臣药;香附、小茴香,温中理气和血为佐;大枣甘能缓解,与诸辛甘药合用以化阳,为使药。

【加　减】　①两胁疼痛者,加川楝子 9 克,延胡索 10 克。②吐酸胃灼热者,加煅瓦楞子 20 克,乌贼骨 20 克。③食欲缺乏者,加炒麦芽 15 克,炒谷芽 15 克,甘松 10 克。④腹胀明显者,加砂仁(后下)6 克,白豆蔻 10 克。

【处方 4】　附子粳米汤(《伤寒论》)加减。

炮附子(先煎)9 克　　　干姜 10 克　　　白芍 15 克　　　炒白术 15 克
大枣 15 克　　　　　　　炙甘草 10 克　　　粳米 20 克

【方　解】　"土无火不坚",肾阳不足,脾阳难振。中焦虚寒,加之外寒直中,太少同病而见腹痛急迫,肠鸣沥沥,腹泻呕吐者,治宜温太阴少阴二经,方选附子粳米汤加减。方中炮附子、干姜,一温少阴肾阳,一温太阴脾阳,共为君药;炒白术健脾益气,为臣药;白芍、甘草缓急止痛;大枣、甘草甘能缓解,解附子之毒,同附、姜辛甘化阳,共为佐药;粳米调养胃气,为使药。

【加　减】　①大便稀溏者,加茯苓 10 克,炒苍术 10 克。②气短乏力者,加黄芪 15 克,党参 10 克。③腹胀者,加姜厚朴 10 克,大腹皮 10 克。④恶心呕吐者,加吴茱萸 3 克,生姜 15 克。

【处方5】 大建中汤合芍药甘草汤(《伤寒论》)加减。

蜀椒 10 克　　　干姜 10 克　　党参 10 克　　白芍 20 克

炙甘草 15 克

【方　解】 寒邪犯于中焦,中焦气机升降失常,可见腹中之气上下冲逆,痛不可近。治宜大建中汤合芍药甘草汤加减。方中干姜散寒止痛,为君药;蜀椒助干姜温中散寒,为臣药;芍药柔肝缓急止痛,党参健脾益气,共为佐药;炙甘草甘能缓解,取芍药甘草汤缓急止痛为使。

【加　减】 ①腹部时作胀急者,加枳实 15 克,炒白术 15 克。②痛势较急,难以缓解者,加徐长卿 15 克,三七粉(冲服)6 克。③平素阳虚,手足不温者,加当归 15 克,桂枝 6 克,细辛 3 克。

2. 湿热中阻证

【表　现】 胃脘疼痛,痛势急迫,脘闷灼热,口干口苦,口渴不欲饮,纳呆恶心,小便色黄,大便不畅,舌红,苔黄腻,脉象滑数。

【治　法】 清热化湿、理气止痛。

【处方1】 三仁汤(《温病条辨》)加减。

白豆蔻 10 克　　　薏苡仁 20 克　　黄连 10 克　　　茯苓 10 克
厚朴 10 克　　　　法半夏 9 克　　延胡索 10 克　　大豆黄卷 10 克
滑石(包煎)20 克　芦根 10 克　　　杏仁 9 克　　　通草 3 克

【方　解】 长夏湿热交蒸,饮食生冷油腻,外感时令之湿,内伤水谷之湿,内外相引,合而为病。湿热弥漫三焦,中焦最易受累。治宜宣上、畅中、渗下,以期上下分消,因中焦受累最重,总以清化中焦为急。方选三仁汤加减。方中白豆蔻、薏苡仁、黄连,燥湿,疏解中焦,为君药;茯苓、厚朴、法半夏,化湿理气,延胡索活血止痛,共为臣药;大豆黄卷、滑石、芦根,清化利湿为佐药;杏仁、通草宣肺利尿,通调水道,为使药。

【加　减】 ①食欲缺乏,加鸡内金 10 克,焦山楂 10 克,炒神曲 10 克。②胃脘疼痛较重者,加生蒲黄(包)10 克,五灵脂 10 克。③大便黏腻,口干口苦者,加栀子 10 克,车前草 15 克。④胸闷气短者,加瓜蒌皮 15 克,丹参 10 克,檀香 6 克。

【处方2】 中焦宣痹汤(《温病条辨》)加减。

防己 10 克　　炒栀子 10 克　　薏苡仁 20 克　　瓜蒌 20 克
半夏 9 克　　　蚕沙 10 克　　　芦根 20 克　　　滑石(包煎)20 克
杏仁 9 克　　　通草 3 克　　　　鸡内金 10 克

【方　解】 湿热停滞中焦,胃络痹阻,中焦升降失司,气机运行受阻,胃脘疼痛,甚则伴发热、呕吐。治宜宣畅中焦湿热,理气和胃,恢复中焦运化之职。方中防己、薏苡仁清化湿热,通络开痹,炒栀子清解郁热止痛,共为君药;瓜蒌、半夏、蚕沙、芦根化湿行气,降逆和胃为臣药;滑石、通草、杏仁清热宣肺利湿为佐药;鸡内金消积化滞为使药。

【加　减】　①舌暗脉涩者,加郁金 9 克,丹参 10 克。②大便秘结者,加枳实 15 克,虎杖 15 克。③腹胀纳呆者,加炒槟榔 10 克,莱菔子 10 克,神曲 10 克。

【处方3】　小陷胸汤(《伤寒论》)合栀子厚朴汤(《伤寒论》)加减。

黄连 10 克	栀子 10 克	瓜蒌 20 克	法半夏 9 克
厚朴 10 克	竹茹 10 克	枳实 10 克	丝瓜络 6 克

【方　解】　湿热中阻,热甚于湿者,当清热燥湿为主,配合化湿理气,方选小陷胸汤合栀子厚朴汤加减。方中栀子、黄连清热燥湿,为君药,瓜蒌、法半夏、厚朴行气化湿,为臣药;竹茹、枳实清热化湿,行气和胃,为佐药;丝瓜络化湿通络止痛,为使药。

【加　减】　①胃痛兼有血瘀者,加三七粉(冲服)3 克,延胡索 10 克。②发热呕吐者,加柴胡 12 克,藿香(后下)10 克,芦根 15 克。③口干多饮者,加生石膏(先煎)20 克,麦冬 15 克。④皮肤湿疹者,加白鲜皮 10 克,苦参 10 克。⑤嗳气反酸者,加旋覆花(包煎)20 克,代赭石(先煎)10 克。

【处方4】　清热泻脾散(《医宗金鉴》)加减。

栀子 10 克	黄连 10 克	黄芩 10 克	生石膏(先煎)20 克
麦冬 15 克	灯心草 3 克	赤茯苓 15 克	薏苡仁 10 克
炒苍术 15 克			

【方　解】　平素阳盛阴虚体质,湿热中阻而见胃脘灼痛,反酸胃灼热,口干口苦,大便干而舌红少津者,治疗当苦寒直折其热,甘寒育阴,佐以理气燥湿。方选清热泻脾散加减。栀子、黄连、黄芩清热燥湿,为君药;石膏辛凉透热,麦冬甘寒养阴,为臣药;灯心草、赤茯苓、薏苡仁清热化湿,为佐药;炒苍术苦温化湿,以防苦寒太过,为使药。

【加　减】　①大便干结甚者,加生地黄 15 克,生大黄(后下)6 克。②自汗盗汗者,加龟甲(先煎)20 克,浮小麦 30 克。③恶心干呕者,加竹茹 10 克,芦根 15 克。④急躁易怒者,加夏枯草 15 克,石决明(先煎)30 克。⑤头晕失眠者,加白蒺藜 9 克,酸枣仁 30 克。

3. 饮食伤胃证

【表　现】　胃脘疼痛,胀满拒按,嗳腐吞酸,或呕吐不消化食物,其味臭腐,吐后痛减,不思饮食,大便不爽,得矢气及便后稍舒,舌苔厚腻,脉滑。

【治　法】　消食导滞,和中止痛。

【处方1】　保和丸(《丹溪心法》)加减。

| 山楂15克 | 神曲10克 | 半夏9克 | 茯苓15克 |
| 陈皮10克 | 连翘10克 | 莱菔子10克 | 鸡内金10克 |

【方　解】　本方是治食积之常用方。食积之证,多因饮食不节,暴饮暴食所致。《素问·痹论》曰:"饮食自倍,肠胃乃伤。"若饮食不节,或过食酒肉油腻之物,致脾胃运化不及,则停滞而为食积。治宜消食和胃之法。方中重用山楂为君,消食开郁,尤善消肉食油腻之积。臣以神曲消食健脾,善消酒积;莱菔子下气消食,善消谷面之积。三药配伍,可消一切饮食积滞。鸡内金加强消食之力;食阻气机,胃失和降,故佐入半夏、陈皮行气化滞,降逆和胃而止呕;茯苓淡渗利湿,健脾以止泻。食积易于化热,遂佐入连翘,清热散结,以治食积所化之热。诸药相合,食积得消,胃气得和,热清湿去,诸症自愈。

【加　减】　①腹胀甚者,加槟榔10克,厚朴6克。②胃痛明显者,加玄胡索10克,白芍15克。便不通者,加虎杖15克,枳实10克。③呕吐者,加竹茹10克。胃中灼热者,加海螵蛸15克,浙贝母10克。

【处方2】　痞气丸(《三因极一病证方论》)加减。

黄连6克	黄芩10克	吴茱萸3克	干姜6克
炒蜀椒6克	炒白术10克	人参10克	桂枝6克
醋莪术6克	厚朴10克	砂仁6克	泽泻10克
茵陈15克	茯苓10克	甘草6克	

【方　解】　原有脾胃虚弱,复感饮食积滞,中焦气机不利,升降失常,脘腹痞满。方中黄连、黄芩清热燥湿,苦以涌泄,导浊气下行,干姜、蜀椒、吴茱萸暖脾散寒,辛温发散,引清气以上升,寒温并用以消痞,共为君药;人参、炒白术、茯苓、桂枝健运脾胃,醋莪术消积散痞,共为臣药;厚朴、砂仁行气除满,茵陈、泽泻利湿实脾,共为佐药;甘草调和诸药,为使药。

【加　减】　①心下疼痛者,加川芎10克,白芍15克。②腹部胀大,大便难解者,去干姜,加柴胡10克,大黄10克。

【处方3】　十香丸(《景岳全书》)加减。

木香10克	沉香(冲服)3克	乌药10克	炙皂角6克
陈皮10克	丁香10克	小茴香6克	酒炒香附10克
娑罗子10克	泽泻10克		

【方　解】　寒湿内盛,饮食伤脾,运化不及,治以芳香化湿,流气醒脾,方选十香丸加减。方中木香、沉香芳香醒脾,祛湿运中,为君药;乌药、陈皮、丁香、小茴香、

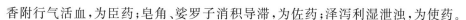

香附行气活血,为臣药;皂角、婆罗子消积导滞,为佐药;泽泻利湿泄浊,为使药。

【加　减】　①口苦口黏,加黄连6克,竹茹6克。②腹胀纳呆,加莱菔子10克,醋莪术9克,炒神曲10克。③土壅木郁,情志不畅,加合欢皮10克,香橼皮10克。

【处方4】　大柴胡汤(《伤寒论》)加减。

柴胡 15 克	大黄 6 克	黄芩 10 克	白芍 15 克
枳实 10 克	香附 10 克	苍术 10 克	神曲 10 克
炒槟榔 10 克	炙甘草 6 克	生姜 6 克	大枣 6 克

【方　解】　食滞中焦,少阳阳明合病,腑气不通,症见脘腹胀痛,发热便秘,当通泄少阳阳明,以"通闭解结,反之于平",方选大柴胡汤加减。方中重用柴胡为君药,配黄芩和解清热,大黄、枳实、炒槟榔泻阳明热结,行气消痞,为臣药;芍药缓急止痛,香附理气和血,半夏和胃降逆,苍术、神曲健脾化湿,为佐药;大枣与生姜相配,调和脾胃,为佐使。

【加　减】　①大便干结,加芒硝(冲服)6克,栀子10克。②胁痛者,加玄胡索10克,川芎9克。③口腔黏腻,加金钱草20克,芦根15克。

4. 外邪犯胃证

【表　现】　突然呕吐,胸脘满闷,发热恶寒,头身疼痛,舌苔白腻,脉濡缓。
【治　法】　疏邪解表,化浊和中。
【处方1】　人参败毒散(《太平惠民和剂局方》)加减。

人参 10 克	羌活 12 克	独活 12 克	柴胡 10 克
桔梗 10 克	前胡 12 克	姜半夏 9 克	茯苓 10 克
枳壳 10 克	生姜 10 克	甘草 6 克	

【方　解】　"卫出中焦",脾胃素虚,外感寒邪,卫气失固,由足太阳膀胱传至足太阴脾,内外合邪,治以扶正以散表邪,双解表里法,方选人参败毒散加减。方中以人参益气健脾,鼓舞卫气,羌活祛风散寒,发散表邪,二者共为君药;独活、柴胡、前胡发表散寒,桔梗、枳壳宣降肺气,共为臣药;姜半夏、茯苓、生姜即小半夏加茯苓汤,降逆止呕,为佐药;甘草调和诸药,与生姜合用调和营卫,为使药。

【加　减】　①嗳气反胃,加苏梗10克,炙枇杷叶10克。②痰白而多,加陈皮10克,浙贝母10克。③咽痛咳嗽,加射干10克,紫菀10克。④头痛目昏,加川芎10克,蔓荆子10克。

【处方2】　新加香薷饮(《温病条辨》)合五苓散(《伤寒论》)加减。

香薷 10 克	连翘 10 克	银花 10 克	厚朴 10 克
苍术 10 克	茯苓 15 克	扁豆花 10 克	泽泻 10 克
猪苓 10 克	芦根 15 克	炙甘草 6 克	

【方　解】　夏季腠理开泄,中焦阳虚,若贪凉感寒,致腠理闭塞,肺胃之气肃降失常,邪气闭阻表里,发为呕泄、寒热等,治以解散在表寒湿,清解郁遏之热,淡渗畅中,方选新加香薷饮合五苓散加减。方中香薷具有化湿解表、和胃降逆之功效,为君药;连翘、银花疏散风热,厚朴、苍术燥湿理气和胃,共为臣药;茯苓、扁豆花健脾和胃,泽泻、猪苓淡渗利湿,芦根化湿和胃降逆,共为佐药;甘草调和诸药,为使药。

【加　减】　①恶心、干呕,加竹茹 10 克,枇杷叶 10 克。②腹胀纳呆,加藿香(后下)10 克,大腹皮 10 克。③头痛鼻塞,加防风 10 克,荆芥 10 克。④咽喉肿痛,加射干 6 克,山豆根 6 克。

【处方3】　藿香正气散(《太平惠民和剂局方》)加减。

广藿香(后下)10 克	紫苏叶 10 克	白芷 10 克	炒苍术 15 克
姜厚朴 10 克	姜半夏 9 克	陈皮 10 克	茯苓 15 克
桔梗 10 克	大腹皮 15 克	郁金 9 克	生姜 6 克
甘草 6 克			

【方　解】　长夏季节,天暑下迫,地湿上腾,人居其中,湿气袭人,治疗当芳香化湿醒脾,方选藿香正气散加减。方中藿香、白芷、苏叶芳香解表,化湿醒脾,为君药;炒苍术、姜厚朴、姜半夏、陈皮,燥湿化痰,理气和胃,为臣药;茯苓健脾利湿,桔梗、大腹皮理肺和胃,郁金活血醒脾,共为佐药;生姜配姜半夏、茯苓降逆止呕,甘草调和诸药,二者为使药。

【加　减】　①大便黏滞不畅,加黄连 6 克,车前子(包煎)20 克。②脘痞纳呆,加法半夏 9 克,炒枳实 10 克,炒麦芽 10 克。③脘腹怕凉,加白豆蔻 10 克,砂仁(后下)6 克。

【处方4】　达原饮(《瘟疫论》)合小柴胡汤《伤寒论》加减。

槟榔 12 克	草果 10 克	知母 10 克	法半夏 9 克
柴胡 15 克	黄芩 10 克	厚朴 10 克	藿香(后下)10 克
生姜 6 克	甘草 6 克		

【方　解】　外感湿热邪气,伏于膜原之间,交争于半表半里,发为寒热往来,身重苔腻等。治疗宜开达膜原,和解少阳,方选达原饮合小柴胡汤加减。方中草果、槟榔苦温燥湿,开达膜原,为君药;知母、黄芩清解郁热,黄芩配柴胡和解少阳,法半夏化湿行气降逆,为臣药;厚朴、藿香芳香化湿,理气和胃,为佐药;生姜温中和胃,甘草调和诸药,为使药。

【加　减】　①高热者,加生石膏(先煎)20 克,蝉衣 10 克。②腹泻肠鸣者,加茯苓 15 克,车前草 15 克。③手足抽搐者,加木瓜 10 克,丝瓜络 10 克。④胸闷心悸者,加瓜蒌皮 15 克,杏仁 9 克。

5. 脾胃虚弱证

【表　现】　脘腹满闷,时轻时重,喜温喜按,纳呆便溏,神疲乏力,少气懒言,语声低微,舌质淡,苔薄白,脉细弱。

【治　法】　健脾益气,和胃消胀。

【处方1】　厚朴生姜半夏甘草人参汤(《伤寒论》)加减。

厚朴 15 克　　党参 15 克　　炒白术 15 克　　生姜 10 克
法半夏 9 克　　砂仁(后下)6 克　　炙甘草 10 克

【方　解】　汗、吐、下后,定无完气,中焦受伤,脾胃气机阻滞,发为胀满。只消其胀,正气更虚,专以扶正,恐留邪为患,治疗应行气消胀,兼以健脾扶中。方中厚朴行气宽中,为君药;党参、炒白术健脾益气,生姜温中散寒,走而不守,三者为臣药;法半夏、砂仁辛温走窜,配合厚朴、生姜行气消胀;炙甘草甘能补脾,调和诸药,为使药。

【加　减】　①短气乏力明显者,加生黄芪 10 克,升麻 6 克。②腹胀、嗳气,加枳实 10 克,紫苏梗 10 克。③舌红少苔、口干引饮,加天花粉 10 克,麦冬 10 克。

【处方2】　香砂六君子汤(《古今名医方论》)加减。

党参 15 克　　炒白术 15 克　　茯苓 15 克　　砂仁(后下)6 克
半夏 9 克　　木香 10 克　　陈皮 10 克　　芡实 15 克
枳壳 10 克　　炙甘草 6 克

【方　解】　脾主运化水湿,中焦脾胃易为水湿所困,易酿生湿浊。治宜健脾化湿,方选香砂六君子汤加减。方中党参健脾益气,崇土以固本,为君药;炒白术、茯苓健脾和胃,砂仁、半夏燥湿化痰醒脾,木香、陈皮化湿和胃,共为臣药;芡实健脾化湿,枳壳理气宽中,为佐药;炙甘草合参、术、苓健脾,调和诸药,为使药。

【加　减】　①脘腹冷痛者,加干姜 6 克,肉桂 3 克。②口苦、大便黏滞,加黄连 6 克,车前草 10 克。③呃逆、嗳气者,加丁香 6 克,旋覆花(包煎)10 克。④反酸、胃灼热者,加浙贝母 12 克,乌贼骨 30 克。

【处方3】　东垣清暑益气汤(《脾胃论》)加减。

黄芪 10 克　　人参 10 克　　炒白术 10 克　　茯苓 15 克
麦冬 10 克　　五味子 10 克　　黄柏 10 克　　苍术 10 克
泽泻 10 克　　葛根 10 克　　升麻 6 克　　神曲 10 克
橘皮 10 克　　炙甘草 6 克

【方　解】　暑伤气阴,或气阴素虚,饮食不节、起居失常,累及中焦脾胃,发为胀满、纳呆、乏力渴饮,治宜益气养阴,化湿和胃,方选东垣清暑益气汤加减。方中黄芪补益中气,升举阳气,为君药;人参、炒白术健脾益气,麦冬、五味子滋阴敛汗,共为臣药;黄柏、苍术即为二妙,配合泽泻清利下注之湿热,葛根、升麻升阳举陷,神曲、陈皮健脾化湿,上药为佐药;甘草调和诸药,为使药。

【加　减】　①汗多者,加黄芩10克,麻黄根10克。②头昏身重者,加石菖蒲10克,炒蒺藜9克。③纳呆口黏者,加炒莱菔子15克,炒神曲10克,荷叶15克。

【处方4】　附子理中丸(《太平惠民和剂局方》)加减。

炮附子(先煎)10克　　干姜10克　　　　党参10克　　　茯苓15克
炒白术15克　　　　　广藿香(后下)10克　炙甘草10克

【方　解】　脾阳不足,寒气客于肠胃之间,膜原之外,中焦气机失常,或胀或痛。治以温中散寒,兼有肾阳不足者,治宜温补脾肾,方选附子理中丸加减。方中附子走而不守,干姜守而不走,附子温肾阳,干姜温脾阳,共为君药;党参、茯苓、炒白术合炙甘草为四君子汤,健脾益气,化生中阳,为臣药;脾虚则湿盛,广藿香化湿行气,为佐药;炙甘草调和诸药,为使药。

【加　减】　①腹部冷痛,加砂仁(后下)10克,肉桂3克。②恶心呕吐,加姜半夏9克,生姜10克,陈皮10克。③小便清长,夜尿频数,加覆盆子10克,金樱子10克。④手足冰冷者,加当归10克,桂枝6克。

二、中成药治疗

 1. 保和丸

【药物组成】　山楂、神曲、半夏、茯苓、陈皮、连翘、莱菔子、炒麦芽。

【功能主治】　消食,导滞,和胃。主治食积停滞,脘腹胀满,嗳腐吞酸,不欲饮食。

【临床应用】　急性胃炎辨证为食积停滞者可用保和丸治疗。症见脘腹胀满,嗳腐吞酸,不欲饮食,大便秽臭,舌淡红,苔白腻,脉滑。

【用量用法】　水丸,每袋装6克,每次1～2丸,一日2次,口服。

【注意事项】　①忌生冷油腻不易消化食物;②不宜在服药期间同时服用滋补性中药。

 2. 保济丸

【药物组成】　钩藤、菊花、蒺藜、厚朴、木香、苍术、天花粉、广藿香、葛根、化橘红、白芷、薏苡仁、稻芽、薄荷、茯苓、神曲。

【功能主治】　解表,祛湿,和中。主治暑湿感冒,症见发热头痛、腹痛腹泻、恶心呕吐、肠胃不适;亦用于晕车晕船。

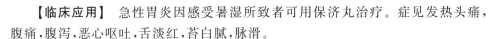

【临床应用】　急性胃炎因感受暑湿所致者可用保济丸治疗。症见发热头痛,腹痛,腹泻,恶心呕吐,舌淡红,苔白腻,脉滑。

【用量用法】　丸剂,每瓶装 3.7 克。一次 1.85～3.7 克,一日 3 次,口服。

【注意事项】　①忌烟、酒及辛辣、生冷、油腻食物。②不宜在服药期间同时服用滋补性中药。③外感燥热者不宜服用。

3. 沉香化滞丸

【药物组成】　沉香、牵牛子(炒)、枳实(炒)、五灵脂(制)、山楂(炒)、枳壳(炒)、陈皮、香附(制)、厚朴(制)、莪术(制)、砂仁、三棱(制)、木香、青皮、大黄。

【功能主治】　理气化滞。用于饮食停滞,胸腹胀满。

【临床应用】　急性胃炎辨证为饮食停滞者可用沉香化滞丸治疗。症见脘腹胀满,胸闷不饥,口苦口臭,大便不畅,舌暗红,苔黄浊腻,脉滑。

【用量用法】　每 20 粒重 1 克,一次 6 克,一日 2 次,口服。

【注意事项】　①忌食生冷油腻不易消化食物;②年老体弱及大便溏泻者不宜服本药;③妇女患有功能性子宫出血,或平素月经量多者,不宜服用本药。

4. 纯阳正气丸

【药物组成】　广藿香、半夏(制)、青木香、陈皮、丁香、肉桂、苍术、白术、茯苓、朱砂、硝石(精制)、硼砂、雄黄、金礞石(煅)、麝香、冰片。

【功能主治】　温中散寒。用于暑天感寒受湿,腹痛吐泻,胸膈胀满,头痛恶寒,肢体酸重。

【临床应用】　急性胃炎因暑天感寒受湿所致者可用纯阳正气丸治疗。症见腹痛吐泻,胸膈胀满,头痛恶寒,肢体酸重,舌淡,苔白腻,脉濡。

【用量用法】　口服,一次 1.5～3 克,一日 1～2 次。

【注意事项】　孕妇禁用。

5. 丁蔻理中丸

【药物组成】　丁香、豆蔻、党参、白术(炒)、干姜、炙甘草。

【功能主治】　温中散寒,补脾健胃。用于脾胃虚寒所致的脘腹疼痛,呕吐泄泻,消化不良。

【临床应用】　急性胃炎辨证为脾胃虚寒者可用丁蔻理中丸治疗。症见脘腹疼痛,得温觉舒,食欲缺乏,恶心呕吐,大便泄泻,手足不温,舌淡,苔白,脉沉细。

【用量用法】　大蜜丸,每丸重 6 克。一次 1 丸,一日 2 次,口服。

【注意事项】　①孕妇禁用;②糖尿病患者、感冒发热者禁服;③饮食宜清淡,忌烟、酒及辛辣、生冷、油腻食物;④不宜在服药期间同时服用滋补性中药;⑤胃阴虚者不宜用,其表现为口干欲饮、大便干结、小便短少。

6. 藿香正气软胶囊(口服液、颗粒、丸、滴丸、片)

【药物组成】 苍术、陈皮、厚朴(姜制)、白芷、茯苓、大腹皮、生半夏、甘草浸膏、广藿香油、紫苏叶油。

【功能主治】 解表化湿,理气和中。用于外感风寒、内伤湿滞或夏伤暑湿所致的感冒,症见头痛昏重、胸膈痞闷、脘腹胀痛、呕吐泄泻;胃肠型感冒见上述证候者。

【临床应用】 急性胃炎辨证为感受暑湿之邪者可用藿香正气丸治疗。症见脘腹胀痛,呕吐泄泻,头痛,身重胸闷,恶寒发热,舌红,苔白腻,脉濡。

【用量用法】 软胶囊,每粒装 0.45 克,口服,一次 2～4 粒,一日 2 次。口服液,每支装 10 毫升,口服,一次 5～10 毫升,一日 2 次,用时摇匀。颗粒剂,每袋装 5 克,口服,一次 5 克,一日 2 次。浓缩丸每 8 丸相当于原生药 3 克,口服,1 次 8 丸,一日 3 次。滴丸,每袋装 2.6 克,口服,一次 1～2 袋,一日 2 次。片剂,每片重 0.3 克,口服,一次 4～8 片,一日 2 次。

【注意事项】 ①饮食宜清淡;②不宜在服药期间同时服用滋补性中成药。

7. 加味保和丸

【药物组成】 白术(麸炒)、茯苓、陈皮、厚朴(姜炙)、枳实、枳壳(麸炒)、香附(醋炙)、山楂(炒)、六神曲(麸炒)、麦芽(炒)、法半夏。

【功能主治】 健胃消食。用于饮食积滞,消化不良。

【临床应用】 急性胃炎辨证为饮食积滞者可用加味保和丸治疗。症见脘腹胀满,恶心欲呕,食欲缺乏,口臭,舌淡,苔白腻,脉滑。

【用量用法】 水丸,每 100 粒重 6 克。一次 6 克,一日 2 次,口服。

【注意事项】 ①忌食生冷食物;②孕妇慎服。

8. 良附丸

【药物组成】 高良姜、香附(醋制)。

【功能主治】 温胃理气。用于寒凝气滞,脘痛吐酸,胸腹胀满。

【临床应用】 急性胃炎辨证为寒凝气滞者可用良附丸治疗。症见胃脘疼痛,吐酸,胸腹胀满,食欲缺乏,嗳气,舌淡,苔白,脉紧。

【用量用法】 水丸,每袋装 3 克,一次 3～6 克,一日 2 次,口服。

【注意事项】 ①饮食宜清淡,忌酒及辛辣、生冷、油腻食物;②忌愤怒、忧郁,保持心情舒畅;③胃部灼痛,口苦便秘之胃热者不适用。

9. 六合定中丸

【药物组成】 广藿香、紫苏叶、香薷、木香、白扁豆(去皮)、檀香、茯苓、桔梗、枳

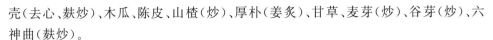

壳(去心、麸炒)、木瓜、陈皮、山楂(炒)、厚朴(姜炙)、甘草、麦芽(炒)、谷芽(炒)、六神曲(麸炒)。

【功能主治】　祛暑除湿,和中消食。用于夏伤暑湿,宿食停滞,寒热头痛,胸闷恶心,吐泻腹痛。

【临床应用】　急性胃炎辨证为外受暑湿、内伤饮食者可用六合定中丸治疗。症见脘腹胀痛,寒热头痛,胸闷恶心,吐泻纳呆,舌淡红,苔浊腻,脉滑。

【用量用法】　蜜丸,每100粒重6克,一次1丸,一日3次,口服。

【注意事项】　①饮食宜清淡;②不宜在服药期间同时服用滋补性中成药。

10. 参苓白术散

【药物组成】　白扁豆、白术、茯苓、甘草、桔梗、莲子、人参、砂仁、山药、薏苡仁。

【功能主治】　补脾胃,益肺气。用于脾胃虚弱,食少便溏,气短咳嗽,肢倦乏力。

【临床应用】　急性胃炎辨证为脾胃虚弱者可用参苓白术散治疗。症见食欲缺乏,大便溏薄,气短咳嗽,肢倦乏力,舌淡,苔白腻,脉沉弱。

【用量用法】　散剂,每袋装6克。一次6~9克,一日2~3次,口服。

【注意事项】　①泄泻兼有大便不通畅,肛门有下坠感者忌服;②服本药时不宜同时服用藜芦、五灵脂、皂荚或其制剂;③不宜喝茶和吃萝卜以免影响药效;④不宜和感冒类药同时服用。

11. 十香止痛丸

【药物组成】　香附(醋炙)、乌药、檀香、延胡索(醋炙)、香橼、蒲黄、沉香、厚朴、零陵香、降香、丁香、五灵脂(醋炙)、木香、香排草、砂仁、乳香(醋炙)、高良姜、熟大黄。

【功能主治】　疏气解郁,散寒止痛。用于气滞胃寒,两胁胀满,胃脘刺痛,腹部隐痛。

【临床应用】　急性胃炎辨证为脾胃虚寒、肝气犯胃者可用十香止痛丸治疗。症见胃脘冷痛,两胁胀痛,口淡乏味,嗳气吞酸,大便不畅,舌淡,苔白,脉弦紧。

【用量用法】　大蜜丸,每丸重6克。一次1丸,一日2次,口服。

【注意事项】　①忌生冷不易消化食物;②感冒发热病人不宜服用。

12. 四正丸

【药物组成】　广藿香、香薷、紫苏叶、白芷、檀香、木瓜、法半夏、厚朴(姜炙)、大腹皮、陈皮、白术(麸炒)、桔梗、茯苓、槟榔、枳壳(麸炒)、山楂(炒)、六神曲(麸炒)、麦芽(炒)、白扁豆(去皮)、甘草。

【功能主治】 祛暑解表,化湿止泻。用于内伤湿滞,外感风寒,头晕身重,恶寒发热,恶心呕吐,饮食无味,腹胀泄泻。

【临床应用】 急性胃炎辨证为内伤湿滞、外感风寒者可用四正丸治疗。症见头晕身重,恶寒发热,恶心呕吐,饮食无味,腹胀泄泻,舌淡红,苔白厚腻,脉濡缓。

【用量用法】 每丸重 6 克,一次 2 丸,一日 2 次。姜汤或温开水送服。

【注意事项】 ①忌烟、酒及辛辣、生冷、油腻食物;②不宜在服药期间同时服用滋补性中药;③儿童、孕妇、哺乳期妇女、年老体弱者慎用。

13. 胃力片

【药物组成】 半夏(姜制)、龙胆、木香、大黄、枳实(制)。

【功能主治】 行气止痛,和胃利胆,消积导滞,通腑降浊。用于饮食积滞所致痞满呕吐,胃脘胁肋疼痛,食欲缺乏,大便秘结等;急性胃炎、胆囊炎见上述症候者。

【临床应用】 急性胃炎辨证为饮食不节、痰浊中阻者可用胃力片治疗。症见痞满呕吐,胃脘胁肋疼痛,食欲缺乏,大便秘结,舌红,苔黄腻,脉滑。

【用量用法】 片剂,每片重 0.6 克。一次 2～3 片,一日 3 次。口服。

【注意事项】 脾胃虚寒及孕妇慎用,或遵医嘱。

14. 胃气止痛丸

【药物组成】 高良姜(醋制)、香附(醋制)。

【功能主治】 疏肝理气、散寒止痛。主治肝气犯胃型胆汁反流性胃炎胃脘冷痛不适、嗳气呕逆、不思饮食等。

【临床应用】 急性胃炎辨证为脾阳不足、肝气犯胃者可用胃气止痛丸治疗。症见胃脘胀痛,嗳气呕逆,不思饮食,两胁胀满,舌淡,苔白,脉沉弦。

【用量用法】 水丸,每袋装 6 克。每次 6 克,每日 3 次,温白开水送服。

【注意事项】 ①饮食宜清淡,忌酒及辛辣、生冷、油腻食物;②忌愤怒、忧郁,保持心情舒畅;③胃部灼痛,口苦便秘之胃热者不适用。

15. 香砂六君子丸

【药物组成】 木香、砂仁、党参、白术(炒)、茯苓、炙甘草、陈皮、半夏(制)、生姜、大枣。

【功能主治】 益气健脾,和胃。用于脾虚气滞,消化不良,嗳气食少,脘腹胀满,大便溏泄。

【临床应用】 急性胃炎辨证为脾虚气滞者可用香砂六君子丸治疗。症见脘腹胀满,嗳气食少,大便溏泄,舌淡胖,苔白,脉弱。

【用量用法】 每 8 丸相当于原生药 3 克。一次 6～9 克,一日 2 次,口服。

【注意事项】　①忌食生冷油腻不易消化食物;②不适用于口干、舌少津、大便干者。

16. 香砂理中丸

【药物组成】　党参、白术(土炒)、炮姜、木香、砂仁、炙甘草。

【功能主治】　健脾和胃,温中行气。用于脾胃虚寒,气滞腹痛,反胃泄泻。

【临床应用】　急性胃炎辨证为脾胃虚寒,气机阻滞者可用香砂理中丸治疗。症见脘腹疼痛,胀满,反胃嗳气,纳呆便溏,舌淡胖,苔白,脉沉弱。

【用量用法】　每丸重 9 克。一次 1 丸,一日 2 次,口服。

【注意事项】　①服药期间忌食生冷、辛辣油腻之物;②孕妇慎用。

17. 香砂平胃颗粒

【药物组成】　苍术(炒)、陈皮、甘草、厚朴(姜炙)、香附(醋炙)、砂仁。

【功能主治】　健脾,燥湿。用于胃脘胀痛。

【临床应用】　急性胃炎辨证为湿阻气滞者可用香砂平胃颗粒治疗。症见胃脘胀痛,呃逆嗳气,反酸,食欲缺乏,舌淡,苔白腻,脉细。

【用量用法】　颗粒剂,每袋装 10 克。一次 1 袋,一日 2 次,开水冲服。

【注意事项】　①脾胃阴虚者慎用,其表现为食欲缺乏,口干舌燥,手足心热等;②忌食生冷食物。

18. 香砂养胃丸

【药物组成】　木香,砂仁,白术,陈皮,茯苓,半夏(制),醋香附,枳实(炒),豆蔻(去壳),姜厚朴,广藿香,甘草。

【功能主治】　温中和胃。主治胃阳不足、湿阻气滞所致的胃痛、痞满,症见胃痛隐隐、脘闷不舒、呕吐酸水、嘈杂不适、不思饮食、四肢倦怠。

【临床应用】　急性胃炎辨证为胃阳不足、湿阻气滞者可用香砂养胃丸治疗。症见胃痛隐隐,脘闷不舒,呕吐酸水,嘈杂不适,四肢倦怠,舌淡,苔白,脉细滑。

【用量用法】　每 8 丸相当于原药材 3 克。一次 9 克,一日 2 次,口服。

【注意事项】　①忌生冷油腻食物;②胃痛症见胃部灼热,隐隐作痛,口干舌燥者不宜服用本药。

19. 越鞠保和丸

【药物组成】　栀子(姜制)、六神曲(麦麸)、醋香附、川芎、苍术、木香、槟榔。

【功能主治】　疏肝解郁,开胃消食。主治气食郁滞所致的胃痛,症见脘腹胀痛,倒饱嘈杂,纳呆食少,大便不调;消化不良见上述证候者。

【临床应用】 急性胃炎辨证为气食郁滞者可用越鞠保和丸治疗。症见脘腹胀痛,早饱嘈杂,纳呆食少,大便不调,舌暗红,苔白腻,脉弦滑。

【用量用法】 每丸重6克。一次6克,一日1～2次,口服。

【注意事项】 ①忌生冷、硬黏难消化食物;②孕妇慎用;③不适用于脾胃阴虚,主要表现为口干、舌红少津、大便干。

第8章 慢性非萎缩性胃炎

慢性非萎缩性胃炎是指胃黏膜的慢性炎症,常见病因为长期饮食不规律或过食刺激性食物、幽门螺杆菌感染、过度劳累、长期熬夜等,主要表现为上腹部隐痛或胀满、嘈杂、食欲缺乏、嗳气吞酸、胃灼热、恶心反胃等。长期反复不愈者,可致患者情绪焦虑、睡眠障碍,或长期食欲缺乏致营养不良,从而严重影响患者生活质量,造成严重的身心疾患。

慢性非萎缩性胃炎属于中医学"胃痛""痞满""嘈杂""厌食"等范畴,其主要病因为饮食不节、情志不遂、感受寒邪或湿热、脾胃虚弱等所导致中焦气机紊乱,脾胃升降失调。治疗常用消食导滞、疏肝和胃、散寒止痛、清热化湿、健脾益气、滋阴养胃等方法。

一、辨证治疗

1. 肝气犯胃证

【表　现】　胃脘胀痛,痛连胁背,嗳气痛轻,气怒痛重,胸脘痞闷,嘈杂吞酸,排便不畅,善喜叹息,舌边红苔白,脉沉弦。

【治　法】　疏肝理气,和胃止痛。

【处方1】　四逆散(《伤寒论》)合金铃子散(《太平圣惠方》)加减。

醋柴胡10克	白芍10克	枳壳10克	佛手10克
炒川楝子9克	延胡索10克	香附9克	甘草6克

【方　解】　木旺乘胃,治仿叶天士"泄肝安胃法",方选四逆散合金铃子散加减。方中柴胡疏肝理气,为君药。白芍养肝柔肝,与柴胡一散一敛;枳壳、佛手疏肝理气,和胃降逆,以顺应肝之条达之性;肝气郁勃,以川楝子泄其余气,此"泄肝安胃"之一法,共为臣药,配伍柴胡,体用并调。气为血帅,气滞则血瘀,以延胡索、香附理气活血,是为佐药;"肝苦急,急食甘以缓之",炙甘草配芍药,为芍药甘草汤,以缓肝急,调和诸药,为使药。

【加　减】　①胃部灼热,嘈杂反酸,加黄连 6 克,吴茱萸 3 克,海螵蛸 15 克。②不思饮食,脘胁胀满,加茯苓 12 克,白术 12 克,陈皮 6 克。③嗳气呃逆,加旋覆花(包煎)10 克,代赭石(先煎)20 克。④胃酸多者,加海螵蛸 30 克,煅瓦楞子 30 克。

【处方 2】　柴胡疏肝散(《景岳全书》)加减。

柴胡 12 克	枳壳 10 克	白芍 10 克	海螵蛸 20 克
川芎 10 克	香附 10 克	玄胡索 10 克	陈皮 10 克
郁金 10 克	浙贝母 12 克	甘草 6 克	

【方　解】　方中以柴胡疏肝解郁;香附理气疏肝;川芎、郁金、玄胡索行气活血而止痛,助柴胡疏解肝经之郁滞;陈皮理气行滞;枳壳行气宽中除胀;芍药、甘草柔肝养肝;浙贝母、海螵蛸制酸和胃。诸药合用,疏肝解郁,制酸和胃。

【加　减】　①胃胀、呃逆者,加紫苏梗 10 克,姜半夏 9 克。②腹胀、便溏者,加炒白术 15 克,陈皮 10 克,防风 10 克。③痛甚者,加三七粉(冲服)3 克。

【处方 3】　小柴胡汤(《伤寒论》)合平胃散(《太平惠民和剂局方》)加减。

柴胡 10 克	黄芩 6 克	法半夏 9 克	白芍 15 克
陈皮 10 克	炒苍术 10 克	厚朴 10 克	合欢花 10 克
佛手 10 克	生姜 6 克	大枣 6 克	炙甘草 6 克

【方　解】　少阳怫郁,兼有太阴寒湿,治宜和解少阳,温化寒湿,方选小柴胡汤合平胃散加减。方中柴胡疏肝理气,为君药。黄芩清解少阳郁热,白芍滋肝柔肝;法半夏化痰散结,和胃降逆;陈皮、炒苍术、厚朴苦温燥湿,理气和胃,上药共为臣药。佛手、合欢花疏肝解郁,生姜、大枣调和脾胃之气,助少阳之升达,共为佐药。炙甘草调和诸药,为使药。

【加　减】　①腹痛者,加生蒲黄(包煎)10 克,五灵脂 10 克。②口苦心烦者,加炒栀子 6 克,龙胆草 6 克。③食欲缺乏,大便溏薄者,加党参 15 克,炒白术 15 克。④胸闷者,去大枣,加瓜蒌皮 10 克,檀香 6 克。

2. 寒邪客胃证

【表　现】　胃凉暴痛,遇冷痛重,纳呆喜热,口淡乏味,或有寒热表证,泛吐清水,大便稀溏,小便清长,舌淡苔白,脉弦紧。

【治　法】　温胃散寒,理气止痛。

【处方 1】　良附丸(《良方集腋》)合香苏饮(《医宗金鉴》)加减。

高良姜 10 克	香附 10 克	木香 10 克	陈皮 10 克
枳壳 10 克	厚朴 12 克	紫苏叶 10 克	荆芥穗 10 克
炙甘草 6 克			

【方　解】　方中高良姜温中散寒止痛；香附理气活血，与高良姜配伍温通并行，气血同调，共为君药。胃腑以通为用，木香、陈皮、枳壳、厚朴行气消胀、化湿和胃，共为臣药。紫苏叶、荆芥穗疏散风寒，解在表之寒邪，为佐药。炙甘草合高良姜辛甘化阳，并调和诸药，为使药。本方温中散寒与解表散寒合用，可两解表里。

【加　减】　①恶寒发热，头痛身痛，加防风 9 克，白芷 9 克，淡豆豉 9 克。②兼夹食滞者，加枳实 12 克，炒莱菔子 15 克，焦三仙各 10 克。③心下痞满者，加法半夏 9 克，瓜蒌 10 克。

【处方2】　五积散(《太平惠民和剂局方》)加减。

干姜 6 克	桂枝 6 克	法半夏 9 克	苍术 10 克
茯苓 15 克	陈皮 10 克	厚朴 10 克	白芷 10 克
炙麻黄 6 克	当归 10 克	川芎 10 克	白芍 15 克
桔梗 10 克	莱菔子 10 克	鸡内金 10 克	炒神曲 10 克
甘草 6 克			

【方　解】　方中干姜、桂枝温中祛寒，祛中焦寒积，为君药；茯苓、苍术、厚朴、陈皮、法半夏燥湿化痰行气，消气积、痰积，共为臣药。桂枝、炙麻黄、白芷散寒解表，散在表之寒积；川芎、当归、白芍理气和血，祛血积，白芍配桂枝，且倍桂枝，取桂枝加芍药汤之义，可缓急止痛；鸡内金、莱菔子、炒神曲消食化积，莱菔子、桔梗宣降肺胃之气，共为佐药。炙甘草调和诸药，为使药。全方散寒积、化食积、行气积、祛血积、消痰积。

【加　减】　①表寒轻者，去炙麻黄、桂枝，加防风 10 克。②干呕吐酸者，去当归、白芍、川芎，加吴茱萸 3 克，生姜 10 克，煅瓦楞子 20 克。③腹痛便秘者，加生大黄 6 克，炒槟榔 10 克。

【处方3】　胃风汤(《太平惠民和剂局方》)加减。

党参 15 克	炒白术 15 克	茯苓 15 克	干姜 6 克
桂枝 6 克	炒白芍 10 克	川芎 9 克	当归 10 克
葛根 6 克	防风 6 克		

【方　解】　方中党参健脾益气，使中焦之气充盛，则风冷不能入客，为君药。炒白术、茯苓健脾益气，茯苓淡渗利湿，干姜、桂枝辛温祛寒，与党参配伍，共奏健脾温中之功，共为臣药。脾虚则肝旺，且久泻伤阴，肝血不足，肝气更易亢而乘脾，故以炒白芍、川芎、当归养血以和肝，共为佐药。风能胜湿，故配伍葛根、防风，以升阳止泻、祛风胜湿，为使药。

【加　减】　①短气乏力，气虚明显者，加黄芪 15 克，山药 15 克。②中焦虚寒，腹痛肠鸣，加伏龙肝(先煎取汁)30 克，吴茱萸 3 克。③脾虚肝旺，两胁胀痛者，去葛根，加川楝子 9 克，夏枯草 10 克。

3. 饮食伤胃证

【表　现】 伤食胃痛,脘腹饱胀,厌食拒按,嗳腐酸臭,恶心欲吐,吐后症轻,大便不爽,矢气酸臭,舌苔厚腻,脉弦滑。

【治　法】 消食导滞,下气宽中。

【处方1】 枳实导滞丸(《内外伤辨惑论》)合保和丸(《丹溪心法》)加减。

枳实 15 克	炒莱菔子 10 克	焦槟榔 10 克	姜厚朴 9 克
大黄(后下)6 克	半夏曲 6 克	焦山楂 10 克	焦麦芽 10 克
焦神曲 10 克	醋莪术 6 克		

【方　解】 六腑以通为用,水谷入口,则胃实而肠虚;食下,则肠实而胃虚。若饮食积滞,脾胃升降失司,宿食为患,其治疗"损谷则愈",方选枳实导滞丸合保和丸加减。方中枳实理气通腑,和降胃气,故重用为君药。炒莱菔子消积化食和胃,焦槟榔、姜厚朴,行气通腑,大黄"消积化食……推陈致新",半夏曲消痞散结,共为臣药。焦山楂、焦神曲、焦麦芽,芳香醒脾,消积化食,为佐药。醋莪术既能消积化食,又能活血行滞,使气血流通,则积滞易行,故少用为使药。

【加　减】 ①恶寒发热者,加广藿香 12 克,紫苏叶 9 克,荆芥穗 9 克。②呕恶呃逆者,加橘皮 6 克,生姜 3 克,旋覆花(包煎)10 克。③大便秘结者,加皂角子 6 克,牵牛子 6 克。

【处方2】 越鞠丸(《丹溪心法》)加减。

炒神曲 10 克	焦槟榔 10 克	莱菔子 10 克	炒苍术 10 克
厚朴 10 克	川芎 6 克	醋香附 6 克	炒栀子 6 克

【方　解】 方中炒神曲化食消积,为君药。焦槟榔、莱菔子化食和胃,行气通腑,重在通降阳明;炒苍术、厚朴燥湿醒脾,理气和胃,重在运化太阴,四药合用,脾胃同调,共为臣药。川芎、香附理气和血,使气血运行无滞,以助中焦运化,为佐药。食积则气滞,气滞则化热,炒栀子清解郁热,为使药。

【加　减】 ①情志不畅者,加合欢花 20 克,柴胡 10 克。②嗳腐吞酸者,加酒大黄 6 克,炒枳实 10 克。③大便黏滞者,加黄连 6 克,金钱草 10 克。④胸闷者,加瓜蒌 15 克,檀香 6 克。

【处方3】 沉香化滞丸(《万病回春》)加减。

沉香粉(冲服)3 克	炒槟榔 9 克	炒山楂 10 克	炒枳实 10 克
陈皮 10 克	木香 6 克	炒牵牛子 6 克	酒大黄 6 克
醋莪术 6 克	醋三棱 6 克	醋香附 10 克	炙甘草 6 克

【方　解】 方中沉香辛温,性善沉潜上逆之气,主"心腹痛""调中""和脾胃",

用以芳香醒脾,降逆和胃,为君药。炒槟榔、焦山楂化食消积,木香、陈皮、炒枳实行气消胀,四药共为臣药。炒牵牛子、酒大黄清热通腑,消积导滞,使郁滞之邪有出路;醋莪术、醋三棱、醋香附活血理气,使气血周流,促进中焦运化,上药共为佐药。炙甘草缓和诸药攻伐之性,调和诸药,为使药。

【加　减】　①郁热明显者,加连翘 6 克,炒栀子 6 克。②平素中焦阳虚者,去牵牛子,加干姜 6 克,砂仁(后下)6 克。③嗜酒者,加枳椇子 10 克,葛花 6 克。

4. 湿热阻胃证

【表　现】　胃脘热痛,胸脘痞满,口苦口黏,头身重着,纳呆嘈杂,肛门灼热,大便不爽,小便不利,舌苔黄腻,脉滑数。

【治　法】　清化湿热,理气和胃。

【处方1】　连朴饮(《霍乱论》)加减。

黄连 10 克	栀子 6 克	滑石(包煎)20 克	厚朴 12 克
石菖蒲 10 克	法半夏 9 克	广藿香(后下)10 克	陈皮 10 克
茯苓 15 克			

【方　解】　方中黄连善清中焦湿热,清热燥湿为君药。栀子清三焦湿热,同黄连合用加强清热燥湿之力;滑石清热利湿,导热从小便而出;"治湿先行气,气行则湿去",厚朴苦温化湿,芳香醒脾以运湿,三者共为臣药。石菖蒲、广藿香芳香化浊醒脾,法半夏化湿和胃消痞,陈皮燥湿健脾,理气和胃,共为使药。三者同厚朴苦温燥湿,黄连、栀子清热燥湿,两组药寒温共济,避免苦寒郁遏、苦温助热。茯苓淡渗健脾利湿,为使药。

【加　减】　①湿重者,加薏苡仁 15 克,佩兰 12 克,荷叶 9 克。②热重者,加黄芩 10 克,寒水石 20 克。③恶心干呕者,法半夏改姜半夏,加竹茹 10 克,芦根 15 克。

【处方2】　菖蒲郁金汤(《温病全书》)加减。

石菖蒲 10 克	郁金 9 克	竹沥 10 克	胆星 6 克
炒栀子 10 克	连翘 6 克	黄连 6 克	鲜竹叶 10 克
牡丹皮 10 克	灯心草 3 克	通草 6 克	

【方　解】　菖蒲配郁金,芳香开窍,共为君药。竹沥、胆星豁痰开窍醒神;炒栀子、连翘、黄连、竹叶清热解毒,上药尤善入心经以清心安神,共为臣药。牡丹皮活血凉血,灯心草清心通窍,通草通络利湿,导热下行,共为佐药。紫金锭化痰开窍,辟秽解毒,为使药。

【加　减】　①胸闷、纳呆,舌苔腻,加薏苡仁 20 克,六一散(包煎)20 克,白豆蔻 10 克。②热扰心神,见烦躁不安、神昏谵语者,加天竺黄 10 克,莲子心 3 克。

③胸腹灼热,四肢厥冷等热厥者,加黄芩 10 克,水牛角(先煎)60 克。

【处方 3】 三仁汤(《温病条辨》)加减。

杏仁 9 克	生薏苡仁 20 克	白蔻仁 10 克	滑石(包煎)20 克
通草 3 克	竹叶 10 克	半夏 9 克	厚朴 10 克
荷叶 15 克	炒神曲 10 克		

【方　解】 方中杏仁宣利上焦肺气,通调水道,气行则湿化;白蔻仁芳香化湿,行气宽中醒脾;薏苡仁甘淡性寒,渗湿利水而健脾,使湿热从下焦而去。三仁配伍,分消三焦,是为君药。滑石、通草、竹叶甘寒淡渗,加强君药利湿清热之功,是为臣药。半夏、厚朴行气化湿,散结除满;荷叶芳香醒脾,轻清宣化,是为佐药。"无形之湿每藉有形之质以为附",故方中加炒神曲消积化滞,使无形之湿无以附着,为使药。

【加　减】 ①湿温初起,卫分症状较明显者,加藿香(后下)6 克,香薷 6 克。②寒热往来者,加青蒿 10 克,草果 9 克。③中焦湿热盛者,加黄连 6 克,荷叶 10 克。

【处方 4】 半夏泻心汤(《伤寒论》)加减。

姜半夏 9 克	黄连 6 克	黄芩 10 克	茵陈 10 克
冬瓜仁 10 克	太子参 6 克	芦根 10 克	甘草 6 克

【方　解】 方中半夏燥湿行气、散结消痞、降逆止呕,为君药;黄芩、黄连苦寒燥湿,茵陈、冬瓜仁清热利湿,共为臣药。太子参甘凉益胃,益气养阴,而无甘温助火之弊;芦根清利湿热,和胃降逆,共为佐药,甘草调和诸药,为使药。

【加　减】 ①中焦素有虚寒者,加乌药 6 克,砂仁(后下)6 克。②心下痞满明显者,加干姜 6 克,枳实 15 克。③湿浊阻滞较重者,加白豆蔻(后下)6 克,炒苍术 10 克。

5. 瘀血停胃证

【表　现】 胃痛如刺,痛久拒按,痛处不移,入夜痛甚,痛彻胸背,食后痛重,呕血黑便,舌底脉络紫暗,舌质暗红或有瘀斑,脉弦涩。

【治　法】 活血化瘀,理气和胃。

【处方 1】 丹参饮(《时方歌括》)合失笑散(《太平惠民和剂局方》)加减。

丹参 15 克	生蒲黄(包煎)10 克	炒五灵脂 10 克	檀香 5 克
砂仁(后下)6 克	枳实 10 克	白芍 15 克	炙甘草 6 克

【方　解】 "一味丹参,功同四物",方中丹参活血兼能养血,为君药。五灵脂苦咸甘温,功擅通利血脉,散瘀止痛;蒲黄甘平,行血消瘀,共收化瘀止痛之功;"气

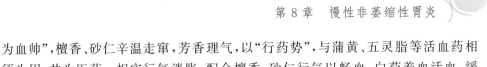

为血帅",檀香、砂仁辛温走窜,芳香理气,以"行药势",与蒲黄、五灵脂等活血药相须为用,共为臣药。枳实行气消胀,配合檀香、砂仁行气以畅血,白芍养血活血,缓急止痛,与枳实合用,取枳实芍药散行气活血之义,共为佐药。炙甘草甘以缓急,调和诸药,为使药。

【加　减】　①瘀久化热者,加牡丹皮 10 克,炒栀子 10 克。②寒凝经脉者,加桂枝 6 克,干姜 6 克。③郁热伤阴者,加麦冬 10 克,石斛 10 克。

【处方 2】　活络效灵丹(《医学衷中参西录》)加减。

丹参 10 克	当归 10 克	乳香 6 克	没药 6 克
醋青皮 10 克	木香 10 克	桂枝 3 克	

【方　解】　方中当归、丹参活血化瘀,通络止痛,兼以养血,为君药;乳香、没药配伍丹参、当归以增强活血行气,功擅消肿定痛,为臣药。醋青皮、木香行气止痛,且气行则血行,与活血药相须为用,共为佐药。桂枝辛温,稍用桂枝以温通经脉,引活血行气药直达病所,为使药。

【加　减】　①气虚者,加黄芪 10 克,党参 10 克。②郁热者,去桂枝,加郁金 10 克,牡丹皮 10 克,连翘 10 克。③阳气不足者,加桂枝至 10 克。

【处方 3】　血府逐瘀汤(《医林改错》)加减。

桃仁 9 克	红花 10 克	当归 10 克	生地黄 15 克
牛膝 10 克	川芎 10 克	赤芍 10 克	柴胡 6 克
枳壳 10 克	香附 10 克	桔梗 6 克	甘草 6 克

【方　解】　方中桃仁破血行滞而润燥,红花活血化瘀以止痛,共为君药。赤芍、川芎助君药活血祛瘀;牛膝活血通经,祛瘀止痛,引血下行,共为臣药。生地黄、当归养血益阴,清热活血;香附为"气中血药",行气活血兼能疏肝;桔梗、枳壳合用,升降相因,宽胸行气;柴胡疏肝解郁,升达清阳,与桔梗、枳壳同用,理气行滞,使气行则血行,以上合为佐药。桔梗并能载药上行,兼有使药之用;甘草调和诸药,亦为使药。

【加　减】　①久痛入络者,加全蝎 6 克,地龙 6 克。②气机郁滞较重者,加川楝子 9 克,香附 10 克,青皮 10 克。③胁下有痞块者,加丹参 15 克,䗪虫 6 克,牡蛎(先煎)30 克。④血瘀日久化热者,加酒大黄 6 克,炒栀子 6 克。

【处方 4】　金铃子散(《太平圣惠方》)合柴胡疏肝散(《景岳全书》)加减。

延胡索 10 克	川芎 10 克	香附 10 克	赤芍 10 克
牡丹皮 10 克	青皮 6 克	川楝子 9 克	柴胡 10 克
枳壳 10 克	炙甘草 6 克		

【方　解】　方中延胡索、川芎活血止痛,为君药。香附、赤芍、牡丹皮活血止

痛,兼能疏肝清热,共为臣药。青皮、柴胡、枳壳疏肝理气,川楝子疏肝理气止痛,上药共为佐药。炙甘草甘能缓中,调和诸药,为使药。

【加　减】　①胁下胀痛,加旋覆花(包煎)10克,茜草10克。②平素脾胃素虚者,加党参10克,炒白术10克。③久痛入络者,加九香虫6克,土鳖虫6克。④情志抑郁者,加合欢花30克,郁金10克。

6. 脾胃虚寒证

【表　现】　胃凉隐痛,喜按喜热,得食痛减,遇冷痛重,纳少便溏,畏寒肢冷,餐后饱胀,口淡流涎,舌淡有齿痕,舌苔薄白,脉沉细迟。

【治　法】　益气健脾,温胃止痛。

【处方1】　黄芪建中汤(《金匮要略》)合理中汤(《伤寒论》)加减。

炙黄芪15克	桂枝10克	干姜10克	党参12克
炒白术12克	白芍15克	延胡索12克	大枣15克
炙甘草10克			

【方　解】　方中黄芪补中益气,桂枝温阳散寒,二者共为君药。干姜辛温,功善温脾散寒;党参、炒白术健脾益气;白芍与桂枝配伍调和营卫,且能缓急止痛,上药共为臣药。延胡索活血止痛,为佐药。大枣、炙甘草合桂枝、干姜辛甘化阳,缓急止痛,为使药。

【加　减】　①泛吐清水痰涎者,加陈皮6克,姜半夏9克,茯苓12克。②兼嘈杂反酸者,加海螵蛸15克,煅瓦楞子15克,吴茱萸3克。③脾阳虚甚者,去桂枝,加附子(先煎)9克,肉桂3克。

【处方2】　厚朴温中汤(《内外伤辨惑论》)加减。

干姜10克	草豆蔻10克	厚朴10克	砂仁(后下)6克
木香6克	茯苓10克	生姜6克	炙甘草6克

【方　解】　方中干姜温中散寒,为君药。中焦虚寒,运化失司,湿浊内蕴,易阻滞气机,故以草豆蔻、厚朴、砂仁温中行气,化湿和胃,共为臣药。木香行气和胃,茯苓健脾利湿,生姜温中止呕,合干姜以温散脾胃虚寒,上药共为佐药。炙甘草甘能补脾,合干姜、生姜辛甘化阳,调和诸药,为使药。

【加　减】　①胃脘痛甚者,加桂枝6克,高良姜6克,白芍10克。②兼有肾阳不足者,加炮附子(先煎)6克,肉桂6克。③兼身重肢肿者,加大腹皮10克,泽泻10克。

【处方3】　当归四逆汤加吴茱萸生姜汤(《伤寒论》)加减。

生姜10克	吴茱萸3克	桂枝6克	当归10克
白芍15克	党参10克	小茴香6克	大枣10克
炙甘草6克			

【方　解】　中焦虚寒兼有血虚者,宜温中祛寒兼养血。方中生姜、吴茱萸温中散寒止痛,为君药。桂枝温通经脉,与白芍调和营卫,白芍倍桂枝取小建中汤之义;当归、白芍养血温经,党参健脾益气,气血双补,三者共为臣药。小茴香温中散寒,理气止痛;大枣甘以补脾,甘以缓急止痛,二者共为佐药。炙甘草、大枣与生姜、吴茱萸、桂枝等辛温药配伍,辛甘化阳,缓急止痛,为使药。

【加　减】　①脾气亏虚较著者,加炙黄芪 15 克。②手足不温,肢体麻木,加细辛 3 克,通草 6 克。③虚寒较重者,去生姜,加干姜 10 克,乌药 6 克。④小便清长者,加益智仁 15 克,覆盆子 6 克。

【处方4】　小温中丸(《丹溪心法》)加减。

| 干姜 10 克 | 乌药 10 克 | 丁香 6 克 | 砂仁(后下)6 克 |
| 茯苓 10 克 | 半夏 9 克 | 陈皮 10 克 | 炙甘草 6 克 |

【方　解】　方中干姜温中散寒,为君药。乌药、丁香、砂仁辛香走窜,温中醒脾,理气和胃,为臣药。茯苓健脾利湿,半夏消痞散结,配伍陈皮燥湿化痰,和降胃气,三者共为佐药。炙甘草补益脾胃,调和诸药,为使药。

【加　减】　①短气乏力,加党参 15 克,炒白术 15 克。②寒湿较重者,加炒苍术 15 克,草果 6 克。

7. 胃阴亏虚证

【表　现】　胃热隐痛,口干舌燥,大便干燥,手足心热,纳呆干呕,似饥不食,舌红少津,裂纹无苔,脉细数。

【治　法】　养阴生津,益胃止痛。

【处方1】　益胃汤(《温病条辨》)合芍药甘草汤(《伤寒论》)加减。

麦冬 20 克	生地黄 15 克	沙参 15 克	玉竹 10 克
白芍 10 克	川楝子 9 克	佛手 10 克	木瓜 10 克
甘草 6 克			

【方　解】　胃阴不足,胃络失养,虚火灼络,发为胃痛。麦冬滋阴养胃,重用为君药。"热邪不燥胃阴,必耗肾液",胃阴虚日久易损及肾阴,故以生地黄滋养胃肾,使先后天化源不绝;玉竹、北沙参甘凉,滋养肺胃之阴,滋而不腻,同生地黄共为臣药。"阳明胃土已虚,厥阴肝风振动",胃阴亏虚,肝气乘之,治以"泄肝安胃",白芍、木瓜,滋阴柔肝,缓急止痛;川楝子疏肝理气,佛手疏肝和胃,三者共为佐药。炙甘草甘能缓中,调和诸药,为使药。

【加　减】　①灼痛嘈杂反酸者,加黄连 6 克,吴茱萸 1 克。②肝火伤阴者,加牡丹皮 10 克,栀子 10 克,石斛 15 克。③阴虚伴有气虚者,加太子参 10 克,酒黄精 10 克。

【处方2】 一贯煎(《柳州医话》)加减。

生地黄 20 克	沙参 10 克	麦冬 10 克	石斛 15 克
枸杞子 10 克	栀子 10 克	黄连 6 克	瓦楞子 20 克
川楝子 6 克			

【方　解】 方中重用生地黄滋阴养血,滋水涵木,为君药。枸杞养血滋阴柔肝;沙参、麦冬滋养肺胃,养阴生津,意在佐金平木,扶土制木,共为臣药。栀子清肝经之热,黄连清心、胃之热,苦以通降,泄肝以通降肺胃之气;瓦楞子重镇降逆,制酸止痛,三者共为佐药。少量川楝子,疏肝泄热,理气止痛,复其条达之性,为使药。

【加　减】 ①大便秘结者,加生大黄(后下)10 克,瓜蒌仁 20 克。②自汗盗汗者,加地骨皮 10 克,银柴胡 10 克。③痰多者,加川贝母 10 克,鱼腥草 10 克。④烦热而渴者,加知母 10 克,石膏(先煎)20 克。

【处方3】 沙参麦冬汤(《温病条辨》)合百合地黄汤(《金匮要略》)加减。

麦冬 15 克	沙参 10 克	生地黄 15 克	百合 15 克
牡丹皮 10 克	白薇 10 克	扁豆 10 克	青皮 10 克
香橼 10 克	生甘草 6 克		

【方　解】 方中麦冬滋阴益胃,为君药。沙参滋养肺胃之阴,生地黄滋养胃肾之阴,百合不但能滋养心肺,还可清心除烦,三者能兼顾上中下三焦,共为臣药。牡丹皮清血分郁热,白薇清气分虚热,与诸滋阴药合用"补而兼清",标本兼治;扁豆甘淡补脾,青皮、香橼理气和胃疏肝,使滋阴而无碍脾之弊,同牡丹皮、白薇共为佐药。生甘草调和诸药,兼能清热,为使药。

【加　减】 ①饥不欲食者,加炒栀子 6 克,胡黄连 6 克。②心烦失眠者,加酸枣仁 20 克,栀子 10 克,珍珠母(先煎)20 克。③胁痛者,加延胡索 10 克,白芍 15 克。

【处方4】 玉女煎(《景岳全书》)加减。

石膏(先煎)20 克	知母 10 克	生地黄 15 克	麦冬 10 克
天花粉 10 克	黄连 10 克	牛膝 10 克	

【方　解】 方中石膏辛寒,清胃中伏火,为君药。生地黄甘凉,滋肾育阴,兼清虚热;知母苦寒,既能清胃热而止烦渴,又可滋养肾阴,二者共为臣药;黄连清心,泻南补北,苦以坚阴;麦冬微苦甘寒,滋养胃肾阴津,且可清心除烦;天花粉能滋养肺胃之阴,又可散结消肿止痛,三者共为佐药。牛膝导热引血下行,且补肝肾,为佐使药。

【加　减】 ①火盛者,加山栀子 10 克,地骨皮 10 克。②大便秘结者,加生大黄(后下)6 克。③血分热盛,齿衄出血者,加紫草 30 克,仙鹤草 30 克。

二、中成药治疗

1. 安中片

【药物组成】　桂枝、延胡索(醋制)、牡蛎(煅)、小茴香、高良姜、砂仁、甘草。

【功能主治】　温中散寒,理气止痛,和胃止呕。用于阳虚胃寒所致的胃痛。症见胃痛绵绵,畏寒喜暖,泛吐清水,神疲肢冷,慢性胃炎、胃及十二指肠溃疡见上述症候者。

【临床应用】　慢性非萎缩性胃炎辨证为脾胃虚寒者可用安中片。症见胃痛绵绵,畏寒喜暖,泛吐清水,神疲肢冷,舌淡,苔白,脉沉细。

【用量用法】　片剂,每片重 0.2 克。一次 2～3 片,一日 3 次,口服。

【注意事项】　急性胃炎、出血性溃疡禁用。

2. 荜铃胃痛颗粒

【药物组成】　荜澄茄、川楝子、醋延胡索、酒大黄、黄连、吴茱萸、醋香附、香橼、佛手、海螵蛸、煅瓦楞子。

【功能主治】　行气活血,和胃止痛。用于气滞血瘀所致的胃脘痛;慢性胃炎见有上述证候者。

【临床应用】　慢性非萎缩性胃炎辨证为气滞血瘀可用荜铃胃痛颗粒。症见胃炎疼痛,多为刺痛,夜间明显,两胁胀痛,嗳气吞酸,口唇紫暗,舌暗红,苔薄白或薄黄,脉细涩。

【用量用法】　颗粒剂,每袋装 5 克。一次 5 克,一日 3 次,开水冲服。

【注意事项】　①孕妇禁用;②饮食宜清淡,忌食辛辣、生冷、油腻食物;③忌情绪激动及生闷气;④不宜在服药期间同时服用滋补性中药。

3. 柴胡舒肝丸

【药物组成】　茯苓、麸炒枳壳、酒白芍、甘草、豆蔻、醋香附、陈皮、桔梗、姜厚朴、炒山楂、防风、炒六神曲、柴胡、黄芩、薄荷、紫苏梗、木香、炒槟榔、醋三棱、酒大黄、炒青皮、当归、姜半夏、乌药、醋莪术。

【功能主治】　疏肝理气,消胀止痛。主治肝气不舒,胸胁痞闷,食滞不消,呕吐酸水。

【临床应用】　慢性非萎缩性胃炎辨证为肝胃不和、饮食积滞者可用柴胡舒肝丸治疗。症见胃脘胀痛,胸胁痞闷,食滞不消,呕吐酸水,舌淡,苔白腻,脉弦滑。

【用量用法】　大蜜丸,每丸重 10 克。一次 1 丸,一日 2 次,口服。

【注意事项】 ①忌生冷及油腻难消化的食物;②服药期间要保持情绪乐观,切忌生气恼怒。

4. 沉香舒气丸

【药物组成】 木香、砂仁、沉香、青皮(醋炙)、厚朴(姜炙)、香附(醋炙)、乌药、枳壳(去瓤麸炒)、草果仁、豆蔻、片姜黄、郁金、延胡索(醋炙)、五灵脂(醋炙)、柴胡、山楂(炒)、槟榔、甘草。

【功能主治】 舒气化郁,和胃止痛。用于肝郁气滞、肝胃不和引起的胃脘胀痛,两胁胀满疼痛或刺痛,烦躁易怒,呕吐吞酸,呃逆嗳气,倒饱嘈杂,不思饮食。

【临床应用】 慢性非萎缩性胃炎辨证为肝郁气滞、肝胃不和者可用沉香舒气丸治疗。症见胃脘疼痛,两胁胀满疼痛或刺痛,烦躁易怒,呕吐吞酸,呃逆嗳气,倒饱嘈杂,不思饮食,舌淡暗,苔白腻,脉弦涩。

【用量用法】 每丸重6克。一次1～2丸,一日2～3次,口服。

【注意事项】 ①忌食生冷油腻不易消化性食物;②忌情绪激动或生闷气;③不适用于脾胃阴虚,主要表现为口干、舌红少津、大便干;④孕妇慎用。

5. 附桂理中丸

【药物组成】 肉桂、附片、党参、白术(炒)、炮姜、炙甘草。

【功能主治】 补肾助阳,温中健脾。主治肾阳衰弱,脾胃虚寒,脘腹冷痛,呕吐泄泻,四肢厥冷。

【临床应用】 慢性非萎缩性胃炎辨证为肾阳衰弱、脾胃虚寒者可用桂附理中丸治疗。症见脘腹冷痛,呕吐泄泻,四肢厥冷,小便清长,舌淡胖有齿痕,苔水滑,脉沉细弱。

【用量用法】 每丸重10克。一次1丸,一日2次,用姜汤或温开水送服。

【注意事项】 ①忌不易消化食物;②感冒发热病人不宜服用。

6. 猴头健胃灵胶囊

【药物组成】 猴头菌培养物、海螵蛸、延胡索(醋炙)、酒白芍、醋香附、甘草。

【功能主治】 疏肝和胃,理气止痛。主治肝胃不和,症见胃脘胁肋胀痛,呕吐吞酸;慢性胃炎、胃及十二指肠溃疡属上述证候者。

【临床应用】 慢性非萎缩性胃炎辨证为肝胃不和者可用猴头健胃灵胶囊治疗。症见胃脘胁肋胀痛,呕吐吞酸,食欲缺乏,情志不畅,舌淡暗,苔薄白,脉弦。

【用量用法】 胶囊剂,每粒装0.34克。一次4粒,一日3次,口服。

【注意事项】 ①饮食宜清淡,忌酒及辛辣、生冷、油腻食物;②忌愤怒、忧郁,保持心情舒畅。

7. 理中丸

【药物组成】　人参、干姜、白术、甘草。

【功能主治】　温中散寒，健脾止痛。用于急慢性胃肠炎、胃及十二指肠溃疡、胃痉挛、胃下垂、胃扩张、慢性结肠炎等属脾胃虚寒者。

【临床应用】　慢性非萎缩性胃炎辨证为脾胃虚寒者可用理中丸治疗，症见胃脘疼痛，得温觉舒，口淡乏味，餐后痞满，大便溏薄。舌淡胖有齿痕，苔白，脉沉细弱；慢性非萎缩性胃炎见上述症候者。

【用量用法】　丸剂，每丸重9克。一次1丸，一日2次，口服。

【注意事项】　①饮食宜清淡，忌食辛辣、生冷、油腻食物；②有溃疡性结肠炎便脓血等慢性病史者，患泄泻后应至医院就诊；③孕妇禁用。

 8. 平安丸

【药物组成】　木香、丁香、母丁香、沉香、香附(醋炙)、砂仁、青皮(醋炙)、陈皮、枳实等。

【功能主治】　疏肝理气，和胃止痛。用于肝气犯胃引起的胃痛，胁痛，吞酸倒饱，呃逆，脘腹胀满。

【临床应用】　慢性非萎缩性胃炎辨证为肝气犯胃者可用平安丸治疗。症见胃脘疼痛，胁痛，吞酸倒饱，呃逆，脘腹胀满，舌淡，苔白，脉弦滑。

【用量用法】　每丸重6克。一次2丸，一日2～3次，口服。

【注意事项】　①忌食生冷油腻不易消化食物；②忌情绪激动或生闷气；③不适用于脾胃阴虚，主要表现为口干，舌红少津，大便干。

 9. 气滞胃痛颗粒

【药物组成】　柴胡、延胡索(炙)、枳壳、香附(炙)、白芍、甘草(炙)。

【功能主治】　舒肝理气，和胃止痛。用于肝郁气滞，胸痞胀满，胃脘疼痛。

【临床应用】　慢性非萎缩性胃炎辨证为肝郁气滞者可用气滞胃痛颗粒治疗。症见胸痞胀满，胃脘疼痛，嗳气吞酸，大便不爽，舌暗红，苔薄白，脉弦。

【用量用法】　无糖颗粒剂，每袋装2.5克。一次5克，一日3次，开水冲服。

【注意事项】　①饮食宜清淡，忌酒及辛辣、生冷、油腻食物；②忌愤怒、忧郁，保持心情舒畅。

 10. 舒肝止痛丸

【药物组成】　柴胡、当归、白芍、赤芍、白术(炒)、香附(醋制)、郁金、延胡索(醋制)、川楝子、木香、半夏(制)、黄芩、川芎、莱菔子(炒)。

【功能主治】 舒肝理气,和胃止痛。用于肝胃不和,肝气郁结,胸胁胀满,呕吐酸水,脘腹疼痛。

【临床应用】 慢性非萎缩性胃炎辨证为肝气郁结、肝胃不和者可用疏肝止痛丸治疗。症见胸胁胀满,呕吐酸水,脘腹疼痛,情志抑郁,善太息,舌暗红,苔薄黄,脉弦。

【用量用法】 丸剂,每100粒重12克。一次4~4.5克,一日2次,口服。

【注意事项】 服药期间忌气怒,忌食生冷油腻不消化之食物。

11. 三九胃泰胶囊

【药物组成】 三桠苦、九里香、黄芩、两面针、木香、茯苓、白芍、地黄。

【功能主治】 清热燥湿,行气活血,柔肝止痛,理气健脾。用于上腹隐痛,饱胀,反酸,恶心,呕吐,纳减,心口嘈杂。

【临床应用】 慢性非萎缩性胃炎辨证为湿热内蕴、气滞血瘀、气阴两虚者可用三九胃泰胶囊治疗。症见上腹隐痛,饱胀,反酸,恶心,呕吐,纳减,心口嘈杂,舌暗红,苔黄腻少津,脉弦细。

【用量用法】 胶囊剂,每粒装0.5克。一次2~4粒,一日2次,口服。

【注意事项】 ①忌食辛辣刺激性食物;②忌情绪激动或生闷气。

12. 胃得安片

【药物组成】 白术、苍术、神曲、泽泻、川芎、海螵蛸、草豆蔻、莱菔子、陈皮(制)、瓜蒌、槟榔、甘草、马兰草、绿衣枳实、麦芽、姜半夏、茯苓、黄柏、山姜子、黄芩、干姜、香附(制)、厚朴、木香、紫河车。

【功能主治】 理气和胃,制酸止痛。用于胃溃疡,十二指肠溃疡,急、慢性胃炎,消化不良,胃肠功能紊乱等。

【临床应用】 慢性非萎缩性胃炎辨证为脾胃虚弱、气滞湿阻、郁而化热者可用胃得安片治疗。症见反酸胃灼热,食欲缺乏,口苦,身体沉重,舌淡红,苔白厚腻,脉滑。

【用量用法】 片剂,每片重0.46克。一次5片,一日3~4次,口服。

【注意事项】 ①孕妇慎用。②忌食辛辣食物。③不适用于剧烈胃痛、呕吐、黑粪者。

13. 胃尔宁片

【药物组成】 党参、天花粉、厚朴、木香、法半夏、海螵蛸、马钱子粉。

【功能主治】 健脾化湿,理气止痛。用于脾虚气滞引起的胃脘胀痛,嗳气吞酸,纳差乏力,舌淡苔白,脉沉细滑等症;可用于慢性胃炎见以上证候者。

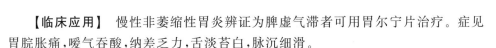

【临床应用】　慢性非萎缩性胃炎辨证为脾虚气滞者可用胃尔宁片治疗。症见胃脘胀痛,嗳气吞酸,纳差乏力,舌淡苔白,脉沉细滑。

【用量用法】　片剂,每片重 0.32 克。口服,每次 4 片,第一周每日 4 次,第二周起每日 3 次,疗程 8 周。

【注意事项】　①孕妇、20 岁以下青少年及儿童禁服;②心动过缓、偏头痛者、运动员慎用。

14. 胃苏颗粒

【药物组成】　紫苏梗、香附、陈皮、香橼、佛手、枳壳、槟榔、鸡内金(制)。

【功能主治】　理气消胀,和胃止痛。主治气滞型胃脘痛,症见胃脘胀痛,窜及两胁,得嗳气或矢气则舒,情绪郁怒则加重,胸闷食少,排便不畅及慢性胃炎见上述证候者。

【临床应用】　慢性非萎缩性胃炎辨证为肝胃不和者可用胃苏颗粒治疗。症见胃脘胀痛,窜及两胁,得嗳气或矢气则舒,情绪郁怒则加重,胸闷食少,排便不畅,舌淡,苔薄白腻,脉弦。

【用量用法】　颗粒剂,每袋装 5 克。一次 1 袋,一日 3 次,口服。

【注意事项】　①服药期间要保持情绪稳定,切勿恼怒;②少吃生冷及油腻难消化的食品。

15. 温胃舒胶囊

【药物组成】　党参,附片(黑顺片)、炙黄芪、肉桂、山药、肉苁蓉(酒蒸)、白术(清炒)、南山楂(炒)、乌梅、砂仁、陈皮、补骨脂。

【功能主治】　温补脾肾,行气止痛。主治中焦虚寒所致的胃痛,症见胃脘冷痛,腹胀嗳气,纳差食少,畏寒无力;慢性萎缩性胃炎、浅表性胃炎见上述证候者。

【临床应用】　慢性非萎缩性胃炎辨证为脾肾虚寒者可用温胃舒胶囊治疗。症见胃脘冷痛,腹胀嗳气,纳差食少,畏寒无力,腰酸肢冷,夜尿频数,舌淡胖,苔白,脉沉细弱。

【用量用法】　胶囊剂,每粒 0.4 克。一次 3 粒,一日 2 次,口服。

【注意事项】　①胃大出血禁用;②孕妇禁用。

16. 胃炎宁颗粒

【药物组成】　檀香、肉桂、甘草(蜜炙)、薏苡仁(炒)、木香(煨)、赤小豆、山楂、细辛、鸡内金、乌梅。

【功能主治】　温中醒脾,和胃降逆,芳香化浊,消导化食。用于伤食湿重引起的胃脘痛,反酸,恶心及消化不良。

【临床应用】 慢性非萎缩性胃炎辨证为寒湿中阻、饮食积滞者可用胃炎宁颗粒治疗。症见胃脘胀痛,嗳腐吞酸,食欲缺乏,泛吐清水,舌淡胖,苔白腻,脉沉紧。

【用量用法】 颗粒剂,每袋装15克。一次15克,一日3次,口服。

【注意事项】 ①忌食生冷油腻不易消化食物;②不适用于脾胃阴虚,主要表现为口干、舌红少津、大便干;③孕妇忌服。

17. 元胡止痛片

【药物组成】 延胡索、白芷。

【功能主治】 理气,活血,止痛。主气滞血瘀所致的胃痛,胁痛,头痛及痛经。

【临床应用】 慢性非萎缩性胃炎辨证为气滞血瘀者可用元胡止痛片治疗。症见胃脘疼痛,痛如针刺,固定不移,胁痛,舌暗,苔薄白,脉细涩。

【用量用法】 片剂,每片重0.25克。一次4~6片,一日3次,口服。

【注意事项】 ①饮食宜清淡,忌酒及辛辣、生冷、油腻食物;②忌愤怒、忧郁,保持心情舒畅。

18. 野苏颗粒

【药物组成】 野木瓜、白矾、陈皮、碳酸氢钠。

【功能主治】 理气调中,和胃止痛。用于气滞寒凝所致胃脘疼痛,腹胀,嗳气。

【临床应用】 慢性非萎缩性胃炎辨证为气滞寒凝者可用野苏颗粒治疗。症见胃脘疼痛,腹胀,嗳气,纳呆,舌淡,苔白腻,脉滑或紧。

【用量用法】 颗粒剂,每袋装6克。一次6克,一日3~4次,温开水冲服。

【注意事项】 ①孕妇、哺乳期妇女禁用。②肝肾功能不全及糖尿病患者禁服。③饮食宜清淡,忌食辛辣、生冷、油腻食物。④忌情绪激动及生闷气。⑤不宜在服药期间同时服用滋补性中药。⑥胃热痛者不适用,主要表现为口渴、口臭、胃中嘈杂易饥、大便秘结、甚则口腔糜烂、牙周肿痛。

19. 养胃宁胶囊

【药物组成】 人参,草豆蔻,豆蔻,香橼,香附(醋制)、五灵脂、水红花子(炒)、当归、莱菔子(炒)、大黄、甘草(炙)、土木香。

【功能主治】 调中养胃,理气止痛。用于急慢性胃炎、溃疡病、胃神经官能症。

【临床应用】 慢性非萎缩性胃炎辨证为脾虚湿盛、气滞血瘀者可用养胃宁胶囊治疗。症见胃脘嘈杂,腹胀腹痛,食欲缺乏,嗳气,胃灼热,舌淡,苔白腻,脉细。

【用量用法】 胶囊剂,每粒重0.3克。一次6粒,一日2~3次,口服。

【注意事项】　①孕妇忌服。饮食宜清淡,忌食辛辣、生冷、油腻食物;②忌情绪激动及生闷气;③不宜在服药期间同时服用滋补性中药。

 20. 养胃舒胶囊

【药物组成】　党参、陈皮、黄精(蒸)、山药、玄参、乌梅、山楂、北沙参、干姜、菟丝子、白术(炒)。

【功能主治】　滋阴养胃。用于慢性胃炎,胃脘灼热,隐隐作痛。

【临床应用】　慢性非萎缩性胃炎辨证为脾胃气阴两虚者可用养胃舒胶囊治疗。症见胃脘灼热,隐隐作痛,知饥纳少,餐后腹胀,神疲乏力,舌红,有裂纹,苔薄少,脉弦细。

【用量用法】　胶囊剂,每粒0.4克。一次3粒,一日2次,口服。

【注意事项】　①孕妇慎用;②湿热胃痛证不宜服用。

21. 阴虚胃痛颗粒

【药物组成】　北沙参、麦冬、石斛、川楝子、玉竹、白芍、甘草(炙)。

【功能主治】　养阴益胃,缓急止痛。用于胃阴不足所致的胃脘隐隐灼痛、口干舌燥、纳呆干呕;慢性胃炎见上述证候者。

【临床应用】　慢性非萎缩性胃炎辨证为胃阴不足者可用阴虚胃痛颗粒治疗。症见胃脘隐隐灼痛,口干舌燥,纳呆干呕,舌红,苔少或花剥,脉细数。

【用量用法】　无糖型颗粒剂,每袋装5克。一次10克,一日3次,开水冲服。

【注意事项】　①饮食宜清淡,忌酒及辛辣、生冷、油腻食物;②忌愤怒、忧郁,保持心情舒畅;③虚寒胃痛者不适用。

22. 仲景胃灵丸

【药物组成】　肉桂、延胡索、牡蛎、小茴香、砂仁、高良姜、白芍、炙甘草。

【功能主治】　温中散寒,健胃止痛。用于脾胃虚弱,食欲缺乏,寒凝胃痛,脘腹胀满,呕吐酸水或清水。

【临床应用】　慢性非萎缩性胃炎辨证为脾胃虚寒、气滞血瘀者可用仲景胃灵丸治疗。症见食欲缺乏,胃脘冷痛,脘腹胀满,呕吐酸水或清水,舌淡,苔白腻,脉弦紧。

【用量用法】　丸剂,每袋装1.2克。一次1.2克,一日3次,口服。

【注意事项】　①饮食宜清淡,忌酒及辛辣、生冷、油腻食物。②忌愤怒、忧郁,保持心情舒畅。

第**9**章　慢性萎缩性胃炎

　　慢性萎缩性胃炎系指不同病因引起的胃黏膜上皮反复损害导致胃固有腺体的萎缩,甚至消失。可发生肠腺上皮化生和假幽门腺化生,在增生的胃小凹和肠化上皮的基础上可发生异型增生。临床表现有胃胀、胃痛、胃灼热及消化不良症状,日久可见虚弱症状,出现消瘦、疲乏无力、精神萎靡等。

　　慢性萎缩性胃炎属中医学"胃痛""胃痞""吐酸""嘈杂"等范畴,病因有外邪犯胃、饮食伤胃、情志不畅、药物为害、久病及素体脾胃虚弱。病位在胃,而与肝、脾关系密切,也与胆、肾有关。其基本病机是胃气阻滞,胃络瘀阻,胃失所养。脾胃气虚进一步发展则成脾胃阳虚,虚则受纳与运化无权,水谷不化,聚湿生痰,痰湿郁而化热,热灼津耗阴,胃阴渐亏,日久则成胃阴亏虚之证。气虚运血无力,痰湿阻遏气机,则可导致血瘀。此外,阴津耗伤,血液黏滞,也可致血瘀。由于瘀结痰凝,本病可发展为胃痛、胃癌及血证等病。

一、辨证治疗

1. 脾胃虚寒证

　　【表　现】　胃脘隐痛,喜暖喜按,饥时痛甚,得食痛缓,脘腹痞满,泛吐清水,食欲缺乏,神疲乏力,手足不温,大便溏薄,舌质淡,苔薄白,脉虚弱。

　　【治　法】　温中健脾,益气和胃。

　　【处方1】　黄芪建中汤(《金匮要略》)加减。

黄芪20克	白芍15克	桂枝10克	炙甘草10克
生姜5克	大枣3枚	陈皮10克	高良姜6克
砂仁6克	白术15克		

　　【方　解】　脾胃阳虚,寒从中生,胃失温煦而成胃痛之证,治宜温中健脾,益气和胃。方中黄芪益气补中,为主药。白术助黄芪健脾益气,桂枝温通经脉,加强黄芪的温补之力,共为臣药。陈皮、高良姜、砂仁温中散寒;白芍、炙甘草合用则可和

里缓急以止痛,生姜、大枣调和脾胃,共为佐药。炙甘草调药和中,为使药。诸药合用,共奏温中健脾、益气和胃之功。

【加　减】　①寒象明显,胃脘冷痛较剧者,加附子(先煎)10克,干姜5克,细辛3克。②脘腹痞满者,加枳实10克,厚朴10克。③胃痛较甚者,加延胡索10克,徐长卿15克。④寒凝血瘀者,加川芎10克,当归10克,三七粉(冲服)3克。⑤泛吐清水痰涎者,加半夏9克,茯苓15克,吴茱萸3克。

【处方2】　小建中汤(《伤寒论》)加减。

饴糖30克	桂枝15克	白芍20克	生姜5克
大枣4枚	炙甘草10克	黄芪15克	木香(后下)10克
炒白术15克			

【方　解】　中焦虚寒,化源匮乏,治当补虚散寒,益气和胃。方用甘温质润之饴糖为君药,温补中焦,缓急止痛;桂枝温阳化气、温中散寒,白芍滋养胃阴、柔肝缓急,并为臣药;炙甘草甘温益气,既助饴糖益气健脾,桂枝益气温中,又合芍药酸甘化阴而益肝滋脾。生姜温胃,大枣补脾,合而升腾中焦生发之气而行津液,和营卫。甘温之黄芪、白术健脾益气、温阳散寒。木香行气健脾消食,使诸药补而不滞,共为佐药。炙甘草还可调和诸药,为使药。

【加　减】　①胃脘痛者,加延胡索10克,郁金10克,丹参15克。②神疲乏力,面色不华者,加当归10克,党参15克。③气滞者,加香附10克,佛手10克,乌药10克。

【处方3】　理中汤(《伤寒论》)加减。

| 党参15克 | 干姜6克 | 炒白术15克 | 炙甘草10克 |
| 徐长卿15克 | 荜茇6克 | 黄芪15克 | 陈皮10克 |

【方　解】　脾胃虚寒,治当补虚散寒,理气止痛。方用党参、白术健脾益气以治脾胃之虚,黄芪加强益气之力。干姜温中,徐长卿、荜茇温中散寒,和胃止痛。陈皮理气和胃,炙甘草甘温益气,又和诸药。

【加　减】　①胃脘痛甚者,加延胡索10克,三七粉(冲服)6克。②神疲乏力,面色不华者,加当归10克,枸杞子15克。③气滞者,加香附10克,佛手10克,乌药10克。④伴有肾阳虚而有膝冷痛者,加附子(先煎)10克。

【处方4】　自拟方。

太子参30克	干姜6克	炒白术15克	益智仁15克
炙黄芪15克	砂仁(后下)6克	山药15克	陈皮10克
炙甘草10克			

【方　解】　本处方适合于脾胃虚寒证。脾胃虚寒,治当补虚散寒,理气止痛。

方用太子参、白术健脾益气以治脾胃之虚,炙黄芪加强益气之力。干姜温中,砂仁、陈皮理气和胃。益智仁、山药健脾益肾,炙甘草甘温益气,又和诸药。

【加　减】　①胃脘痛甚者,加延胡索 10 克,三七粉(冲服)6 克。②神疲乏力,面色不华者,加当归 10 克,党参 15 克。③肾阳虚明显而有腰膝冷痛者,加制附子(先煎)10 克。

2. 肝胃气滞证

【表　现】　胃脘胀满或胀痛,痛连胁肋,每因情绪因素诱发或加重,嗳气频作,嗳气、矢气则痛舒,善太息,胸闷不舒,大便不畅,舌质淡红,舌苔薄白,脉弦。

【治　法】　疏肝解郁,理气和胃。

【处方 1】　柴胡疏肝散(《景岳全书》)加减。

柴胡 15 克	白芍 15 克	枳壳 10 克	甘草 10 克
醋香附 10 克	佛手 10 克	川芎 10 克	陈皮 6 克
白术 15 克	鸡内金 10 克		

【方　解】　情志不遂,木失条达,则致肝气郁结,经气不利,故见胁肋疼痛;横逆犯胃,致胃气壅滞,胃失和降,则胃脘胀满,嗳气频作,治宜疏肝解郁,理气和胃。方中柴胡为君疏肝解郁。香附理气疏肝而止痛,川芎活血行气以止痛,二药相合,助柴胡疏肝解郁,并增行气活血止痛之效,共为臣药。白术、鸡内金健脾和胃,补脾实土以御肝侮,陈皮、枳理气行滞,白芍、甘草养血柔肝,缓急止痛,同时可防诸药之升散而耗伤阴血之弊,均为佐药。甘草调和诸药,为使药。

【加　减】　①胁肋胀甚者,加青皮 10 克,郁金 10 克。②胃脘胀痛甚者,加川楝子 9 克,山楂 10 克,神曲 10 克。③气滞血瘀明显者,加生蒲黄(包煎)10 克,醋五灵脂 10 克,三七粉(冲服)3 克。④反酸水者,加黄连 6 克,制吴茱萸 1 克,海螵蛸 15 克,浙贝母 10 克。⑤肝郁化火者,加黄芩 10 克,蒲公英 10 克。⑥失眠焦虑者,加酸枣仁 30 克,合欢花 30 克。

【处方 2】　逍遥散(《太平惠民和剂局方》)加减。

柴胡 15 克	当归 15 克	陈皮 6 克	佛手 10 克
白芍 15 克	茯苓 15 克	白术 15 克	香橼 10 克
延胡索 10 克	炙甘草 10 克		

【方　解】　方中柴胡疏肝解郁,使肝气条达,为君药。佛手、香橼疏肝理气,加强柴胡疏肝之力,为臣药。延胡索活血行气止痛;白芍养血敛阴,柔肝缓急;当归养血和血,归、芍与柴胡同用,意在补肝阴,和肝血,调肝气;白术、茯苓、甘草健脾益气和胃,以实脾土,共为佐药。甘草尚能调和诸药,兼为使药。

【加　减】　①肝郁气滞较甚者,加香附 10 克,郁金 10 克。②大便干硬者,加

虎杖 15 克,火麻仁 30 克。③气郁化火者,加牡丹皮 10 克,栀子 10 克。

【处方3】　自拟方。

柴胡 15 克	白芍 15 克	枳实 10 克	甘草 10 克
香橼 10 克	佛手 10 克	姜半夏 9 克	陈皮 6 克
白术 15 克	鸡内金 10 克		

【方　解】　情志不遂,木失条达,则致肝气郁结,经气不利,治宜疏肝解郁,理气和胃。方中柴胡为君疏肝解郁。香橼、佛手助柴胡疏肝解郁,共为臣药。白术、鸡内金健脾和胃,补脾实土以防肝侮,陈皮、枳实理气行滞,姜半夏和胃降逆,白芍、甘草养血柔肝,缓急止痛,同时可防诸药之升散而耗伤阴血,均为佐药。甘草调和诸药,为使药。

【加　减】　①胁肋胀甚者,加青皮 10 克,郁金 10 克。②食欲欠佳者,加山楂 10 克,神曲 10 克。③气滞血瘀明显者,加生蒲黄(包煎)10 克,醋五灵脂 10 克,三七粉(冲服)3 克。④反酸水者,加海螵蛸 15 克,浙贝母 10 克。⑤肝郁化火者,可酌加黄芩 10 克,蒲公英 10 克。⑥大便秘结者,加火麻仁 30 克,虎杖 15 克。

3. 肝胃郁热证

【表　现】　胃脘饥嘈不适或灼痛,嘈杂反酸,口干口苦,心烦易怒,大便干燥,舌质红,苔黄,脉弦或弦数。

【治　法】　疏肝泻热,和胃止痛。

【处方1】　化肝煎(《景岳全书》)合左金丸(《丹溪心法》)加减。

柴胡 10 克	赤芍 10 克	青皮 10 克	陈皮 10 克
浙贝母 15 克	牡丹皮 10 克	栀子 10 克	甘草 10 克
黄连 6 克	吴茱萸 1 克	乌贼骨 10 克	

【方　解】　患者情志不遂,肝失疏泄,肝胃不和,气机郁久而化火,邪热横犯脾胃,而成肝胃郁热之证,治宜疏肝泻热,和胃止痛。方中以浙贝母,清热散结;牡丹皮、栀子清泻肝热解郁;柴胡、青皮、陈皮疏肝理气和胃;赤芍清热柔肝养血;黄连、吴茱萸清泄肝火,合浙贝母、乌贼骨制酸止痛;甘草调和诸药。

【加　减】　①痰浊中阻者,加厚朴 10 克,半夏 9 克。②邪热伤津,胃阴不足者,加麦冬 10 克,玉竹 10 克。③胸胁胀痛者,加川楝子 9 克,薤白 10 克,枳实 10 克。④脾胃虚弱者,加茯苓 15 克,白术 15 克。⑤大便干硬者,加虎杖 15 克,火麻仁 30 克。

【处方2】　丹栀逍遥散(《内科摘要》)加减。

牡丹皮 15 克	栀子 15 克	当归 15 克	柴胡 15 克
白芍 15 克	茯苓 15 克	白术 15 克	川楝子 9 克
延胡索 15 克	炙甘草 10 克	薄荷 6 克	

【方　解】　方中柴胡疏肝解郁,使肝气条达。牡丹皮入血分,从血分而清肝火;栀子入气分,从气分而清肝火,三者共为君药以疏泄肝胃之郁热。川楝子苦寒,疏肝泄热;延胡索活血行气止痛;白芍养血敛阴,柔肝缓急;当归养血和血,归、芍与柴胡同用,意在补肝阴,和肝血,调肝气,共为臣药。白术、茯苓、甘草健脾益气和胃,以实脾土,薄荷疏散郁遏之气,透达肝经郁热,共为佐药。甘草尚能调和诸药,兼为使药。

【加　减】　①肝郁气滞较甚者,加香附10克,郁金10克,陈皮10克。②大便干硬者,加虎杖15克,火麻仁30克。

【处方3】　自拟方。

柴胡10克	白芍15克	黄芩10克	陈皮10克
浙贝母10克	海螵蛸15克	茵陈30克	甘草10克
黄连6克	吴茱萸1克	党参15克	姜半夏9克

【方　解】　患者情志不遂,肝失疏泄,肝胃不和,气机郁久而化火,邪热横逆犯胃,而成肝胃郁热之证,治宜疏肝泻热,和胃止痛。方中柴胡为君,疏肝清热。白芍加强柴胡疏肝之力;茵陈加强柴胡清肝热之力共为臣药;党参、陈皮、半夏健脾理气和胃;黄连、吴茱萸清泄肝火;浙贝母、乌贼骨制酸和胃,共为佐药;甘草调和诸药,为使药。

【加　减】　①邪热伤津,胃阴不足者,加沙参10克,玉竹10克。②胸胁胀痛者,加枳壳10克,薤白10克。③脾胃虚弱者,加茯苓10克,白术15克。④大便干硬者,加虎杖15克,火麻仁30克。

4. 脾胃湿热证

【表　现】　胃脘痞胀或疼痛,胃脘灼热,口苦口臭,口渴而不欲饮,恶心或呕吐,纳呆,大便黏滞或稀溏,舌质红,苔黄厚或腻,脉滑数。

【治　法】　清热化湿,宽中醒脾。

【处方1】　黄连温胆汤(《六因条辨》)加减。

黄连6克	半夏9克	竹茹12克	枳实10克
陈皮6克	茯苓15克	甘草6克	黄芩10克
蒲公英10克			

【方　解】　平素嗜食肥甘厚味,烟酒不节,寒热不顾,饥饱失调,伐伤胃气,脾失运化,湿聚成痰,蕴久化热;或肝郁日久化火酿生湿热滞于胃脘,而成脾胃湿热之证。治宜清热化湿,宽中醒脾。方中半夏燥湿化痰,和胃止呕为君。黄连、黄芩、竹茹清热燥湿化痰,善去中焦湿热;陈皮、枳实理气宽中,燥湿化痰,共为臣药。蒲公英既助黄连、黄芩、竹茹清热祛湿之效,又解邪热蕴久而成之毒,为佐使药。茯苓健

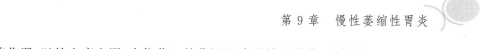

脾化湿,以杜生痰之源,为佐药。甘草调和脾胃并和诸药,为使药。

【加　减】　①痰湿明显者,加藿香 10 克,苍术 10 克。②纳呆少食者,加山楂 10 克,神曲 10 克,鸡内金 10 克。③胃脘痞胀明显者,加苏梗 10 克,香附 10 克,木香 10 克。④大便秘结者,加火麻仁 30 克,虎杖 15 克。

【处方2】　三仁汤(《温病条辨》)加减。

薏苡仁 30 克	白豆蔻 6 克	杏仁 9 克	半夏 9 克
通草 3 克	滑石粉(包煎)15 克	淡竹叶 10 克	厚朴 10 克
蒲公英 10 克	陈皮 6 克	甘草 6 克	

【方　解】　感受湿热之邪,蕴滞于脾胃,阻滞气机,或由于脾胃虚弱,脾失健运,水湿内停,郁而化热而成脾胃湿热之证。治宜清热化湿,宽中醒脾。方中杏仁轻开上焦肺气,气化则湿化;白豆蔻行气宽中,醒脾化湿;薏苡仁健脾利湿,导湿热从下焦而去,共为君药。滑石、淡竹叶、通草、蒲公英渗利湿热,以加强君药清热利湿之功,是为臣药。半夏、厚朴、陈皮行气化湿,宽中醒脾,为佐药。甘草调和诸药,为使药。

【加　减】　①口苦明显者,加茵陈 10 克,郁金 10 克。②纳呆少食者,加山楂 10 克,神曲 10 克,鸡内金 10 克。③大便秘结者,加火麻仁 30 克,虎杖 15 克,芦荟 3 克。

【处方3】　连朴饮(《霍乱论》)加减。

厚朴 10 克	黄连 6 克	石菖蒲 9 克	姜半夏 9 克
淡豆豉 10 克	焦栀子 10 克	芦根 15 克	陈皮 6 克
甘草 6 克			

【方　解】　本证因湿热中阻,脾胃升降失常,津液不能输布,浊气不降,清气不升而成。治疗当清热化湿,理气和中。方中黄连清热燥湿,厚朴行气化湿,二者具有清热燥湿、辛开苦降之功,共为君药。石菖蒲芳香化湿而悦脾,半夏燥湿降逆而和胃,陈皮理气健脾,燥湿化痰,增强君药化湿和胃之力,共为臣药。栀子、淡豆豉清宣胸脘之郁热;芦根性甘寒质轻,清热和胃,除烦止呕,生津行水,皆为佐药。甘草调和诸药为使。

【加　减】　①湿偏重或大便溏泄者,加苍术 15 克,白扁豆 15 克,藿香 10 克。②热偏重者,加蒲公英 15 克,黄芩 10 克。③恶心者,加竹茹 10 克,旋覆花(包煎) 20 克。④反酸者,加用海螵蛸 15 克,瓦楞子 15 克。⑤腹胀者,加木香 10 克,枳壳 10 克,柴胡 10 克。⑥纳差者,加白术 15 克,鸡内金 20 克。⑦痛甚者,加生蒲黄(包煎)10 克,三七粉(冲服)6 克。

【处方4】　藿朴夏苓汤(《医原》)加减。

| 藿香 10 克 | 厚朴 10 克 | 姜半夏 9 克 | 茯苓 15 克 |

白豆蔻 6 克	薏苡仁 15 克	黄连 6 克	杏仁 9 克
泽泻 10 克	白芍 15 克	甘草 6 克	猪苓 15 克

【方　解】　脾喜燥恶湿,可因脾虚失运、湿阻中焦,蕴而化热而成本病。治宜清热化湿,宽中醒脾。方中藿香、厚朴芳香化湿;厚朴、半夏燥湿运脾,使脾能运化水湿,不为湿邪所困。杏仁宣降肺气,通调水道;猪苓、茯苓、泽泻、薏苡仁淡渗利湿于下,使水道畅通,则湿有去路。黄连清热利湿;白芍、甘草缓急止痛。全方清热利湿,湿去热除,脾胃健运,气机升降出入调畅。

【加　减】　①热象明显者,加蒲公英 15 克,茵陈 15 克。②胁肋疼痛,脘腹胀痛,加柴胡 10 克,枳实 10 克,延胡索 10 克。③食滞嗳腐者,加鸡内金 20 克,莱菔子 10 克。④反酸、胃灼热者,加海螵蛸 15 克,浙贝母 10 克。

5. 脾胃气虚证

【表　现】　胃脘隐痛,喜按,饥时痛甚,得食痛缓,食欲缺乏,食后腹胀,神疲乏力,大便溏薄,舌质淡,苔薄白,脉虚弱或脉细。

【治　法】　健脾益气,运中和胃。

【处方 1】　六君子汤(《太平惠民和剂局方》)加减。

木香(后下)10 克	砂仁(后下)6 克	白术 15 克	甘草 10 克
党参 15 克	茯苓 15 克	陈皮 6 克	法半夏 9 克
白花蛇舌草 15 克	鸡内金 10 克	白芍 10 克	柴胡 10 克

【方　解】　脾主运化,胃主受纳,饮食劳倦,损伤脾胃,以致脾胃气虚,气血生化不足。脾胃虚弱,胃气呆滞,脾运不及,治当益气健脾、运中和胃。方中党参、白术、茯苓、炙甘草益气健脾;法半夏、陈皮燥湿健脾,理气和胃;木香、砂仁健脾理气,使补而不滞;白花蛇舌草解毒消痈;鸡内金健脾消食;肝属木,脾属土,脾胃虚弱日久,则肝亦会克而犯之,进一步损伤脾胃,故以柴胡疏肝理气;合白芍柔肝止痛、补肝血。甘草益气和中,调和诸药。

【加　减】　①脘腹胀满者,加炒枳壳 10 克,厚朴 10 克,焦三仙各 10 克。②腰膝酸软者,加熟地黄 15 克,山茱萸 15 克。③痞满明显者,加苏梗 10 克,香橼 10 克。④气血虚者,加黄芪 30 克,当归 10 克。⑤便溏者,加炒薏苡仁 30 克,白扁豆 15 克。⑥有寒者,加干姜 6 克。

【处方 2】　补中益气汤(《内外伤辨惑论》)加减。

党参 12 克	黄芪 15 克	白术 12 克	炙甘草 6 克
柴胡 10 克	升麻 6 克	当归 10 克	陈皮 6 克
炒薏苡仁 30 克	砂仁(后下)6 克		

【方　解】　本病病程较长,工作、情绪、饮食与病患相互影响,脾主运化,胃主

受纳,久病会损伤正气,中气不足,治宜健脾益气,升清降浊,调和脾胃。方中黄芪补中益气,重用为君。党参、白术、炙甘草、炒薏苡仁合用,助黄芪健脾益气;气为血之帅,血为气之母,气虚日久,营血亦亏,故以当归养血和营,以助黄芪、党参补气养血;陈皮、砂仁理气和胃,使诸药补而不滞;柴胡、升麻升阳举陷,助君药提升下陷之中气,为佐使;甘草调和诸药,为使药。

【加　减】　①疼痛明显者,加木香 10 克,川楝子 6 克。②气滞者,加香附 10 克,枳实 10 克,佛手 10 克。③气虚瘀血者,原方去党参,加生蒲黄(包煎)10 克,炒五灵脂 10 克。④湿浊中阻者,加厚朴 10 克,藿香 10 克。

【处方3】　自拟方。

党参 15 克	茯苓 15 克	白术 15 克	山药 15 克
陈皮 6 克	法半夏 9 克	神曲 10 克	鸡内金 10 克
黄芪 15 克	炙甘草 6 克		

【方　解】　饮食劳倦,损伤脾胃,以致脾胃虚弱,胃气呆滞,脾运不及,治当益气健脾、运中和胃。方中党参益气健脾,为君药。黄芪益气,白术健脾,以加强党参益气健脾之功,共为臣药。茯苓健脾渗湿,山药健脾益肾,加强健脾之力;法半夏、陈皮理气和胃;神曲、鸡内金健脾消食,共为佐药。炙甘草益气和中,调和诸药,为使药。

【加　减】　①脘腹胀满者,加炒枳壳 10 克,厚朴 10 克。②痞满明显者,加苏梗 10 克,香橼 10 克。③气血虚者,加黄芪 30 克,当归 10 克。④便溏者,加砂仁(后下)6 克,白扁豆 15 克。⑤有寒者,加干姜 6 克。

6. 胃阴不足证

【表　现】　胃脘痞闷不适或隐隐灼痛,似饥而不欲食,口燥咽干,五心烦热,口渴思饮,形瘦乏力,大便干燥,舌红少津,苔少,脉细或细数。

【治　法】　养阴生津,益胃和中。

【处方1】　沙参麦冬汤(《温病条辨》)加减。

北沙参 10 克	麦冬 10 克	法半夏 9 克	天花粉 10 克
玉竹 10 克	百合 15 克	生地黄 15 克	白芍 15 克
甘草 6 克			

【方　解】　胃属阳土,喜润恶燥,气郁化热,热伤胃津,或瘀血积留,新血不生,阴津匮乏,而成胃阴亏虚之证。治宜养阴生津,益胃和中。方中麦冬、生地黄养阴清热,生津润燥;北沙参、玉竹、百合、天花粉养阴生津;热灼阴津日久成痰,以麦冬配半夏一润一燥,刚柔相济,养胃生津,化痰降逆;白芍、甘草合用酸甘化阴,以滋补胃阴,并缓急止痛;甘草调和诸药。

【加　减】　①胃脘胀满、嗳气者,加醋香附 10 克,厚朴 10 克,佛手 10 克。②大便干结者,加火麻仁 30 克,虎杖 15 克,瓜蒌 30 克。③嘈杂反酸者,加黄连 6 克,吴茱萸 1 克,浙贝母 10 克,乌贼骨 15 克。④瘀血积留者,加生蒲黄(包煎)10 克,五灵脂 10 克。⑤纳少者,加醋鸡内金 20 克,麸炒神曲 10 克。

【处方 2】　益胃汤(《温病条辨》)合芍药甘草汤(《伤寒论》)加减。

生地黄 15 克	麦冬 12 克	沙参 12 克	玉竹 10 克
石斛 10 克	芍药 12 克	甘草 6 克	太子参 20 克
白术 12 克	丹参 10 克	当归 10 克	

【方　解】　方中生地黄、麦冬为君,味甘性寒,功擅养阴清热,生津润燥,为甘凉益胃之上品。北沙参、玉竹、石斛,养阴生津,加强生地黄、麦冬益胃养阴之力,为臣药。白芍配麦冬,味甘酸,化阴健脾、和中养胃;白芍、甘草合用酸甘化阴,以滋补胃阴;白术、太子参、甘草健脾益气,配当归、白芍伍补气血通经络,共为佐药。甘草健脾和药,为使药。

【加　减】　①嗳气者,加旋覆花(包煎)10 克,代赭石(先煎)30 克,香附 10 克。②气虚明显者,加黄芪 15 克。③便秘严重者,加火麻仁 30 克,玄参 15 克,枳实 10 克。④虚烦少眠者,加酸枣仁 30 克,茯神 30 克。

【处方 3】　一贯煎(《柳州医话》)加减。

生地黄 24 克	枸杞子 12 克	北沙参 12 克	麦冬 12 克
当归 12 克	川楝子 6 克	炒白芍 10 克	甘草 10 克
石斛 10 克	黄芪 10 克	山楂 10 克	乌梅 6 克
郁金 10 克			

【方　解】　病程日久,阴损及阳,致气阴两伤,再遇情志内伤,气郁伤肝,郁而化火,火郁热蕴,耗伤胃阴,而胃阴不足,失其润降。治宜养阴生津,益胃和中。用甘寒养阴或酸甘化阴法,方选一贯煎合芍药汤加减。方中生地黄清热凉血、养阴生津,为君药。当归、枸杞滋阴养血活血,补肝之中寓疏达之力;北沙参、麦冬养阴生津,润燥止渴,清热益胃,同为臣药。石斛益胃生津,滋阴清热,配合乌梅、炒白芍、山楂,酸甘养阴、柔肝益胃;白芍、甘草合用,和营缓急止痛;黄芪健脾益气温阳,意在“阳中求阴”,使“泉源不竭”。郁金、当归活血化瘀,以防久痛入络。少量川楝子,疏肝泄热,行气止痛,芳香醒胃,滋阴而不碍脾胃,使疏泄而不伤阴血,为佐药。甘草健脾和药,为使药。

【加　减】　①胃脘胀满明显者,加香橼 10 克,佛手 10 克,枳壳 10 克,厚朴 10 克。②胃脘灼热明显者,加蒲公英 15 克,黄连 6 克,吴茱萸 1 克。③疲倦乏力,气虚明显者,加党参 15 克,白术 15 克,鸡内金 10 克。④恶心欲呕,嗳气明显者,加生姜 6 克,旋覆花(包煎)10 克。

【处方 4】　自拟方。

沙参 12 克	玉竹 10 克	石斛 10 克	芍药 12 克
太子参 10 克	白术 12 克	香橼 10 克	佛手 10 克
陈皮 10 克	乌梅 6 克	鸡内金 20 克	炙甘草 6 克

【方　解】　方中沙参、玉竹、石斛养阴生津,乌梅、白芍、甘草合用酸甘化阴,以滋补胃阴;白术、太子参、甘草健脾益气;香橼、佛手、陈皮理气和胃;鸡内金消食健胃,炙甘草调和诸药。

【加　减】　①嗳气者,加旋覆花(包煎)20 克,代赭石(先煎)12 克,枇杷叶 10 克。②气虚明显者,加黄芪 15 克。③便秘严重者,加火麻仁 30 克,生地黄 30 克。④虚烦少眠者,加酸枣仁 30 克,茯神 30 克。

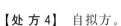 7. 胃络瘀阻证

【表　现】　胃脘痞满或痛有定处,痛如针刺,胃痛拒按,食后加剧,入夜尤甚,或见呕血黑粪,面色暗滞,舌质暗红或有瘀点、瘀斑,脉弦涩。

【治　法】　活血通络,理气化瘀。

【处方 1】　丹参饮(《时方歌括》)合失笑散(《太平惠民和剂局方》)加减。

| 丹参 15 克 | 檀香(后下)6 克 | 砂仁(后下)6 克 | 生蒲黄(包煎)10 克 |
| 五灵脂 10 克 | 白芍 10 克 | 当归 10 克 | 甘草 6 克 |

【方　解】　胃是多血多气之腑,气行则血行,气虚血瘀、气滞血瘀、阴虚湿阻、感受外邪等病理因素,皆可造成胃络瘀阻之病症。治当活血通络,理气化瘀。方中丹参、生蒲黄、五灵脂活血化瘀止痛,为君药;檀香、砂仁行气止痛,共为臣药;白芍配当归养血活血,合甘草养血、缓急止痛,用为佐药;甘草调和诸药,为使药。

【加　减】　①疼痛甚者,加延胡索 10 克,郁金 10 克。②气虚者,加炒白术 15 克,炙黄芪 15 克。③黑粪者,加三七粉(冲服)6 克,白及 10 克。

【处方 2】　血府逐瘀汤(《医林改错》)加减。

生地黄 12 克	桃仁 12 克	红花 12 克	枳壳 10 克
柴胡 10 克	川芎 10 克	桔梗 10 克	甘草 6 克
当归 10 克	牛膝 10 克	赤芍 15 克	

【方　解】　胃为多血多气之腑,气行则血行,若胃气失和,气机不利,病程迁延日久,病久入络,成胃络瘀阻之证。治宜活血化瘀,行气止痛。方中桃仁、红花活血祛瘀止痛,为君药。川芎、赤芍助君药活血祛瘀;牛膝活血通经,引血下行,共为臣药。生地黄、当归养血益阴,清热活血;柴胡疏肝解郁,升达清阳;桔梗、枳壳宽中行气,共为佐药。甘草调和诸药,为使药。

【加　减】　①瘀血化热者,加黄连6克,蒲公英15克。②气虚明显者,加党参15克,绞股蓝15克。③黑粪者,加三七粉(冲服)6克,白及10克。

【处方3】　自拟方。

生蒲黄(包煎)10克	五灵脂10克	赤芍10克	丹参15克
白花蛇舌草20克	莪术9克	藤梨根15克	鸡内金20克
海螵蛸15克	浙贝母10克	陈皮10克	半夏9克
甘草6克			

【方　解】　胃络瘀阻之证,治当活血通络,理气化瘀。方中丹参、生蒲黄、五灵脂活血化瘀止痛;莪术化瘀散结,白花蛇舌草、藤梨根解毒散结,化瘀、解毒、散结之药易损伤脾胃,故用鸡内金消化食健胃,陈皮、半夏理气和胃,海螵蛸、浙贝母护膜和胃,甘草调和诸药。

【加　减】　①疼痛甚者,加延胡索10克,郁金10克。②气虚者,加炒白术15克,茯苓15克,炙黄芪15克。

二、中成药治疗

1. 丹桂香颗粒

【药物组成】　炙黄芪、桂枝、吴茱萸、肉桂、细辛、桃仁、红花、当归、川芎、赤芍、丹参、牡丹皮、延胡索片、姜黄、三棱、莪术、水蛭、木香、枳壳、乌药、黄连、地黄、炙甘草。

【功能主治】　益气温胃、散寒行气、活血止痛之功效。用于脾胃虚寒、寒凝血瘀引起的胃脘痞满疼痛、食少纳差、嘈杂嗳气、嘈杂、腹胀等;慢性萎缩性胃炎见上述证候者。

【临床应用】　慢性萎缩性胃炎辨证为脾胃虚寒、气滞血瘀者可用丹桂香颗粒治疗,症见胃脘胀痛而温之则舒、食少纳差、嘈杂嗳气、嘈杂、腹胀、舌质暗淡、苔薄白、脉涩。

【用量用法】　颗粒剂,每袋装6克,一次1袋,一日3次,饭前半小时服用,8周为一个疗程,或遵医嘱。

【注意事项】　①偶见轻度胃脘不适,一般可自行缓解;②热证或阴虚火旺证者慎用;③月经过多及有自发出血倾向者禁用;④孕妇禁用。

2. 猴头菌片

【药物组成】　猴头菌丝体。

【功能主治】　增强胃黏膜屏障功能,促进炎症消退。

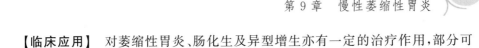

【临床应用】　对萎缩性胃炎、肠化生及异型增生亦有一定的治疗作用,部分可以逆转。

【用量用法】　片剂,每片含猴头菌干浸膏 0.13 克。每次 4 片,每日 3 次,口服。

【注意事项】　服药期间忌食辛辣刺激之物,忌酒、浓茶、咖啡等饮料。

3. 摩罗丹

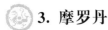

【药物组成】　百合、茯苓、乌药、麦冬、当归、白术、茵陈、白芍、石斛、九节菖蒲、川芎、三七、地榆、延胡索、蒲黄、鸡内金。

【功能主治】　和胃降逆,健脾消胀,通络定痛。用于胃痛,胀满,痞闷,纳呆,嗳气,胃灼热。

【临床应用】

(1)萎缩性胃炎辨证为脾胃不和、胃阴不足、血瘀阻络者可用摩罗丹治疗,症见胃痛、胃胀、纳少、嗳气、口干、舌质暗红少苔脉细。

(2)对萎缩性胃炎、肠上皮化生及异型增生有一定的治疗作用,用于预防其癌变。

【用量用法】　大蜜丸制,每丸重 9 克,每次 9 克。小蜜丸每次 55 粒;浓缩丸每次 12 粒,饭前用米汤或白开水服下,3 个月为 1 疗程。

【注意事项】　①服药期间忌食辛辣刺激之物,忌酒、浓茶、咖啡等饮料;②孕妇慎用;③阴虚内热者忌服,以免耗伤阴津。

4. 胃安胶囊

【药物组成】　南沙参、白芍、石斛、黄精、山楂、枳壳、黄柏、甘草。

【功能主治】　养阴益胃,柔肝止痛。用于肝胃阴虚、胃气不和所致的胃痛、痞满,症见胃脘隐痛、纳少嘈杂、咽干口燥、舌红少津、脉细数;萎缩性胃炎见上述证候者。

【临床应用】　萎缩性胃炎辨证为肝胃阴虚、胃失和降者可用胃安胶囊治疗,症见胃脘隐痛、胃胀、纳少、嘈杂、咽干口燥、舌红少津、脉细数。

【用量用法】　胶囊剂,每粒装 0.25 克,每次 8 粒,饭后 2 小时服用。

【注意事项】　①脾胃虚寒者慎用;②忌食生冷、油腻及不易消化食物。

5. 胃复春片

【药物组成】　红参、香茶菜、麸炒枳壳。

【功能主治】　健脾益气,活血解毒。用于治疗胃癌癌前期病变、胃癌手术后辅助治疗、慢性浅表性胃炎属脾胃虚弱证者。

【临床应用】

(1)慢性萎缩性胃炎辨证为脾胃虚弱、气虚血瘀者可用胃复春片治疗,症见胃脘部隐痛或痛如针刺,痛处固定,夜间较重,食少纳差,倦怠乏力,少气懒言,舌淡或有瘀斑的患者。

(2)胃复春片能扶正祛邪,可提高细胞免疫功能并促进淋巴细胞转化,提高机体免疫力,改变病灶局部血液循环,促进黏膜修复,抗胃黏膜肠上皮化生及抗癌、抑癌作用。用于胃癌癌前期病变及胃癌手术后的辅助治疗。

【用量用法】 口服。一次4片,一日3次。

【注意事项】 ①药性偏温燥,胃阴不足或湿热中阻者,不宜单独运用;②孕妇禁用;③宜清淡饮食,忌食生冷油腻及酸性食物。

6. 胃乐舒口服液

【药物组成】 猴头菌、蜂王浆。

【功能主治】 健脾和中,止痛。用于脾虚胃痛、胃脘痛。

【临床应用】 萎缩性胃炎辨证为脾胃虚弱者可用胃乐舒口服液治疗,症见胃痛、胃胀、胃凉、纳少、乏力、大便溏、舌质淡、苔白、脉细。

【用量用法】 每支10毫升;每次1支,每日3次,口服。

【注意事项】 ①热证患者一般不用此药;②孕妇禁用。

7. 温胃舒颗粒

【药物组成】 党参、制附子、炙黄芪、肉桂、山药、肉苁蓉、炒白术、炒山楂、乌梅、陈皮、补骨脂、砂仁。

【功能主治】 补肾健脾,温中养胃,行气止痛。补肾健脾,温中养胃,行气止痛。用于脾肾阳虚引起的胃脘冷痛,胀气,嗳气,纳差,畏寒,无力等。

【临床应用】 萎缩性胃炎辨证为脾肾阳虚者可用温胃舒颗粒治疗,症见胃脘冷痛、嗳气、纳差、畏寒、乏力、舌淡、苔薄白、脉弱。

【用量用法】 每包10克。每次1包,每日2次,口服。

【注意事项】 ①本药偏温燥,阴虚有热者忌服;②服药期间忌食辛辣刺激之物,忌酒、浓茶、咖啡等饮料;③孕妇禁用。

8. 胃脘舒颗粒

【药物组成】 党参、白芍、山楂、陈皮、延胡索、甘草。

【功能主治】 益气阴,健脾胃,消痞满。用于脾胃气滞所致的胃脘痞满、嗳气纳差、时有隐痛;萎缩性胃炎见上述证候者。

【临床应用】 萎缩性胃炎辨证为气阴两虚、脾胃气滞者可用胃脘舒颗粒治疗。

病见胃脘痞满、隐痛、嗳气、纳差、乏力、口干、舌红少苔、脉细数。

【用量用法】　颗粒剂,每袋 7 克。每次 7 克,每日 2 次,口服。

【注意事项】　肝胃火郁胃痛、胃痞及外感发热者慎用。

9. 胃乐新颗粒

【药物组成】　猴头菌浸膏。

【功能主治】　养胃和中。用于慢性浅表性胃炎引起的胃痛,以及消化不良。

【临床应用】　萎缩性胃炎辨证为脾胃虚弱者可用胃乐新颗粒治疗,症见胃痛、胃胀、纳少、乏力、大便溏、舌质淡、苔白、脉细。

【用量用法】　颗粒剂,每袋 5 克。每次 5 克,每日 3 次,口服。

【注意事项】　①糖尿病患者禁用;②饮食宜清淡,忌烟、酒及辛辣、生冷、油腻食物;③忌情绪激动及生闷气。

10. 养胃颗粒

【药物组成】　黄芪、党参、陈皮、香附、白芍、山药、乌梅、甘草。

【功能主治】　养胃健脾,理气和中。用于脾虚气滞所致的胃痛,症见胃脘胀痛,嗳气不舒,纳呆食少,神疲乏力;慢性萎缩性胃炎见上述症候者。

【临床应用】　萎缩性胃炎辨证为脾虚气滞者可用养胃颗粒治疗,症见胃痛、胃胀、嗳气不舒、纳呆食少、神疲乏力、舌质淡、苔白、脉细。

【用量用法】　颗粒剂,每袋 5 克。每次 1 袋,每日 3 次,开水冲服。

【注意事项】　注意饮食规律,忌食辛辣食物。

11. 养胃舒胶囊

【药物组成】　党参、陈皮、黄精(蒸)、山药、玄参、乌梅、山楂、北沙参、干姜、菟丝子、白术(炒)。

【功能主治】　滋阴养胃。用于慢性胃炎、慢性萎缩性胃炎,胃脘灼热,隐隐作痛。

【临床应用】　慢性萎缩性胃炎辨证为气阴两虚者可用养胃舒胶囊治疗,症见胃脘灼热痛、胃胀、神疲乏力、手足心热、口干口苦、纳差、消瘦、舌红少苔、脉细数。

【用量用法】　胶囊剂,每粒装 0.4 克,一次 3 粒,一日 2 次,口服。

【注意事项】　①服药期间忌食辛辣刺激之物,忌酒、浓茶、咖啡等饮料;②孕妇慎用;③湿热胃痛证慎用。

12. 养阴清胃颗粒

【药物组成】　石斛、知母、黄芪、茯苓、白术、黄连、苦参、白及、地榆、枳壳、威灵仙、射干、连翘、马齿苋。

【功能主治】 养阴清胃,健脾和中。用于郁热蕴胃、伤及气阴所致的胃痛,症见胃脘痞满或疼痛,胃中灼热,恶心呕吐,反酸呕苦,口臭不爽,便干;慢性萎缩性胃炎见上述症候者。

【临床应用】 慢性萎缩性胃炎辨证为胃热伤及气阴者可用养阴清胃颗粒治疗,症见胃脘痞满或疼痛,胃中灼热,恶心呕吐,反酸呕苦,口臭不爽,大便干,舌红少苔而黄,脉细数。

【用量用法】 颗粒剂,每袋装 15 克,一次 15 克,一日 2 次,饭前 30 分钟开水冲服。

【注意事项】 ①虚寒性胃痛者慎用;②服药期间饮食宜清淡,忌食辛辣刺激之物,忌酒、浓茶、咖啡等饮料。

第**10**章　消化性溃疡

消化性溃疡可发生在与酸性胃液相接触的任何部位,如食管下段、胃肠吻合的吻合口及附近肠腔以及具有异位胃黏膜的 Meckel 憩室等,但主要发生在胃和十二指肠,分别称为胃溃疡和十二指肠溃疡,溃疡的黏膜缺损常达到黏膜肌层。胃酸分泌过多、幽门螺杆菌感染和胃黏膜保护作用减弱等因素是引起消化性溃疡的主要原因。胃排空延缓和胆汁反流、胃肠肽的作用、遗传因素、药物因素、环境因素和精神因素等,都与消化性溃疡的发生有关。临床表现有慢性、周期性、节律性的上腹痛,伴有胃灼热、反胃、嗳气反酸、恶心呕吐等其他胃肠道症状。

消化性溃疡属中医学"胃痛"范畴,少数可分属"呕吐""反胃""嘈杂""吐酸"等范畴。中医学认为,消化性溃疡病因有六淫伤中、饮食伤胃、情志不遂,肝气犯胃、脾胃虚弱等,这些因素导致胃失和降,胃络淤滞,"不通则痛"而发病。本病的病位在胃,并与肝、脾关系密切,其基本病机是胃气失和,气机不利,胃失濡养。饥饱失常、劳倦过度引起脾阳不足,中焦虚寒,或胃阴受损,失于濡养;嗜食肥甘厚腻,脾虚生湿,聚湿生痰,痰湿郁而化热;忧思恼怒致肝失疏泄,肝气犯胃,气机阻滞,日久气郁化火,邪热犯胃,气滞日久则导致瘀血内结,阳虚寒化,则血行不畅,滞而成瘀。

一、辨证治疗

1. 肝胃不和证

【表　现】　胃脘胀痛连及两胁,遇情志不遂加重,嗳气或矢气则舒,嘈杂反酸,口苦,胸闷食少,性急易怒,喜叹息,舌质淡红,舌苔薄白,脉弦。

【治　法】　疏肝理气,和胃止痛。

【处方1】　四逆散(《伤寒论》)加减。

柴胡 10 克	枳实 9 克	炒白芍 15 克	陈皮 9 克
香附 9 克	佛手 9 克	法半夏 9 克	海螵蛸 15 克
浙贝母 10 克	炙甘草 6 克		

【方　解】　肝气犯胃、脾胃气滞而成胃痛之证,治宜疏肝理气,和胃止痛。方中柴胡、白芍、香附、佛手疏肝解郁;陈皮、枳实理气和中;法半夏辛开降逆;海螵蛸、浙贝母组成乌贝散,制酸和胃;炙甘草调药和中。诸药合用,共奏疏肝理气、和胃止痛之功。

【加　减】　①疼痛较甚者,加延胡索9克。②嗳气较多者,加代赭石(先煎)30克,旋覆花(包煎)10克。③气滞明显而有血瘀者,加川芎10克,生蒲黄(包煎)10克,五灵脂10克。

【处方2】　柴胡疏肝散(《景岳全书》)加减。

柴胡10克	陈皮9克	香附9克	炒枳壳15克
川芎9克	青皮9克	郁金9克	炒白芍12克
香橼9克	炙甘草6克		

【方　解】　本方适用于肝气郁结,疏泄失常,导致气滞血瘀证,方中柴胡、香附、青皮、郁金、香橼疏肝理气;陈皮、炒枳壳行气宽中;川芎活血行气;炒白芍养血柔肝;炙甘草缓急止痛。

【加　减】　①疼痛较甚,加延胡索9克,三七粉(冲服)6克。②嗳气者,加旋覆花(包煎)30克,代赭石(先煎)10克。③胃气壅滞而有胃胀者,加苏梗9克。④气郁化火而有口干口苦者,加栀子10克,牡丹皮10克。

【处方3】　越鞠丸(《丹溪心法》)加减。

醋香附9克	川芎9克	炒苍术15克	炒栀子10克
茯苓12克	砂仁(后下)6克	炒神曲10克	焦麦芽15克

【方　解】　本方为治疗气郁乃至血、痰、火、湿、食诸郁轻症常用方,着重行气解郁,气机流畅,则血、痰、火、湿、食诸郁自解。方中香附行气解郁,以治气郁。川芎活血祛瘀,以治血郁,栀子清热泻火,以治火郁,苍术燥湿运脾,茯苓健脾渗湿,砂仁化湿行气,神曲、麦芽消食导滞。

【加　减】　①气郁较重,胀满明显者,加柴胡10克,郁金10克,枳壳10克。②气郁化火,口苦咽干者,加栀子10克,龙胆草6克,黄芩10克。

【处方4】　半夏厚朴汤(《金匮要略》)合金铃子散(《素问病机气宜保命集》)加减。

法半夏9克	厚朴9克	茯苓15克	苏梗10克
生姜9克	柴胡10克	川楝子9克	延胡索10克
香附10克			

【方　解】　本方所治诸痛,乃由肝郁气滞,肺胃宣降失常,痰气结于咽喉,咳吐不出,吞咽不下。方中法半夏燥湿消痞,厚朴下气除满,茯苓甘淡渗湿,生姜温胃止

呕,苏梗行气疏肝,柴胡、川楝子疏肝理气,元胡行气活血。

【加　减】　①心下痞,嗳气较多者,加代赭石(先煎)30 克,旋覆花(包煎)10克。②胃虚有热者,加竹茹 12 克。③胃气虚寒者,加丁香 6 克,柿蒂 9 克。

【处方 5】　逍遥散(《太平惠民和剂局方》)加减。

柴胡 10 克	当归 15 克	枳壳 10 克	茯苓 15 克
白芍 15 克	炒白术 15 克	香附 10 克	陈皮 10 克
法半夏 9 克	甘草 9 克		

【方　解】　此方重在疏肝健脾。方中柴胡疏肝理气;当归、白芍养血柔肝,且白芍可缓急止痛;白术、茯苓健脾助气血生化,陈皮、法半夏、枳壳、香附理气和胃。

【加　减】　①大便干结甚者,加火麻仁 30 克,虎杖 15 克。②伴有口苦口干者,加黄芩 10 克,天花粉 10 克。③两胁胀痛或串痛,加莪术 9 克,川芎 10 克。

2. 肝胃郁热证

【表　现】　胃脘灼痛,痛势急迫,反酸嘈杂,口干口苦,喜冷饮,情绪烦躁易怒,大便干结,舌质红,苔黄,脉弦或弦数。

【治　法】　清泄郁热,理气和中。

【处方 1】　化肝煎(《景岳全书》)加减。

牡丹皮 9 克	栀子 9 克	蒲公英 15 克	浙贝母 9 克
青皮 9 克	陈皮 9 克	白芍 15 克	香橼 9 克
佛手 9 克	绿萼梅 6 克	海螵蛸 15 克	甘草 6 克

【方　解】　肝郁化火、肝火犯胃所致的胃痛之证,治宜清泄郁热,理气和中。方中丹皮、栀子清肝泄热,蒲公英、浙贝母清热解毒,青皮、香橼、佛手、绿萼梅疏肝理气,白芍养阴柔肝,陈皮理气健脾,甘草调和诸药。

【加　减】　①反酸者,加海螵蛸 15 克,煅瓦楞子 30 克。②痛势较剧者,加三七粉(冲服)6 克,延胡索 10 克。③郁热伤阴,口干口渴者,加芦根 30 克,麦冬 15克。④热伤血络,呕血或便血者,加地榆 10 克,仙鹤草 30 克。

【处方 2】　加味逍遥散(《内科摘要》)加减。

柴胡 9 克	当归 9 克	白芍 9 克	陈皮 9 克
茯苓 9 克	炒栀子 6 克	牡丹皮 6 克	佛手 9 克
郁金 9 克	炒白术 9 克	炙甘草 6 克	

【方　解】　方中柴胡疏肝解郁,当归、白芍养血柔肝,白术、茯苓健脾祛湿,牡丹皮泻血中伏火,栀子泻三焦之火,佛手、郁金疏肝理气,陈皮理气健脾,炙甘草益气补中,和药。

【加　减】　①疼痛较甚者,加延胡索 10 克。②气郁较重者,加川楝子 9 克。

【处方 3】　泻心汤(《金匮要略》)加减。

大黄 6 克	黄连 3 克	黄芩 9 克	牡丹皮 9 克
栀子 9 克	生甘草 6 克	蒲公英 12 克	

【方　解】　本方主要用于肝胃郁热,火热内盛,灼伤胃络者。方中大黄泻火泄热,黄连、黄芩清肺胃之热,牡丹皮、栀子清肝泄热,蒲公英清热解毒,生甘草调和诸药。

【加　减】　①便秘者,加枳实 30 克,厚朴 9 克。②血热者,加生地黄 15 克,丹参 15 克,玄参 9 克。③下焦热盛者,加黄柏 9 克。

【处方 4】　左金丸(《丹溪心法》)合半夏泻心汤(《伤寒论》)加减。

黄连 6 克	黄芩 9 克	干姜 6 克	法半夏 9 克
甘草 6 克	吴茱萸 1 克	海螵蛸 15 克	浙贝母 10 克

【方　解】　本方主要治疗肝胃郁热证及寒热错杂者。方中黄芩、黄连苦寒泄热,吴茱萸散郁泄火,干姜、半夏辛温散寒,海螵蛸、浙贝母制酸和胃,甘草益气补虚和药。

【加　减】　①干呕,腹中肠鸣,下利者,加生姜 6 克,木香 10 克,防风 10 克。②热泻、热痢者,加白芍 9 克,黄柏 10 克。

3. 脾胃虚寒证

【表　现】　胃脘隐痛,喜温喜按,每遇冷或劳累易发作和加重,空腹痛重,得食痛减,食后腹胀,泛吐清水,畏寒肢冷,倦怠乏力,神疲懒言,大便溏薄,舌质淡嫩,边有齿印,苔薄白,脉细弱或沉细。

【治　法】　温中健脾,缓急止痛。

【处方 1】　黄芪建中汤(《金匮要略》)加减。

炙黄芪 15 克	桂枝 9 克	白芍 18 克	生姜 6 克
大枣 12 克	麦芽 15 克	佛手 9 克	木香 6 克
炙甘草 6 克			

【方　解】　劳伤内损,中气虚寒而成虚劳里急之胃痛,治宜温中健脾,缓急止痛。方中黄芪补中益气,桂枝温阳益气,芍药养阴益血,大枣补脾,生姜温胃,麦芽消食化滞,佛手疏肝理气,木香行气宽中,炙甘草甘温益气,兼以调和诸药。

【加　减】　①反酸者,加海螵蛸 15 克,浙贝母 10 克。②纳呆、嗳腐者,加神曲 10 克,鸡内金 9 克。③寒凝气滞者,加高良姜 6 克,香附 9 克。

【处方 2】　理中丸(《伤寒论》)加减。

党参 15 克	干姜 6 克	白术 15 克	炙甘草 6 克
法半夏 9 克	茯苓 12 克	徐长卿 15 克	

【方　解】　本方用于中焦虚寒、脾阳不足的胃脘隐痛,方中党参益气健脾,白术健脾燥湿,干姜温胃祛寒,法半夏燥湿消痞,茯苓健脾祛湿,徐长卿行气散寒止痛,炙甘草益气和中。

【加　减】　①虚寒较重而腹中冷痛者,加制附子(先煎)10 克。②气虚者,加黄芪 15 克,当归 9 克。③呕吐清水者,加吴茱萸 1 克。④饮食减少者,加神曲 10 克,鸡内金 15 克。

【处方 3】　吴茱萸汤(《伤寒论》)加减。

吴茱萸 3 克	党参 15 克	大枣 12 克	生姜 9 克
法半夏 9 克	炒白术 9 克	炒神曲 9 克	茯苓 15 克
陈皮 10 克			

【方　解】　本方主要用于肝寒犯胃之胃痛。方中吴茱萸温胃暖肝散寒,开郁化滞,下气降浊;党参、茯苓益气健脾,生姜温胃散寒,大枣益气滋脾,调和营卫;法半夏、陈皮燥湿和胃,神曲消食导滞。

【加　减】　①嗳气较多,加代赭石(先煎)30 克,旋覆花(包煎)10 克。②呃逆者,加丁香 6 克,柿蒂 9 克。

【处方 4】　四君子汤合良附丸(《良方集腋》)加减。

党参 15 克	白术 15 克	高良姜 10 克	香附 10 克
陈皮 9 克	姜厚朴 9 克	茯苓 15 克	草豆蔻 9 克
木香 6 克	炙甘草 6 克		

【方　解】　本方治疗脾胃气虚而又外寒客胃而成的胃痛。方中党参、白术、茯苓、炙甘草健脾益气,高良姜散寒止痛,香附疏肝理气,陈皮、木香行气和中,姜厚朴燥湿除满,草豆蔻健脾燥湿,炙甘草益气和中调药。

【加　减】　①恶心呕吐者,加生姜 6 克,姜半夏 9 克。②胃痛明显者,加玄胡 10 克。

4. 脾胃湿热证

【表　现】　胃脘疼痛,痞胀不适,纳谷不香,恶心欲吐,口苦口黏,口干不欲饮,肢重困倦,小便黄,大便溏而不爽,舌质红,苔黄腻,脉滑或滑数。

【治　法】　清热化湿,运脾和中。

【处方 1】　王氏连朴饮(《霍乱论》)合半夏泻心汤(《伤寒论》)加减。

黄连 6 克	黄芩 10 克	炒栀子 10 克	炒薏苡仁 15 克
芦根 15 克	冬瓜仁 15 克	厚朴 10 克	法半夏 9 克
枳壳 10 克	陈皮 10 克		

【方　解】　湿热蕴伏,清浊相混,脾胃升降失常而成的胃脘疼痛,治宜清热化湿,运脾和中。方中厚朴行气化湿,黄连、黄芩清热燥湿,栀子清热泻火,芦根清热化湿,和胃止呕,枳壳、陈皮理气和中,半夏燥湿降逆,炒薏苡仁健脾渗湿,冬瓜仁清肠湿热。

【加　减】　①湿重于热者,加苍术9克,石菖蒲9克,豆蔻(后下)3克。②纳呆少食者,加炒神曲15克。③兼有脾胃虚寒者,加干姜6克,党参15克。

【处方2】　清中汤(《医学心悟》)加减。

| 黄连6克 | 栀子10克 | 香附10克 | 陈皮10克 |
| 半夏9克 | 白豆蔻6克 | 炙甘草6克 | |

【方　解】　方中黄连、栀子清热化湿,半夏、茯苓、白豆蔻健脾祛湿,陈皮、甘草理气和胃。

【加　减】　①热盛便秘者,加大黄3克,枳实9克。②气滞腹胀者,加厚朴9克,大腹皮12克。

【处方3】　温胆汤(《三因极一病证方论》)加减。

法半夏9克	竹茹10克	枳壳12克	陈皮10克
茯苓15克	黄芩10克	海螵蛸15克	浙贝母10克
炙甘草6克			

【方　解】　方中法半夏燥湿和胃,竹茹清热化痰,枳实行气消痰,陈皮理气燥湿,茯苓健脾渗湿,黄芩清热燥湿,炙甘草益脾和胃,海螵蛸、浙贝母制酸和胃。

【加　减】　①热盛者,加黄连6克,栀子9克。②湿盛者,加苍术9克,藿香12克,六一散(包煎)20克。

【处方4】　三仁汤(《温病条辨》)加减。

白蔻仁(后下)12克	六一散(包煎)20克	法半夏9克	生薏苡仁15克
厚朴10克	藿香(后下)10克	佩兰(后下)10克	苍术15克
茯苓15克	砂仁(后下)6克		

【方　解】　方中白蔻仁、砂仁、厚朴化湿行气,生薏苡仁、六一散、茯苓健脾渗湿,藿香、佩兰芳香化湿,苍术健脾燥湿,法半夏燥湿和胃。

【加　减】　①身热恶寒者,加淡豆豉9克,杏仁9克。②湿盛者,加猪苓12克,泽泻12克。

5. 胃阴不足证

【表　现】　胃脘隐隐灼痛,空腹时加重,嘈杂,似饥而不欲食,口干舌燥而不欲饮,大便干结,手足心热,舌红少津、有裂纹,少苔或花剥苔,脉细数。

【治　法】　养阴和中,益胃生津。

【处方1】　益胃汤(《温病条辨》)加减。

北沙参 15 克	麦冬 15 克	生地黄 15 克	玉竹 15 克
石斛 15 克	枸杞子 9 克	川楝子 9 克	白芍 15 克
炙甘草 3 克			

【方　解】　胃阴不足所致之胃痛,治宜养阴和中,益胃生津。方中生地黄滋阴养血,北沙参、麦冬、当归、枸杞子、石斛滋阴养血柔肝,川楝子疏泄肝气,玉竹清胃泻热,芍药、甘草和中缓急止痛。

【加　减】　①脘腹作胀者,加佛手 9 克,绿萼梅 6 克。②纳谷不馨者,加炒谷芽 15 克,炒麦芽 15 克。③嘈杂似饥者,加黄连 6 克,吴茱萸 1 克。

【处方2】　一贯煎(《柳州医话》)加减。

北沙参 10 克	麦冬 10 克	当归 10 克	生地黄 15 克
枸杞子 15 克	香橼 10 克	佛手 10 克	白芍 15 克
炙甘草 6 克	川楝子 9 克		

【方　解】　北沙参、麦冬养阴和胃,生地黄、枸杞子滋养肝胃之阴,当归养肝活血,香橼、佛手疏肝理气,川楝子疏肝理气并止痛,芍药、甘草缓急止痛。

【加　减】　①大便秘结者,加瓜蒌仁 9 克。②有虚热者,加地骨皮 9 克。③胃热偏盛者,加生石膏(先煎)20 克,知母 10 克,玉竹 10 克,芦根 12 克。④舌红而干,阴亏过甚者,加石斛 10 克。

【处方3】　芍药甘草汤(《伤寒论》)加减。

芍药 15 克	炙甘草 6 克	黄连 6 克	吴茱萸 1 克
绿萼梅 10 克	黄精 12 克	生地黄 15 克	石斛 10 克

【方　解】　方中芍药养血柔肝,甘草健脾益气,缓急止痛,黄连苦寒治热,吴茱萸散郁泄火,绿萼梅疏肝理气,黄精补脾益气,生地黄、石斛养阴生津。

【加　减】　①两胁胀闷者,加香橼 9 克,佛手 9 克。②反酸者,加煅瓦楞子 30 克。

【处方4】　麦门冬汤(《金匮要略》)加减。

麦冬 15 克	党参 15 克	炙甘草 6 克	法半夏 6 克
石斛 10 克	知母 10 克	玄参 10 克	天花粉 10 克
牡丹皮 10 克	竹茹 10 克	大枣 10 克	

【方　解】　方中麦冬滋阴养胃,半夏降逆化痰,党参补益中气,天花粉清热生津,石斛、玄参养阴生津,知母、牡丹皮清热凉血,竹茹清热止呕,大枣、甘草补脾益胃。

【加　减】　①纳谷不馨者,加炒山楂10克,炒麦芽10克,炒神曲10克。②嘈杂者,加川贝母10克,海螵蛸15克。

6. 胃络瘀阻证

【表　现】　胃脘刺痛,痛处不移,入夜尤甚,胃痛剧烈,可痛彻胸背,肢冷,汗出,有呕血或黑粪史,舌质紫暗有瘀点、瘀斑,脉弦或涩。

【治　法】　活血化瘀,通络止痛。

【处方1】　失笑散(《太平惠民和剂局方》)合丹参饮(《时方歌括》)加减。

五灵脂10克	蒲黄(包煎)10克	丹参15克	砂仁(后下)3克
檀香3克	赤芍15克	桃仁9克	红花10克
川芎9克	当归10克	延胡索10克	三七粉(冲服)6克
煅瓦楞子30克			

【方　解】　气血瘀滞,血行不畅而成的胃痛治宜活血化瘀,通络止痛。方中五灵脂、蒲黄通利血脉,祛瘀止痛,丹参、桃仁、红花活血祛瘀,檀香、砂仁行气宽中止痛,当归补血活血,川芎理血中之气,芍药敛阴养血,延胡索行气活血,三七粉散瘀止血、消肿定痛,煅瓦楞子和胃制酸。

【加　减】　①胃脘作胀,加莪术9克,焦山楂15克。②舌红苔少,口干,加生地黄15克,玉竹15克。③神疲乏力,脉细弱,加黄芪15克。

【处方2】　血府逐瘀汤(《医林改错》)加减。

桃仁9克	红花10克	当归10克	生地黄15克
川芎9克	赤芍15克	柴胡10克	三七粉(冲服)3克
炒枳壳10克	甘草6克		

【方　解】　桃仁、红花活血祛瘀,生地黄、当归养血活血,赤芍、川芎助君药活血祛瘀;柴胡、枳壳疏肝行气,三七粉散瘀止痛,甘草调和诸药。

【加　减】　①痛甚者,加延胡索10克。②气滞者,加郁金10克,木香6克。

【处方3】　膈下逐瘀汤(《医林改错》)加减。

五灵脂10克	川芎9克	牡丹皮10克	赤芍15克
乌药9克	当归10克	桃仁9克	红花10克
甘草6克	延胡索10克	香附10克	枳壳10克
三七粉(冲服)6克			

【方　解】　方中桃仁、红花、五灵脂活血逐瘀,当归、川芎、赤芍养血活血,牡丹皮清热凉血,香附、乌药、枳壳、延胡索行气止痛;三七粉散瘀止痛,甘草调和诸药。

【加　减】　①两胁胀闷者,加川楝子9克,佛手10克。②腹部冷痛者,加干姜

6克,肉桂3克。

【处方4】　柴胡疏肝散(《景岳全书》)加减。

柴胡10克	陈皮9克	香附10克	炒枳壳15克
川芎9克	当归10克	五灵脂10克	蒲黄(包煎)10克
赤芍15克	没药10克	延胡索10克	炙甘草6克

【方　解】　柴胡、香附疏肝理气,陈皮、炒枳壳行气宽中,川芎活血行气,赤芍、当归养血柔肝,五灵脂、蒲黄祛瘀止痛,没药、延胡索活血止痛,炙甘草缓急止痛。

【加　减】　①气郁较重,加香橼9克,青皮9克。②痛甚者,加乳香9克,郁金9克。

二、中成药治疗

1. 安胃片

【药物组成】　醋延胡索、煅白矾、海螵蛸(去壳)。

【功能主治】　行气活血,制酸止痛的功效。适用于气滞血瘀所致的胃脘刺痛,吞酸嗳气,脘闷不舒;胃及十二指肠溃疡,慢性胃炎见上述证候者。

【临床应用】　消化性溃疡辨证为气滞血瘀者可用安胃片治疗。症见胃脘刺痛,吞酸嗳气,脘闷不舒;舌质紫暗或有瘀点、瘀斑,脉弦或涩。

【用量用法】　每片0.4克。口服,每次5～7片,一日3～4次。

【注意事项】　孕妇慎用。

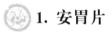
2. 安胃疡胶囊

【药物组成】　黄酮类化合物0.2克。

【功能主治】　补中益气,解毒生肌。主治胃及十二指肠球部溃疡。对虚寒型和气滞型患者有较好的疗效。并可用于溃疡愈合后的维持治疗。

【临床应用】　消化性溃疡辨证为脾胃虚寒、脾胃气滞者可用安胃疡胶囊治疗,症见胃痛、胃胀、嗳气、畏寒喜暖,舌质淡嫩,边有齿印,苔薄白,脉细弱或沉细。

【用量用法】　每粒装0.2克。口服。一次2粒,一日4次(三餐后和睡前)。

【注意事项】　忌食生冷及过度辛辣刺激食物。

3. 安中片

【药物组成】　桂枝、延胡索(醋制)、牡蛎(煅)、小茴香、砂仁、高良姜、甘草。

【功能主治】　温中散寒,理气止痛,和胃止呕。用于阳虚胃寒所致的胃痛,症见胃痛绵绵、畏寒喜暖、泛吐清水、神疲肢冷;慢性胃炎、胃及十二指肠溃疡见上述证候者。

【临床应用】 消化性溃疡辨证为脾胃虚寒者可用安中片治疗,症见胃脘隐痛,畏寒喜暖、泛吐清水、神疲肢冷,舌质淡嫩,边有齿印,苔薄白,脉细弱或沉细。

【用量用法】 片剂,每片 0.5 克。口服。一次 2～3 片,儿童一次 1～1.5 片;一日 3 次。或遵医嘱。

【注意事项】 急性胃炎、出血性溃疡禁用。

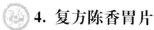

4. 复方陈香胃片

【药物组成】 陈皮、木香、石菖蒲、大黄、碳酸氢钠、重质碳酸镁、氢氧化铝。

【功能主治】 行气和胃,制酸止痛。用于脾胃气滞所致的胃脘疼痛、脘腹痞满、嗳气吞酸;胃及十二指肠溃疡、慢性胃炎见上述证候者。

【临床应用】 消化性溃疡辨证为脾胃气滞者可用复方陈香胃片治疗,症见胃脘疼痛、脘腹痞满、嗳气吞酸,舌淡红苔薄,脉弦。

【用量用法】 每片 0.28 克或 0.56 克。一次 1.12 克,一日 3 次。

【注意事项】 ①孕妇慎服;②骨折患者不宜服用,这是由于不溶性磷酸铝复合物的形成,导致血清磷酸盐浓度降低及磷自骨内移出;③本品能妨碍磷的吸收,长期服用能引起低磷血症;低磷血症(如吸收不良综合征)患者慎用;④本品有便秘作用,故长期便秘者应慎用。

5. 复方拳参片

【药物组成】 拳参、白及、海螵蛸、寻骨风、陈皮。

【功能主治】 收敛止血,制酸止痛。用于胃热所致的胃脘疼痛,嘈杂反酸,便血等。

【临床应用】 消化性溃疡,辨证为胃中郁热者可用复方拳参片治疗,症见胃脘疼痛、胃中烧灼、嘈杂反酸、便血等。舌质红,苔黄,脉弦或弦数。

【用量用法】 口服,一次 6～8 片,一日 3 次。空腹时服。

【注意事项】 本品药性寒凉,脾胃虚寒者慎用。

6. 复方田七胃痛胶囊

【药物组成】 三七、延胡索、香附、吴茱萸、瓦楞子、枯矾、甘草、白芍、白及、川楝子、氧化镁、碳酸氢钠、颠茄流浸膏。

【功能主治】 制酸止痛,理气化瘀,温中健脾,收敛止血。用于胃酸过多,胃脘痛,胃溃疡,十二指肠球部溃疡及慢性胃炎。

【临床应用】 消化性溃疡辨证为肝郁气滞,脾胃虚寒,瘀血阻络者可用复方田七胃痛胶囊治疗,症见胃脘痛,灼烧感,嘈杂吞酸,舌质淡苔薄白,脉弦或舌质暗有瘀点、瘀斑,脉弦或涩。

【用量用法】　每粒装 0.5 克。口服,一次 3～4 粒,一日 3 次。维持用量:症状消失后,继续用药 15 天,一次 2 粒,一日 2 次。

【注意事项】　①不宜在服药期间同时服用滋补性中药;②青光眼患者慎用;③胃热痛者不适用,其表现为口渴、口臭、胃中嘈杂易饥、大便秘结、甚则口腔糜烂、牙周肿痛。

7. 复方胃宁片

【药物组成】　延胡索、猴头菌粉、海螵蛸。

【功能主治】　理气止痛,制酸。用于肝胃不和,胃脘疼痛,吞酸嗳气。

【临床应用】　消化性溃疡辨证为肝胃不和者可用复方胃宁片治疗,症见胃脘胀痛,连及两胁,遇情志不遂加重,嗳气或矢气则舒,嘈杂反酸,口苦,胸闷食少,性急易怒,喜叹息,舌苔薄白,脉弦。

【用量用法】　片剂。口服,一次 4～5 片,一日 3 次。

【注意事项】　①不适用于脾胃阴虚,主要表现为口干、舌红少津、大便干;②孕妇慎用。

8. 复胃散胶囊

【药物组成】　炙黄芪、白芍、白及、白芷、海螵蛸、醋延胡索、蜜甘草。

【功能主治】　补气健脾,制酸止痛,止血生肌。用于胃酸过多,吐血便血,食减形瘦,胃及十二指肠溃疡等症。

【临床应用】　消化性溃疡辨证为脾胃气虚者可用复胃散胶囊治疗,症见胃酸过多,吐血便血,食减形瘦,舌质淡苔白,脉细弱或沉细。

【用量用法】　每粒装 0.25 克。饭前服用,一次 4～6 粒,一日 3 次;伴吐血、便血者,一次 12 粒,一日 3 次,或遵医嘱。

【注意事项】　尚不明确。

9. 海洋胃药

【药物组成】　黄芪、炒白术、干姜、胡椒、煅牡蛎、海星、煅瓦楞子、枯矾、陈皮炭。

【功能主治】　益气健脾,温中止痛。用于脾胃虚弱,胃寒作痛,反酸。

【临床应用】　消化性溃疡辨证为脾胃虚弱者可用海洋胃药治疗,症见胃寒隐痛,喜温喜按,遇冷或空腹痛重,反酸,舌质淡,苔白,脉细弱或沉细。

【用量用法】　每片 0.3 克。口服,一次 4～6 片,一日 3 次。

【注意事项】　①不适用于脾胃阴虚,主要表现为口干,舌红少津,大便干;②不适用于肝肾阴虚,主要表现口干,急躁易怒,头晕血压高。

 10. 和胃片

【药物组成】 蒲公英、洋金花、川芎、煅瓦楞子、郁金、赤芍、丹参、甘草、黄芩。

【功能主治】 疏肝清热,凉血活血,祛瘀生新,和胃止痛。用于消化性溃疡及胃痛腹胀,嗳气反酸,恶心呕吐等症。

【临床应用】 消化性溃疡辨证为肝胃郁热者可用和胃片治疗,症见胃脘灼痛,痛势急迫,反酸嘈杂,口干口苦,喜冷饮,情绪烦躁易怒,大便干结,舌质红,苔黄,脉弦或弦数。

【用量用法】 片剂。一次 4 片,一日 4 次。

【注意事项】 青光眼、外感初起的喘咳患者禁用。

11. 黄芪健胃膏

【药物组成】 黄芪、白芍、桂枝、生姜、甘草、大枣。

【功能主治】 补气温中,缓急止痛。用于脾胃虚寒,腹痛拘急,心悸自汗,并用于胃、十二指肠溃疡,胃肠功能紊乱。

【临床应用】 消化性溃疡辨证为脾胃虚寒者可用黄芪健胃膏治疗,症见腹痛拘急,心悸自汗,舌质淡,苔白,脉细弱或沉细。

【用量用法】 每瓶装 100 克。口服。每次 15～20 克,一日 2 次。

【注意事项】 舌红苔黄,消化道出血时忌用。

12. 加味左金丸

【药物组成】 黄连(姜炙)、炙吴茱萸、黄芩、柴胡、木香、醋香附、郁金、白芍、醋青皮、炒枳壳、陈皮、醋延胡索、当归、甘草。

【功能主治】 平肝降逆,疏郁止痛。用于肝郁化火、肝胃不和引起的胸脘痞闷、急躁易怒、嗳气吞酸、胃痛少食。

【临床应用】 消化性溃疡辨证为肝郁化火、肝胃不和者可用加味左金丸治疗,症见胸脘痞闷、急躁易怒、嗳气吞酸、胃痛少食,舌质红,苔黄,脉弦或弦数。

【用量用法】 每 100 丸重 6 克。口服。一次 6 克,一日 2 次。

【注意事项】 孕妇慎用。

13. 健胃愈疡片

【药物组成】 柴胡、党参、白芍、延胡索、白及、珍珠层粉、青黛、甘草。

【功能主治】 疏肝健脾、解痉止痛、止血生肌。主治肝郁脾虚、肝胃不和型消化性溃疡活动期,症见胃脘胀痛、嗳气、吐酸、烦躁不适,腹胀便溏等。

【临床应用】　消化性溃疡辨证为肝郁脾虚、肝胃不和者可用健胃愈疡片治疗,症见胃脘胀痛、嗳气、吐酸、烦躁不适,腹胀便溏,舌苔薄白,脉弦。

【用量用法】　每片 0.3 克。一次 4～5 片,一日 4 次,20 日 1 个疗程,连用 2～3 个疗程。

【注意事项】　溃疡病出血较多者宜综合治疗。

14. 荆花胃康胶丸

【药物组成】　土荆芥、水团花。

【功能主治】　理气散寒,清热化瘀。用于寒热错杂症,气滞血瘀所致的胃脘胀闷、疼痛、嗳气、返酸、嘈杂、口苦;十二指肠溃疡见上述证候者。

【临床应用】　消化性溃疡辨证为气滞血瘀者可用荆花胃康胶丸治疗,症见胃脘胀闷、疼痛、嗳气、返酸、嘈杂、口苦,舌质紫暗或有瘀点、瘀斑,苔黄腻,脉弦或涩。

【用量用法】　胶丸剂,每粒 80 毫克。饭前服,一次 2 粒,一日 3 次;4 周为一疗程,或遵医嘱。

【注意事项】　孕妇忌服。

15. 快胃片

【药物组成】　海螵蛸、枯矾、延胡索(醋)、白及、甘草。

【功能主治】　制酸和胃,收敛止痛。用于肝胃不和所致的胃脘疼痛、呕吐反酸、纳食减少;浅表性胃炎、胃及十二指肠溃疡、胃窦炎见上述症候者。

【临床应用】　消化性溃疡辨证为肝胃不和者可用快胃片治疗,症见胃脘疼痛、呕吐反酸、食少,口苦,胸闷食少,性急易怒,喜叹息,舌苔薄白,脉弦。

【用量用法】　每片 0.35 克。口服。一次 6 片,十一至十五岁一次 4 片;一日 3 次,饭前 1～2 小时服。

【注意事项】　低酸性胃病、胃阴不足者慎用。

16. 溃得康颗粒

【药物组成】　黄连、蒲公英、苦参、三七、黄芪、浙贝母、白及、白蔹、海螵蛸、豆蔻、砂仁、甘草。

【功能主治】　清热和胃,制酸止痛。用于胃脘痛郁热证,症见胃脘痛势急迫,有灼热感,返酸,嗳气,便秘,舌红,苔黄,脉弦数,以及消化性溃疡见于上述证候者。

【临床应用】　消化性溃疡辨证为胃脘郁热者可用溃得康颗粒治疗,症见胃脘痛、灼热感、返酸、嗳气、便秘。舌质红,苔黄,脉弦或弦数。

【用量用法】　每袋 10 克。空腹口服。一次 10 克,一日 2 次。6 周为一疗程。

【注意事项】　①不宜在服药期间同时服用滋补性中药;②胃寒痛者不适用,主要表现为遇寒凉则胃痛发作或加重,得温暖则胃痛减轻、喜热饮食;③孕妇忌用。

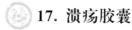 17. 溃疡胶囊

【药物组成】 瓦楞子、仙鹤草、水红花子、枯矾、鸡蛋壳、陈皮、珍珠粉。

【功能主治】 制酸止痛,生肌收敛。用于胃脘疼痛,呕恶反酸,胃及十二指肠溃疡。

【临床应用】 消化性溃疡因胃酸分泌过多所致者可用溃疡胶囊治疗,症见胃脘疼痛,呕恶反酸,舌淡红,苔薄白,脉弦。

【用量用法】 每粒0.3克。口服。一次2粒,一日3次。

【注意事项】 尚不明确。

18. 四方胃片

【药物组成】 海螵蛸、浙贝母、醋延胡索、川楝子(去皮酒炒)、沉香、柿霜、黄连、制吴茱萸、苦杏仁。

【功能主治】 调肝和胃,制酸止痛功效,用于肝胃不和所致的胃脘疼痛,呕吐吞酸,食少便溏;消化不良、胃及十二指肠溃疡见上述证候者。

【临床应用】 消化性溃疡辨证为肝胃不和者可用四方胃片治疗,症见胃脘疼痛,呕吐吞酸,食少便溏,口苦,胸闷食少,性急易怒,喜叹息,舌苔薄白,脉弦。

【用量用法】 每片0.64克。口服,一次3片,一日2~3次。

【注意事项】 ①不适用于脾胃阴虚,主要表现为口干、舌红少津、大便干;②孕妇慎用。

19. 小建中颗粒

【药物组成】 白芍、大枣、桂枝、炙甘草、生姜。

【功能主治】 温中补虚,缓急止痛。用于脾胃虚寒,脘腹疼痛,喜温喜按,嘈杂吞酸,食少心悸及腹泻与便秘交替症状的慢性结肠炎,胃及十二指肠溃疡。

【临床应用】 消化性溃疡辨证为脾胃虚寒者可用小建中颗粒治疗,症见脘腹疼痛,畏寒喜暖,喜温喜按,嘈杂吞酸,食少心悸,大便溏稀或排便无力。舌质淡,苔白,脉细弱或沉细。

【用量用法】 每袋15克,口服。一次1袋,一日3次。

【注意事项】 ①阴虚内热者不适用;②外感风热表证未清患者及脾胃湿热或明显胃肠道出血症状者不宜服用。

20. 虚寒胃痛颗粒

【药物组成】 炙黄芪、党参、桂枝、白芍、高良姜、干姜、炙甘草、大枣。

【功能主治】　温胃止痛,健脾益气。用于脾虚胃弱,胃脘隐痛,喜温喜按,遇冷或空腹痛重。十二指肠球部溃疡、慢性萎缩性胃炎。

【临床应用】　消化性溃疡辨证为脾胃虚弱者可用虚寒胃痛颗粒治疗,症见胃脘隐痛,喜温喜按,遇冷或空腹痛重,舌质淡,苔白,脉细弱或沉细。

【用量用法】　每袋 5 克。开水冲服,一次 1 袋,一日 3 次。

【注意事项】　①不适用于脾胃阴虚,主要表现为口干、舌红少津、大便干;②孕妇忌服。

 21. 胃康胶囊

【药物组成】　白及、海螵蛸、香附、黄芪、白芍、三七、鸡内金、鸡蛋壳(炒焦)、乳香、没药、百草霜。

【功能主治】　行气健胃,化瘀止血,制酸止痛。气滞血瘀所致的胃脘疼痛、痛处固定、吞酸嘈杂,或见吐血、黑粪;胃及十二指肠溃疡、慢性胃炎、上消化道出血见上述证候者。

【临床应用】　消化性溃疡辨证为气滞血瘀者可用胃康胶囊治疗,症见胃脘疼痛、痛处固定、吞酸嘈杂,或见吐血、黑粪,舌质紫暗或有瘀点、瘀斑,脉弦或涩。

【用量用法】　胶囊剂,每粒装 0.3 克。口服。一次 2~4 粒,一日 3 次。

【注意事项】　①孕妇及脾胃虚弱者慎用;②胃阴虚者不宜用,主要表现为口干欲饮、大便干结、小便短少。

 22. 胃康灵胶囊

【药物组成】　白芍、白及、三七、甘草、茯苓、延胡索、海螵蛸、颠茄浸膏。

【功能主治】　柔肝和胃,散瘀止血,缓急止痛,去腐生新。肝胃不和、瘀血阻络所致的胃脘疼痛、连及两胁、嗳气、反酸;急、慢性胃炎,胃、十二指肠溃疡,胃出血见上述证候者。

【临床应用】　消化性溃疡辨证为肝胃不和、瘀血阻络者可用胃康灵胶囊治疗,症见胃脘疼痛、连及两胁、嗳气、反酸,口苦,胸闷食少,性急易怒,喜叹息,舌苔薄白,脉弦或舌质紫暗有瘀点、瘀斑,脉弦或涩。

【用量用法】　胶囊剂,每粒 0.4 克。口服 一次 4 粒,一日 3 次。饭后服用。

【注意事项】　①前列腺肥大、青光眼患者禁用;②哺乳期妇女禁用;③孕妇慎用。

 23. 胃力康颗粒

【药物组成】　柴胡、赤芍、枳壳、木香、丹参、延胡索、莪术、黄连、吴茱萸、大黄、党参、甘草。

【功能主治】 行气活血,泄热和胃。用于胃脘痛气滞血瘀兼肝胃郁热证,症见:胃脘疼痛,胀闷,灼热,嗳气,反酸,烦躁易怒,口干口苦,以及慢性浅表性胃炎及消化性溃疡见上述证候者。

【临床应用】 消化性溃疡辨证为气滞血瘀兼肝胃郁热者可用胃力康颗粒治疗,症见胃脘疼痛,胀闷,灼热,嗳气,反酸,烦躁易怒,口干口苦,喜冷饮,大便干结,舌质紫暗或红,苔黄,脉弦涩或弦数。

【用量用法】 颗粒剂,每袋 10 克。口服,一次 10 克,一日 3 次,6 周为一个疗程,或遵医嘱。

【注意事项】 ①脾虚便溏者慎服;②孕妇忌服。

24. 胃乃安胶囊

【药物组成】 黄芪、三七、红参、人工牛黄、珍珠层粉。

【功能主治】 补气健脾,宁心安神,行气活血,消炎生肌。主治:用于脾胃气虚,瘀血阻滞所致的胃病,症见胃脘隐痛或刺痛、纳呆食少;慢性胃炎见上述症候者。

【临床应用】 消化性溃疡辨证为脾胃气虚或瘀血阻滞者可用胃乃安胶囊治疗,症见胃脘隐痛或刺痛、纳少、食欲缺乏,舌质淡边有齿印,脉细弱或沉细,或舌质暗有瘀点、瘀斑,脉弦或涩。

【用量用法】 胶囊剂,口服。一次 4 粒,一日 3 次。

【注意事项】 ①适用于肝气郁滞,主要表现为急躁易怒,两胁作胀,嗳气;②不适用于脾胃阴虚,主要表现为口干、舌红少津、大便干;③服药期间不宜同时服用藜芦、五灵脂、皂荚或其制剂;不宜喝茶和吃萝卜,以免影响药效;④孕妇慎用。

25. 胃舒宁颗粒

【药物组成】 甘草、海螵蛸、白芍、白术、延胡索、党参。

【功能主治】 补气健脾,制酸止痛。用于脾胃气虚、肝胃不和所致的胃脘疼痛、喜温喜按、泛吐酸水;胃及十二指肠溃疡见上述证候者。

【临床应用】 消化性溃疡辨证为脾胃气虚、肝胃不和者可用胃舒宁颗粒治疗,症见胃脘疼痛、喜温喜按、泛吐酸水、口苦、胸闷食少,性急易怒,喜叹息,舌苔薄白,脉弦。

【用量用法】 颗粒剂,每袋装 5 克。开水冲服。一次 1 袋,一日 3 次。

【注意事项】 孕妇慎用。

26. 胃痛宁片

【药物组成】 山楂、鸡蛋壳粉、蜂蜜。

【功能主治】　温中,行气,制酸,止痛。用于胃脘胀满,嗳气吞酸。

【临床应用】　消化性溃疡辨证为脾胃气滞者可用胃痛宁片治疗,症见胃脘胀满,嗳气吞酸,舌淡苔白,脉弦。

【用量用法】　片剂,每素片重 0.25 克。口服,一次 3 片,一口 3 次。

【注意事项】　①不适用于脾胃阴虚,主要表现为口干、舌红少津、大便干;②孕妇及糖尿病患者慎用。

27. 胃疡灵颗粒

【药物组成】　黄芪、炙甘草、白芍、大枣、桂枝、生姜。

【功能主治】　温中益气,缓急止痛。用于脘腹胀痛,喜温,喜按,食少,乏力,适用于慢性胃炎有上述症状者。

【临床应用】　消化性溃疡辨证为虚劳里急者可用胃疡灵颗粒治疗,症见脘腹胀痛,喜温,喜按,食少,乏力。舌质淡,苔白,脉细弱或沉细。

【用量用法】　颗粒剂,每袋 20 克。开水冲服,一次 20 克,一日 3 次。

【注意事项】　①不适用于脾胃阴虚,主要表现为口干、舌红少津、大便干;②孕妇慎用。

28. 胃药胶囊

【药物组成】　醋延胡索,海螵蛸(漂),土木香,枯矾,鸡蛋壳(炒),煅珍珠母。

【功能主治】　制酸止痛。用于肝胃不和所致的胃脘疼痛、胃酸过多、嘈杂反酸;胃及十二指肠溃疡见上述证候者。

【临床应用】　消化性溃疡辨证为肝胃不和者可用胃药胶囊治疗,症见胃脘疼痛、胃酸过多、嘈杂反酸,舌苔薄白,脉弦。

【用量用法】　胶囊剂,每粒 0.5 克。口服,一次 2～3 粒,一日 3 次。

【注意事项】　①不适用于脾胃阴虚,主要表现为口干、舌红少津、大便干;②孕妇慎用。

29. 乌贝散

【药物组成】　海螵蛸、浙贝母、陈皮油。

【功能主治】　制酸止痛,收敛止血。用于肝胃不和所致的胃脘疼痛、泛吐酸水、嘈杂似饥;胃及十二指肠溃疡见上述证候者。

【临床应用】　消化性溃疡辨证为肝胃不和者可用乌贝散治疗,症见胃脘疼痛、泛吐酸水、嘈杂似饥,舌苔薄白,脉弦。

【用量用法】　每瓶装 45 克,饭前口服,一次 3 克,一日 3 次。

【注意事项】　①不适用于脾胃阴虚,主要表现为口干、舌红少津、大便干;②孕妇慎用。

30. 珍杉理胃片

【药物组成】 杉木果、三叉苦、延胡索(醋)、珍珠层粉。

【功能主治】 调中和胃,行气活血,解毒生肌。用于寒热夹杂、气血阻滞所致的胃脘疼痛、嗳气反酸、腹胀、大便时溏时硬等;十二指肠溃疡见上述证候者。

【临床应用】 消化性溃疡辨证为寒热夹杂、气血阻滞者可用珍杉理胃片治疗,症见胃脘疼痛、嗳气反酸、腹胀、大便时溏时硬,舌质暗,苔黄腻,脉弦。

【用量用法】 片剂,每片重0.63克。口服,一次2片,一日4次,6周为一疗程,或遵医嘱。

【注意事项】 孕妇忌服;偶见口干、便秘,一般不影响继续服药。

31. 珍珠胃安丸

【药物组成】 珍珠粉层、甘草、豆豉姜、陈皮、徐长卿。

【功能主治】 和中宽胃,行气止痛。用于治疗胃、十二指肠溃疡。

【临床应用】 消化性溃疡辨证为脾胃气滞者可用珍珠胃安丸治疗,症见胃脘疼痛、胀痛痞满、嗳气吞酸,舌淡红苔薄,脉弦。

【用量用法】 丸剂,每袋1.5克。一次1.5克,一日4次,饭后及睡前服。

【注意事项】 尚不明确。

32. 左金丸

【药物组成】 黄连、吴茱萸。

【功能主治】 泻火,疏肝,和胃,止痛。用于肝火犯胃,脘胁疼痛,口苦嘈杂,呕吐酸水,不喜热饮。

【临床应用】 消化性溃疡辨证为肝火犯胃者可用左金丸治疗,症见脘胁胀痛、嘈杂吞酸、呕吐口苦、脘痞嗳气,舌红苔黄,脉弦数。

【用量用法】 丸剂,每丸18克。口服。一次3~6克,一日2次。

【注意事项】 脾胃虚寒者不适用。

第11章　胃下垂

胃下垂是由于膈肌悬力不足,支撑内脏器官韧带松弛,或腹内压降低,腹肌松弛,导致站立时胃大弯抵达盆腔,胃小弯弧线最低点降到髂嵴连线以下。常伴有十二指肠球部位置的改变。轻度下垂者一般无症状,下垂明显者可以出现腹胀及上腹不适、腹痛、恶心呕吐、便秘,日久可见失眠、头痛、头昏、迟钝、抑郁等神经精神症状。

《灵枢·本藏》曰:"胃下者,下管约不利;肉不坚者,胃缓。"《灵枢·本藏·藏府应候》曰:"脾应(内)肉者,肉䐃坚大者胃厚,肉䐃麽者胃薄……肉䐃不坚者,胃缓。"胃下垂属于中医胃缓、胃下、胃痞、嘈杂范畴。病因有外邪入里、食滞中阻、痰湿阻滞、七情失和及素体脾胃虚弱。病位在胃,而与脾、肝、肾关系密切。其基本病机是中焦气机阻滞,升降失和。脾胃虚弱,健运失司,水湿不化,痰气交阻,或食滞内停,食谷不化,阻滞脘腹,气虚运血无力,痰湿阻遏气机,则可导致血瘀。肝气郁结,横逆犯脾,气机郁滞,日久血行不畅,亦可导致血瘀。

一、辨证治疗

 1. 脾虚气陷证

【**表　现**】　脘腹坠胀,食后、站立或劳累后加重,不思饮食,面色萎黄,精神倦怠,舌淡有齿痕,苔薄白,脉细或濡。

【**治　法**】　补气升陷,健脾和胃。

【**处 方 1**】　补中益气汤(《脾胃论》)加减。

党参 15 克　　炙黄芪 18 克　　白术 15 克　　当归 10 克
升麻 6 克　　柴胡 6 克　　陈皮 10 克　　枳壳 10 克
炙甘草 6 克

【**方　解**】　本方主要补中益气,升阳举陷。以黄芪益气升阳举陷为君。党参、白术为臣药,以加强黄芪的补中益气之功。陈皮、枳壳理气;当归补血,升麻、柴胡升举下陷清阳,均为佐药。炙甘草健脾益气,调和诸药,为使药。

【加　减】　①脘腹胀满者,加木香10克,佛手10克,香橼10克。②大便溏薄者,加山药15克,白扁豆15克。③恶心呕吐者,加姜半夏9克,藿香10克。④有寒象者,加附子(先煎)6克,肉桂3克。

【处方2】　参苓白术散(《太平惠民和剂局方》)加减。

党参15克	炒白术15克	茯苓15克	生黄芪15克
砂仁(后)6克	山药15克	莲子肉15克	炒薏苡仁15克
桔梗10克	炙甘草6克		

【方　解】　本方主要健脾渗湿。党参、白术、茯苓益气健脾渗湿为君。配伍山药、莲子肉健脾益气,兼能止泻,为臣药。白扁豆、薏苡仁助白术、茯苓以健脾渗湿;砂仁醒脾和胃,行气化滞,桔梗宣肺利气,培土生金,均为佐药。炙甘草健脾和中,调和诸药,为使药。

【加　减】　①舌淡、神疲、面色㿠白者,加当归10克,川芎9克,白芍15克。②腹痛里寒者,加干姜6克,肉桂6克。

【处方3】　香砂六君子汤(《医方集解》)加减。

党参15克	白术15克	茯苓15克	甘草6克
陈皮10克	法半夏9克	砂仁(后下)6克	木香10克
炒山楂10克			

【方　解】　本方主要健脾渗湿。方中党参、白术、甘草健脾益气,茯苓健脾渗湿,砂仁醒脾和胃,法半夏燥湿降逆,陈皮、木香行气消胀,山楂消食化积。

【加　减】　①纳少,不思饮食者,加神曲10克,鸡内金10克。②腹胀者,加枳壳10克,炒莱菔子10克。③气虚下陷明显者,加生黄芪15克,升麻6克。

【处方4】　升阳益胃汤(《内外伤辨惑论》)加减。

黄芪30克	法半夏9克	党参15克	炙甘草6克
独活10克	防风10克	白芍15克	羌活10克
橘皮10克	茯苓15克	柴胡6克	白术15克

【方　解】　本方主要补脾益气,升阳除湿。方中人参、黄芪、白术、甘草补益脾胃之气;柴胡、防风、羌活、独活升举清阳,祛风除湿;法半夏、陈皮、茯苓和胃除湿。诸药合用,共奏益气升阳、和胃除湿之功。

【加　减】　①湿郁化热者,加黄连3克,黄芩10克。②饮食偏少者,加鸡内金15克,神曲10克。

【处方5】　补脾胃泻阴火升阳汤(《脾胃论》)加减。

黄芪20克	人参15克	苍术15克	羌活10克
升麻6克	柴胡6克	黄芩10克	黄连6克
炙甘草6克	生石膏(先煎)15克		

【方　解】　本方主要补脾益气,泻火升阳。方中人参、苍术、黄芪、甘草益气除湿以补脾胃,柴胡、升麻、羌活助阳益胃以升清气,黄芩、黄连、生石膏清胃以泻阴火。

【加　减】　①胃热不明显者,原方去生石膏。②胃腹胀者,加陈皮 10 克,厚朴 10 克。③纳少不思饮食者,加神曲 10 克,炒莱菔子 10 克。

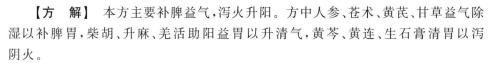

2. 脾虚饮停证

【表　现】　脘腹胀满不舒,胃内振水声或水在肠间辘辘有声,呕吐清水痰涎,或伴头晕目眩,心悸气短,舌质淡胖有齿痕,苔白滑,脉弦滑或弦细。

【治　法】　健脾和胃,温阳化饮。

【处方1】　苓桂术甘汤(《金匮要略》)合小半夏汤(《金匮要略》)加减。

茯苓 15 克	桂枝 10 克	白术 15 克	姜半夏 9 克
生姜 6 克	陈皮 10 克	甘草 6 克	

【方　解】　中阳不足,脾失运化,饮停心下,治宜健脾和胃,温阳化饮。方中茯苓为君药,健脾渗湿,祛痰化饮。桂枝为臣,温阳化气利水。陈皮、姜半夏、生姜温胃散寒,降逆止呕;白术健脾燥湿,共为佐药。甘草益气和中,调和诸药,为使药。

【加　减】　①乏力、便溏者,加党参 15 克,山药 15 克。②血虚者,加当归 10 克,熟地黄 15 克。

【处方2】　实脾散(《重订严氏济生方》)加减。

制附子(先煎)6 克	干姜 6 克	厚朴 9 克	白术 15 克
木香 6 克	草果仁 9 克	槟榔 9 克	茯苓 15 克
甘草 6 克	炒薏苡仁 30 克		

【方　解】　本方主要温补脾肾,燥湿化饮。方中制附子温肾化水;干姜温脾制水,茯苓、白术、炒薏苡仁渗湿健脾,厚朴、木香、槟榔、草果行气导滞,大枣益脾和中,生姜健脾和中,温散水气,甘草健脾兼调和诸药。

【加　减】　①气短乏力,倦惰懒言者,加黄芪 15 克。②小便不利,水肿甚者,加猪苓 15 克,泽泻 10 克。

【处方3】　胃苓汤(《普济方》)加减。

苍术 15 克	厚朴 12 克	陈皮 10 克	甘草 6 克
猪苓 15 克	泽泻 10 克	茯苓 15 克	白术 15 克
木香 6 克			

【方　解】　本方主要祛湿和胃。方中苍术燥湿健脾,茯苓、猪苓、泽泻健脾渗湿,白术补气健脾,陈皮、木香理气宽中,厚朴行气燥湿,甘草健脾和中,调和诸药。

【加　减】　①纳少,不思饮食,加生山楂10克,生麦芽10克。②气虚头晕气短、乏力者,加党参15克,黄芪15克。③腹中畏寒者,加干姜6克。

【处方4】　四苓散(《丹溪心法》)加减。

| 茯苓15克 | 猪苓15克 | 白术15克 | 泽泻10克 |
| 枳壳10克 | 香附10克 | 陈皮10克 | 鸡内金10克 |

【方　解】　本方主要利水渗湿。方中茯苓、猪苓、泽泻健脾渗湿,白术补气健脾,枳壳、香附、陈皮理气宽中,鸡内金消食化积。

【加　减】　①腹胀者,加木香6克,厚朴6克。②恶心呕吐者,加生姜6克,姜半夏9克。③有水肿者,加车前子(包煎)30克。

【处方5】　平胃散(《太平惠民和剂局方》)加减。

| 苍术12克 | 厚朴10克 | 陈皮10克 | 甘草6克 |
| 枳壳10克 | 木香6克 | 茯苓15克 | |

【方　解】　本方主要健脾燥湿。方中苍术燥湿健脾,茯苓健脾渗湿,陈皮、枳壳、木香理气宽中,厚朴行气燥湿,甘草健脾和中,调和诸药。

【加　减】　①乏力倦怠者,加党参15克,黄芪15克。②脘腹坠胀者,加升麻6克,柴胡6克。③湿重者,加泽泻10克,车前子(包煎)30克。

3. 胃阴不足证

【表　现】　胃脘痞满,隐隐作坠疼痛,饥不欲食,口燥咽干,烦渴喜饮,纳呆消瘦,大便干结,舌质红或有裂纹,少津少苔,脉细数。

【治　法】　滋养胃阴,和胃润燥。

【处方1】　益胃汤(《温病条辨》)加减。

| 北沙参10克 | 麦冬10克 | 生地黄15克 | 玉竹10克 |
| 石斛10克 | 陈皮6克 | 白芍15克 | 甘草6克 |

【方　解】　胃阴亏虚,胃失濡润,治宜滋养胃阴,和胃润燥。方中北沙参、麦冬、玉竹、石斛益胃生津,生地黄养阴生津,陈皮理气,甘草益气补中。

【加　减】　①兼气滞者,加枳壳12克。②气虚乏力者,加党参15克,黄芪15克。③兼血瘀者,加桃仁9克,红花10克。④肠燥便秘,加郁李仁9克,火麻仁20克。

【处方2】　麦门冬汤(《金匮要略》)加减。

| 麦冬10克 | 党参15克 | 姜半夏6克 | 甘草6克 |
| 沙参10克 | 大枣10克 | 陈皮6克 | |

【方　解】　本方主要滋阴养胃、和胃降逆。方中麦冬、沙参滋阴养胃,陈皮、半

夏降逆止呕,党参补气生津,大枣、甘草补脾益胃。

【加　减】　①津伤甚者,加石斛 10 克,玉竹 10 克。②阴虚胃痛、脘腹灼热者,加石斛 10 克,白芍 15 克。③肠燥便秘者,加火麻仁 30 克。

【处方 3】　一贯煎《柳州医话》加减。

北沙参 10 克	麦冬 10 克	当归 10 克	生地黄 15 克
芦根 10 克	玄参 10 克	枸杞子 10 克	香橼 10 克
佛手 10 克	白芍 15 克	炙甘草 6 克	

【方　解】　本方主要滋养肝胃之阴,理气止痛。方中北沙参、麦冬、芦根、玄参养阴和胃,生地黄、枸杞子滋养肝胃之阴,当归养肝活血,香橼、佛手疏肝理气止痛,白芍、甘草缓急止痛。

【加　减】　①气虚乏力者,加太子参 30 克,黄芪 15 克。②阴虚甚者,加石斛 10 克。③纳少不思饮食者,加生山楂 10 克,生麦芽 10 克。

【处方 4】　自拟方。

白芍 15 克	炙甘草 6 克	山药 15 克	百合 15 克
北沙参 10 克	黄精 10 克	石斛 10 克	玄参 15 克
陈皮 10 克			

【方　解】　本方主要养肝脾胃肺肾之阴。方中白芍养血柔肝,甘草健脾益气,缓急止痛,北沙参、石斛、玄参养阴生津,黄精补脾益气,山药滋养脾肾之阴,百合养肺之阴;陈皮理气,使补而不滞。

【加　减】　①口苦者,加黄芩 9 克,芦根 12 克。②大便干结者,加生地黄 15 克,麦冬 10 克。

4. 肝胃不和证

【表　现】　胃脘痞胀,甚则胀及胸胁,嗳气频频,食后尤甚,舌质淡红,舌苔薄白,脉细弦。

【治　法】　疏肝和胃。

【处方 1】　四逆散《伤寒论》合四君子汤《太平惠民和剂局方》加减。

柴胡 10 克	白芍 15 克	枳壳 10 克	香附 10 克
延胡索 10 克	党参 15 克	炒白术 15 克	茯苓 15 克
炙甘草 6 克			

【方　解】　脾气素虚,邪入少阴,抑遏阳气,致阳郁不伸。治宜疏肝理气,健脾和胃。方中柴胡透邪升阳舒郁,白芍益阴养血,枳壳、香附行气宽中,延胡索行气活血,党参、炒白术、茯苓、炙甘草益气健脾。

【加　减】　①便秘者,以枳实易枳壳,加槟榔 9 克,大黄(后下)6 克。②腹胀痛者,加白芍 15 克,川楝子 9 克。③气滞腹胀者,加大腹皮 12 克,厚朴 10 克。④嗳气者,加半夏 9 克。

【处方 2】　柴胡疏肝散(《景岳全书》)加减。

柴胡 10 克	陈皮 9 克	香附 10 克	炒枳壳 15 克
川芎 9 克	青皮 10 克	郁金 10 克	炒白芍 15 克
香橼 10 克	炒白术 15 克	炙甘草 6 克	

【方　解】　本方主要疏肝理气。方中柴胡、香附、青皮、郁金、香橼疏肝理气,陈皮、炒枳壳行气宽中,川芎活血行气,炒白芍养血柔肝,炒白术健脾益气,“见肝之病,知肝传脾,当先实脾”是也,炙甘草调和诸药。

【加　减】　①气郁较重者,加川楝子 9 克。②胃气壅滞胃胀者,加苏梗 10 克。③情志不遂,烦躁不眠者,加合欢皮 30 克,炒酸枣仁 30 克。

【处方 3】　逍遥散(《太平惠民和剂局方》)加减。

柴胡 10 克	当归 10 克	白芍 15 克	白术 15 克
茯苓 15 克	川楝子 6 克	青皮 10 克	佛手 10 克
炙甘草 6 克			

【方　解】　本方主要疏肝健脾。方中柴胡疏肝解郁;当归、白芍养血柔肝;白术、茯苓健脾益气;川楝子、青皮、佛手疏肝理气;炙甘草和中调药。

【加　减】　①肝气郁结者,加香附 10 克,郁金 10 克,川芎 9 克。②气郁化火口苦者,加牡丹皮 10 克,栀子 10 克。③嗳气者,加旋覆花(包煎)30 克,代赭石(先煎)10 克。④有血瘀而胃痛明显,舌暗者,加三七粉(冲服)6 克,延胡索 10 克。

【处方 4】　香苏散(《太平惠民和剂局方》)加减。

香附 10 克	苏梗 10 克	陈皮 10 克	甘草 6 克
柴胡 10 克	青皮 10 克	香橼 10 克	佛手 10 克

【方　解】　本方主要理气和胃。香附、青皮、香橼、佛手疏肝理气,柴胡疏肝解郁,陈皮、苏梗理气宽中,甘草调和诸药。

【加　减】　①两胁胀痛者,加延胡索 10 克,川楝子 9 克。②嗳气频者,加旋覆花(包煎)30 克,代赭石(先煎)10 克。

5. 胃络瘀阻证

【表　现】　脘腹坠胀疼痛,固定不移,形体消瘦,面色晦暗,食后或入夜痛甚,呕血或黑粪,舌质紫暗或有瘀斑,苔薄,脉涩。

【治　法】　活血化瘀。

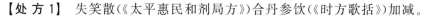

【处方1】 失笑散(《太平惠民和剂局方》)合丹参饮(《时方歌括》)加减。

五灵脂 10 克　　蒲黄(包煎)10 克　　丹参 15 克　　砂仁(后下)6 克
檀香 3 克　　莪术 9 克

【方　解】 气血瘀滞,血行不畅,治宜活血化瘀。方中五灵脂、蒲黄通利血脉,祛瘀止痛,丹参活血祛瘀,檀香、砂仁行气宽中止痛,莪术破血行气。

【加　减】 ①体倦、纳差者,加鸡内金 15 克,白术 15 克,茯苓 15 克。②胃痛明显者,加三七粉(冲服)6 克。

【处方2】 血府逐瘀汤(《医林改错》)加减。

桃仁 9 克　　红花 10 克　　当归 10 克　　生地黄 15 克
川芎 9 克　　赤芍 15 克　　柴胡 10 克　　三七粉(冲服)6 克
炒枳壳 10 克　　甘草 6 克

【方　解】 本方主要活血化瘀止痛。方中桃仁、红花活血祛瘀,生地黄、当归养血活血,赤芍、川芎活血祛瘀止痛;柴胡、枳壳疏肝行气,三七粉散瘀止痛,甘草调和诸药。

【加　减】 ①痛甚者,加延胡索 9 克。②瘀血阻滞重者,加乳香 10 克,没药 10 克。③有气虚者,加黄芪 20 克。

【处方3】 膈下逐瘀汤(《医林改错》)加减。

五灵脂 10 克　　川芎 9 克　　牡丹皮 10 克　　赤芍 15 克
乌药 9 克　　当归 10 克　　桃仁 9 克　　红花 10 克
甘草 6 克　　延胡索 10 克　　香附 10 克　　枳壳 10 克
三七粉(冲服)6 克

【方　解】 桃仁、红花、五灵脂活血逐瘀,当归、川芎、赤芍养血活血,牡丹皮清热凉血,香附、乌药、枳壳、延胡索行气止痛,三七粉散瘀止痛,甘草调和诸药。

【加　减】 ①两胁胀闷,加苏梗 9 克,佛手 9 克。②腹部冷痛,加干姜 6 克,肉桂 3 克。

【处方4】 柴胡疏肝散(《景岳全书》)加减。

柴胡 10 克　　陈皮 9 克　　香附 10 克　　炒枳壳 15 克
川芎 9 克　　当归 10 克　　五灵脂 10 克　　蒲黄(包煎)10 克
赤芍 15 克　　没药 10 克　　延胡索 10 克　　炙甘草 6 克

【方　解】 柴胡、香附疏肝理气,陈皮、炒枳壳行气宽中,川芎活血行气,赤芍、当归养血柔肝,五灵脂、蒲黄祛瘀止痛,没药、延胡索活血止痛,炙甘草缓急止痛。

【加　减】 ①气郁较重,加郁金 15 克,香橼 10 克,青皮 10 克。②痛甚者,加三七粉(冲服)6 克。

二、中成药治疗

 1. 补中益气丸

【药物组成】 炙黄芪、党参、炙甘草、炒白术、当归、升麻、柴胡、陈皮、生姜、大枣。

【功能主治】 补中益气,升阳举陷。用于脾胃虚弱、中气下陷所致的体倦乏力,内脏下垂。症见体倦乏力、食少腹胀、便溏久泻、肛门下坠。

【临床应用】 胃下垂辨证为脾胃虚弱、中气下陷可用补中益气丸治疗。症见脘腹坠胀,食后、站立或劳累后加重,不思饮食,面色萎黄,精神倦怠,舌淡有齿痕,苔薄白,脉细或濡。

【用量用法】 丸剂,每袋6克。口服,一次1袋,一日3次。空腹或饭前服为佳,亦可在进食同时服。

【注意事项】 本品不适用于恶寒发热表证者,暴饮暴食脘腹胀满实证者。

 2. 柴胡舒肝丸

【药物组成】 茯苓、甘草、六神曲、枳壳、豆蔻、香附、陈皮、厚朴、木香、槟榔、青皮、乌药、紫苏梗、当归、白芍、防风、柴胡、薄荷、桔梗、姜半夏、黄芩、大黄、三棱、莪术、山楂。

【功能主治】 疏肝理气,消胀止痛。主治肝气不舒,胸肋痞闷,食滞不消,呕吐酸水。

【临床应用】 胃下垂辨证为肝气不舒、肝气犯胃者可用柴胡舒肝丸治疗。症见胸肋痞闷,食滞不消,呕吐酸水,舌苔薄白,脉弦。

【用量用法】 丸剂,每丸10克。口服,一次1丸,一日2次。

【注意事项】 要保持情绪乐观,切忌生气恼怒。

3. 附桂理中丸

【药物组成】 附子、肉桂、人参、白术、干姜、炙甘草。

【功能主治】 温中散寒,理脾止痛。脾胃虚寒,痰饮内停,中焦失运,呕吐食少,腹痛便溏,脉来迟细者。

【临床应用】 附桂理中丸可用于治疗脾胃虚寒的胃下垂,症见胃腹冷痛,脘痞,畏寒肢冷,口不渴,呕吐食少,大便溏泄,舌淡,苔白,脉迟细。

【用量用法】 丸剂,每袋10克。口服,每次10克,一日2次,温开水送服。

【注意事项】 伤风感冒及实热者忌用。

4. 理中丸

【药物组成】　人参、干姜、白术、甘草。

【功能主治】　温中散寒,健胃。用于脾胃虚寒证,呕吐泄泻,胸满腹痛,以及消化不良见上述证候者。

【临床应用】　理中丸可用于治疗脾胃虚寒证的胃下垂,症见脘腹绵绵作痛,喜温喜按,呕吐,大便稀溏,脘痞食少,畏寒肢冷,口不渴,舌淡苔白润,脉沉细或沉迟无力。

【用量用法】　炼蜜丸,每丸重 9 克,每次一丸,温开水送服,每日 2～3 次。

【注意事项】　孕妇禁用。

5. 气滞胃痛颗粒

【药物组成】　柴胡、炙延胡索、枳壳、炙香附、白芍、炙甘草。

【功能主治】　舒肝理气,和胃止痛。肝郁气滞胃痛者适宜。表现为胃脘疼痛而引两胁,胸痞腹满,嗳气频频,心情易抑郁或激动,脉弦。

【临床应用】　气滞胃痛颗粒可用于治疗肝郁气滞、肝气犯胃证的胃下垂,症见胃脘疼痛而引两胁,胸痞腹满,嗳气频频,心情易抑郁或激动,舌淡红,苔薄白,脉弦。

【用量用法】　颗粒剂,一袋 2.5 克。开水冲服。一次 2.5～5 克,一日 3 次。

【注意事项】　①气郁化火而有热象者不宜服用;②孕妇慎用。

6. 人参健脾丸

【药物组成】　人参、炒白术、茯苓、山药、陈皮、木香、砂仁、炙黄芪、当归、炒酸枣仁、炙远志。

【功能主治】　健脾益气,和胃止泻。用于脾胃虚弱证的饮食不化、脘闷嘈杂、恶心呕吐、腹痛便溏、不思饮食、体弱倦怠。

【临床应用】　人参健脾丸可用于治疗脾胃虚弱证的胃下垂,症见饮食不化、脘闷嘈杂、恶心呕吐、腹痛便溏、不思饮食、体弱倦怠,舌质淡,苔薄白,脉虚弱。

【用量用法】　蜜丸,每丸 6 克。口服,一次 2 丸,一日 2 次。

【注意事项】　感冒发热病人不宜服用。

7. 舒肝丸

【药物组成】　川楝子、醋延胡索、炒白芍、片姜黄、木香、沉香、豆蔻仁、砂仁、姜厚朴、陈皮、炒枳壳、茯苓、朱砂。

【功能主治】　舒肝和胃,理气止痛。用于肝郁气滞,胸肋胀满,胃脘疼痛,嘈杂呕吐,嗳气反酸。

【临床应用】 舒肝丸可用于治疗肝郁气滞、肝胃不和证的胃下垂,症见胸肋胀满,胃脘疼痛,嘈杂呕吐,嗳气反酸,舌淡红,苔薄白,脉弦。

【用量用法】 丸剂,每丸重6克。一次4克(20丸),一日2～3次,口服。

【注意事项】 ①本品处方中含朱砂,不宜过量久服,肝肾功能不全者慎用;②孕妇慎用。

8. 胃苓丸

【药物组成】 炒苍术、陈皮、姜厚朴、炒白术、茯苓、肉桂、猪苓、泽泻、炙甘草。

【功能主治】 消胀利水。用于呕吐泄泻,胸腹胀满,小便短少。

【临床应用】 胃苓丸用于治疗湿滞脾胃、运化失司证的胃下垂。症见脘腹胀满,不思饮食,口淡无味,恶心呕吐,肢体沉重,怠惰嗜卧,大便下利,舌苔白腻而厚,脉缓。

【用量用法】 丸剂,每8粒重1克。口服,一次6克,一日1～2次。

【注意事项】 尚不明确。

9. 胃苏颗粒

【药物组成】 紫苏梗、香附、陈皮、香橼、佛手、枳壳。

【功能主治】 理气消胀,和胃止痛。主治气滞型胃脘痛,症见胃脘胀痛,窜及两胁,得嗳气或矢气则舒,情绪郁怒则加重,胸闷食少,以及慢性胃炎排便不畅见上述证候者。

【临床应用】 胃下垂表现为脾胃气滞、肝气犯胃者可用胃苏颗粒治疗,症见胃脘胀痛,窜及两胁,得嗳气或矢气则舒,情绪郁怒则加重,胸闷食少,嗳气吞酸,舌苔薄白,脉弦。

【用量用法】 颗粒剂,每袋15克。口服,每次15克,每日3次。15天为一疗程,可服1～3个疗程。

【注意事项】 孕妇忌服。

10. 小柴胡片

【药物组成】 柴胡、黄芩、姜半夏、党参、生姜、甘草、大枣。

【功能主治】 解表散热,疏肝和胃。用于外感病,邪犯少阳证,症见寒热往来、胸胁苦满、食欲缺乏、心烦喜呕、口苦咽干。

【临床应用】 胃下垂表现为肝胃不和者可用小柴胡片治疗,症见胸胁苦满,胃胀胃痛,食欲缺乏,心烦喜呕,口苦咽干,脉弦。

【用量用法】 片剂,每片0.4克。口服,一次4～6片,一日3次。

【注意事项】　不宜在服药期间同时服用滋补性中药。

11. 小建中颗粒

【药物组成】　白芍、大枣、桂枝、炙甘草、生姜。

【功能主治】　温中补虚,缓急止痛。用于脾胃虚寒,脘腹疼痛,喜温喜按,嘈杂吞酸,食少心悸及腹泻与便秘交替症状的慢性结肠炎,胃及十二指肠溃疡。

【临床应用】　小建中颗粒可用于治疗脾胃虚寒证的胃下垂,症见脘腹疼痛,畏寒喜暖,喜温喜按,嘈杂吞酸,食少心悸,大便溏稀或排便无力。舌质淡,苔白,脉细弱或沉细。

【用量用法】　颗粒剂,每袋 15 克,口服。一次 1 袋,一日 3 次。

【注意事项】　①阴虚内热者不适用;②外感风热表证未清患者及脾胃湿热或明显胃肠道出血症状者不宜服用。

第12章 上消化道出血

上消化道出血是指屈氏韧带以上的食管、胃、十二指肠、空肠上段以及胰腺、胆道等病变引起的出血,其中以消化性溃疡出血及肝硬化所致的食管、胃底静脉曲张破裂出血最多见,其次是急性糜烂出血性胃炎、胃癌等,其他导致上消化道出血的原因还有食管疾病如贲门黏膜撕裂症、食管炎、食管溃疡、食管癌、食管良性肿瘤、食道裂孔疝等,胃疾病如胃黏膜脱垂症、胃动脉硬化、急性胃扩张、胃息肉、胃手术后病变等,胆胰疾病如胆道出血、胆管或胆囊结石、胆道蛔虫病、胆囊或胆管癌、胰腺疾病累及十二指肠等,全身性疾病如血液病、尿毒症、血管性疾病、结缔组织疾病、急性感染等,也可引起上消化道出血。

上消化道出血属于中医学"吐血""便血"范畴,血由胃来,经呕吐而出,血色红或紫黯,常夹有食物残渣,称为呕血。古代曾将吐血之有声者称为呕血,无声者称为吐血。但从临床实际情况看,两者不易严格区别,且在治疗上亦无区分的必要,正如《医碥·吐血》说:"吐血即呕血。旧分无声曰吐,有声曰呕,不必。"

一、辨证治疗

 1. 胃热壅盛证

【表　现】　脘腹胀闷,甚则作痛,吐血色红或紫黯,常夹有食物残渣,口臭,便秘,大便色黑,舌质红,苔黄腻,脉滑数。

【治　法】　清胃泻火,化瘀止血。

【处方1】　泻心汤(《金匮要略》)合十灰散(《医方类聚》)加减。

大黄 10 克	黄连 5 克	黄芩 10 克	大蓟 15 克
小蓟 15 克	荷叶 9 克	侧柏叶 9 克	白茅根 15 克
茜根 10 克	山栀 10 克	牡丹皮 10 克	棕榈炭 10 克

【方　解】　泻心汤《血证论·吐血》说:"方名泻心,实则泻胃。"十灰散凉血止血,兼能化瘀。其中大蓟、小蓟、侧柏叶、茜草根、白茅根清热凉血止血,棕榈炭收敛

止血,牡丹皮、栀子清热凉血,大黄通腑泻热,且大蓟、小蓟、茜草根、大黄、牡丹皮等药均兼有活血化瘀的作用,故全方具有止血而不留瘀的优点。

【加 减】 ①胃气上逆而见恶心呕吐者,加代赭石(先煎)30 克,旋覆花(包煎)10 克。②热伤胃阴而表现口渴、舌红而干、脉象细数者,加麦冬 10 克,石斛 10 克,天花粉 12 克。

【处方 2】 三黄泻心汤(《杂病源流犀烛》)加减。

大黄 10 克	黄连 10 克	黄芩 10 克	白及 15 克
栀子 10 克	侧柏炭 10 克	茜草 10 克	牡丹皮 10 克
紫珠草 15 克	天花粉 10 克	甘草 6 克	

【方 解】 三黄泻心汤重用清热泻火药物,使热退而血止,以黄芩泻上焦火,黄连泻中焦火,大黄泻下焦火;三焦火降,则水谷通道利,五脏六腑安。牡丹皮清热凉血滋阴;天花粉清热生津;栀子、茜草凉血止血;白及、侧柏炭收敛止血;紫珠草化瘀止血;甘草调和诸药。

【加 减】 ①呕吐者,加代赭石(先煎)30 克,吴茱萸 3 克。②热伤胃络,胃热阴虚者,可合玉女煎加减。

【处方 3】 泻心汤(《金匮要略》)合犀角地黄汤(《备急千金要方》)加减。

大黄 10 克	黄连 10 克	黄芩 10 克	水牛角(先煎)60 克
生地黄 24 克	白芍 12 克	牡丹皮 9 克	

【方 解】 泻心汤主治邪火内炽,迫血妄行之吐血、衄血。犀角地黄汤清热解毒,凉血散瘀。方中苦咸寒之犀角,凉血清心解毒。甘苦寒之生地黄,凉血滋阴生津,并助犀角清热凉血止血。赤芍、牡丹皮清热凉血、活血散瘀。

【加 减】 ①若见蓄血,谵妄如狂者,邪热与血瘀互结,加大大黄、黄芩之用量,以清热逐瘀,凉血散瘀。②肝火旺盛者,加柴胡 10 克,黄芩 10 克,栀子 10 克。③热伤血络,血热妄行之出血,加白茅根 15 克,侧柏炭 10 克,小蓟 20 克。

【处方 4】 泻心汤(《金匮要略》)合化肝煎(《景岳全书》)加减。

大黄 10 克	黄连 10 克	黄芩 10 克	青皮 10 克
陈皮 10 克	白芍 15 克	牡丹皮 10 克	栀子(炒)10 克
土贝母 10 克			

【方 解】 泻心汤《血证论·吐血》说:"方名泻心,实则泻胃"。化肝煎善解肝气之郁,平气逆而散郁火。方中青皮善解郁怒,疏肝破滞气;气郁动火,伍栀子清火宣郁;火动而伤血,故用白芍、牡丹皮入血分,清血热,泻肝火,养血行滞,则郁热自解;陈皮理气化痰;土贝母降痰气,开郁结。

【加 减】 ①出血明显者,加仙鹤草 30 克。②胃热口渴者,加天花粉 10 克,知母 10 克。③胃热胃灼热者,加海螵蛸 15 克,浙贝母 10 克。

【处方 5】 清胃散(《脾胃论》)加减。

黄连 10 克	生地黄 20 克	当归 10 克	牡丹皮 10 克
生石膏(先煎)30 克	仙鹤草 30 克	升麻 10 克	甘草 6 克

【方　解】 本方主治胃热炽盛所致胃出血。方中黄连苦寒泻火,以清胃中积热;生石膏加强清胃热之力;生地黄、牡丹皮滋阴凉血清热;当归养血和血;仙鹤草凉血止血;升麻散火解毒,兼为阳明引经之药,黄连苦寒泻胃火,得升麻之升散则泻火而无凉遏之弊;甘草和药解毒。

【加　减】 ①肠燥便秘者,加大黄(后下)6 克。②口渴饮冷者,加知母 10 克。③胃脘灼热者,加海螵蛸 15 克,浙贝母 10 克。

2. 肝火犯胃证

【表　现】 吐血色红或紫黯,口苦胁痛,心烦易怒,寐少梦多,大便色黑,舌质红绛,苔黄,脉弦数。

【治　法】 泻肝清胃,凉血止血。

【处方 1】 龙胆泻肝汤(《医方集解》)加减。

龙胆草 6 克	黄芩 10 克	山栀 10 克	泽泻 10 克
仙鹤草 30 克	当归 10 克	生地黄 20 克	车前子(包煎)20 克
柴胡 10 克	生甘草 6 克		

【方　解】 本方具有清肝泻火的功效。方中龙胆草大苦大寒,上泻肝胆实火,下清下焦湿热,为本方泻火除湿两擅其功的君药。黄芩、栀子具有苦寒泻火之功,为臣药。泽泻、车前子清热利湿,使湿热从水道排出。肝主藏血,肝经有热,本易耗伤阴血,加用苦寒燥湿,再耗其阴,故用生地黄、当归滋阴养血,以使标本兼顾;仙鹤草凉血止血,方用柴胡是为引诸药入肝胆而设,均为佐药。甘草调和诸药,为使药。诸药合用,使火降热清,湿浊分清,出血可止。

【加　减】 ①出血明显者,加白茅根 15 克,旱莲草 10 克,茜草 10 克。②胁痛甚者,加郁金 10 克,香附 10 克。

【处方 2】 大黄黄连泻心汤(《伤寒论》)合金铃子散(《素问病机气宜保命集》)、左金丸(《丹溪心法》)加减。

酒炒大黄 8 克	吴茱萸 1 克	炒栀子 10 克	黄连 10 克
白芍 10 克	生甘草 6 克	川楝子 9 克	延胡索 10 克
黄芩 10 克			

【方　解】 大黄黄连泻心汤清热泻火,使热退而血止,以黄芩泻上焦火,黄连

泻中焦火,大黄泻下焦火。金铃子散具有疏肝泄热,活血止痛功效,方中金铃子(即川楝子)味苦性寒,善入肝经,疏肝气,泻肝火。玄胡索理气活血,并能止痛。左金丸具有泻火、疏肝、和胃、止痛功效,黄连苦寒泻火,佐以辛热之吴茱萸,既能降逆止呕,制酸止痛,又能制约黄连之过于寒凉;二味配合,一清一温,辛开苦降,以收相反相成之效。

【加　减】　①若胸胁疼痛,加柴胡 10 克,郁金 10 克,香附 10 克。②吞酸重者,加乌贼骨 30 克,煅瓦楞子 30 克。

【处方 3】　泻肝降胃汤(《医学衷中参西录》)加减。

生赭石(先煎)20 克	白芍 15 克	生石决明(先煎)15 克	瓜蒌仁 10 克
甘草 10 克	龙胆草 6 克	青黛(冲服)1.5 克	

【方　解】　泻肝降胃汤所治吐血证,左脉弦长有力,或肋下胀满作疼,或频作呃逆,此肝胆之气火上冲胃腑,致胃气不降而吐血也。此因病在胆火肝气上逆,故用白芍、石决明及龙胆草、青黛诸药,以凉之镇之。甘草取其能缓肝之急,兼以防诸寒凉之伤脾胃也。

【加　减】　出血明显者,加白茅根 15 克,藕节 10 克,茜根 10 克。

【处方 4】　化肝煎(《景岳全书》)加减。

青皮 10 克	陈皮 10 克	白芍 15 克	牡丹皮 10 克
泽泻 10 克	浙贝母 10 克	乌贼骨 20 克	栀子(炒)10 克
白及 10 克	茜草 10 克		

【方　解】　化肝煎善解肝气之郁,平气逆而散郁火。方中青皮善解郁怒,疏肝破滞气;气郁动火,伍栀子清火宣郁;火动而伤血,故用芍药、牡丹皮入血分,清血热,泻肝火,养血行滞,则郁热自解;泽泻渗水去湿,利小便以泻伏火;陈皮理气化痰;浙贝母降痰气,开郁结。另加乌贼骨制酸止痛,白及收敛止血,茜草凉血止血。

【加　减】　①胁疼痛者,加柴胡 10 克,延胡索 10 克,香附 10 克。②吞酸重者,加煅瓦楞子 15 克。

3. 气虚血溢证

【表　现】　病史较长,反复出血,慢性起病,吐血缠绵不止,时轻时重,血色暗淡,神疲乏力,心悸气短,面色苍白,舌质淡,苔薄白,脉细弱。

【治　法】　健脾养心,益气摄血。

【处方 1】　归脾汤(《济生方》)加减。

白术 15 克	茯神 30 克	黄芪 15 克	龙眼肉 12 克
酸枣仁 30 克	党参 15 克	木香 6 克	炙甘草 6 克
当归 10 克	远志 10 克	三七粉(冲服)6 克	

【方　解】　归脾汤功用益气补血,健脾养心。方中以人参、黄芪、白术、甘草温补气血健脾;当归、龙眼肉补血养心,酸枣仁、茯神、远志宁心安神;更以木香理气醒脾,以防补益气血药滋腻碍胃,三七粉化瘀止血。组合成方,心脾兼顾,气血双补,化瘀止血。

【加　减】　①出血明显者可酌加仙鹤草15克,白及10克,乌贼骨20克,炮姜炭6克。②若气损及阳,脾胃虚寒,症见肤冷、畏寒、便溏者,加艾叶10克,炮姜炭6克。

【处方2】　八珍汤(《正体类要》)加减。

当归10克	川芎6克	白芍药15克	熟地黄15克
党参15克	炒白术15克	茯苓15克	炙甘草6克
三七粉(冲服)6克			

【方　解】　具有益气补血之功效。方中人参与熟地黄相配,益气养血,共为君药。白术、茯苓健脾渗湿,助人参益气补脾;当归、白芍养血和营,助熟地黄滋养心肝,均为臣药。川芎活血行气,使生地黄、当归、白芍补而不滞;三七粉化瘀止血,共为佐药。炙甘草为使,益气和中,调和诸药。

【加　减】　①偏于脾阳虚者,加炮姜6克。②出血不止,有瘀血者,加白及10克,花蕊石30克。

【处方3】　补中益气汤(《脾胃论》)加减。

黄芪15克	党参15克	白术15克	炙甘草15克
当归10克	陈皮6克	升麻6克	柴胡10克
三七粉(冲服)6克	藕节炭10克		

【方　解】　方中黄芪补中益气、升阳固表为君;人参、白术、甘草甘温益气,补益脾胃为臣;陈皮调理气机,当归补血和营三七粉、藕节炭化瘀止血,共为佐药;升麻、柴胡协同党参、黄芪升举清阳为使。综合全方,一则补气健脾,使后天生化有源,脾胃气虚诸证自可痊愈;二则升提中气,恢复中焦升降之功能,三可化瘀止血。

【加　减】　出血明显者,加仙鹤草30克,白及10克,乌贼骨20克。

【处方4】　自拟方。

| 黄芪30克 | 三七粉(冲服)6克 | 白及10克 | 炒白术15克 |
| 党参15克 | 茯苓15克 | 生甘草6克 | |

【方　解】　本方主要用于气虚不固所致的胃出血。方中黄芪、炒白术、党参、茯苓健脾益气,气旺则摄血止血,三七、白及止血生肌、护膜,甘草调和诸药。

【加　减】　①虚寒重者,加伏龙肝(煎汤代水)60克,淡附片(先煎)6克,炮姜6克。②腹胀者,加炒枳壳10克。③纳差者,加炒谷芽20克,麦芽20克。

【处方5】　自拟方。

党参 15 克	炒白术 15 克	茯苓 18 克	乌贼骨 15 克
大黄炭 8 克	三七粉(冲服)6 克	浙贝母 10 克	甘草 6 克

【方　解】　本方主要用于气虚血瘀所致出血。方中党参、白术、茯苓、甘草健脾益气,气旺则摄血止血,大黄炭、三七粉止血生肌,乌贼骨、浙贝母制酸护胃,甘草并能调和诸药。

【加　减】　①伴脾胃阴虚者,加沙参 15 克,麦冬 10 克,石斛 10 克。②胃中积热者,加黄连 6 克,蒲公英 15 克。③肝火犯胃者,加栀子 10 克,牡丹皮 10 克,夏枯草 12 克。

二、中成药治疗

 1. 归脾丸(合剂)

【药物组成】　炙黄芪、龙眼肉、党参、炒白术、当归、茯苓、炒酸枣仁、制远志、木香、炙甘草、大枣(去核)。

【功能主治】　益气健脾,养血安神。用于心脾两虚,气短心悸,失眠多梦,头晕头昏,肢倦乏力,食欲缺乏,崩漏便血。

【临床应用】　上消化道出血因脾虚气弱不能统血,血溢肠内而致者可用归脾丸(合剂)治疗。症见吐血,肢体倦怠,食欲缺乏,面色萎黄,舌淡苔白,脉细弱。

【用量用法】　浓缩丸:每 8 丸相当于原药材 3 克。一次 8～10 丸,一日 3 次,口服。大蜜丸:每丸重 9 克。一次 1 丸,一日 3 次,用温开水或生姜汤送服。水蜜丸:每丸重 6 克,一次 6 克,一日 3 次,口服。合剂:口服一次 10～20 毫升,一日 3次,用时摇匀。

【注意事项】　①阴虚火旺者慎用;②忌食辛辣、生冷、油腻食物。

 2. 荷叶丸

【药物组成】　荷叶、藕节、大蓟炭、小蓟炭、茅根炭、棕榈炭、栀子(焦)、知母、黄芩炭、地黄(炭)、玄参、当归、白芍、香墨。

【功能主治】　凉血止血。用于血热所致的咯血、衄血、尿血、便血、崩漏。

【临床应用】　上消化道出血因肺胃热盛,迫血妄行所致者可用荷叶丸治疗。症见吐血,血色鲜红,口鼻干燥,烦渴喜饮,牙龈肿痛,口臭,舌红苔黄,脉数。

【用量用法】　丸剂,每丸重 9 克。一次 1 丸,一日 2～3 次,口服。

【注意事项】　①寒性出血者不宜使用;②服药期间饮食宜清淡,忌食辛辣食物;③体弱年迈者慎用;④出血量大者,应立即采取综合急救措施。

3. 景天三七糖浆

【药物组成】 景天三七。

【功能主治】 止血。用于各种出血病症。

【临床应用】 上消化道出血辨证为热灼血脉,瘀血阻络者可用景天三七糖浆治疗。症见吐血,血色红或紫黯,或大便色黑,伴有胃脘疼痛,痛有定处而拒按,舌质紫黯,脉涩。

【用量用法】 每瓶装 200 毫升。一次 15～25 毫升,一日 3 次,口服。

【注意事项】 ①忌食生冷、油腻、辛辣食物;②各种出血出现大出血时,应立即采取综合急救措施。

 4. 溃平宁颗粒

【药物组成】 大黄浸膏、白及、延胡索粗碱。

【功能主治】 止血止痛,收敛生肌。用于郁热内蕴所致的胃痛,症见胃脘疼痛灼热、吞酸嘈杂,或见吐血、黑粪;胃及十二指肠溃疡、上消化道出血见上述证候者。

【临床应用】 上消化道出血因饮食不节,损伤脾胃,运化失常,郁而化热,火热内蕴所致者可用溃平宁颗粒治疗。症见胃脘灼热疼痛,吞酸嘈杂,口苦咽干,舌红苔黄,脉数。

【用量用法】 颗粒剂,每袋装 4 克(相当于总药材 5.2 克)。一次 4 克,一日 3-4 次,开水冲服。

【注意事项】 忌食生冷、油腻、辛辣食物。

 5. 裸花紫珠片

【药物组成】 裸花紫珠浸膏。

【功能主治】 清热解毒,收敛止血。用于血热毒盛所致的鼻衄、咯血、吐血、崩漏下血;呼吸道出血、消化道出血、子宫功能性出血、人流后出血见上述证候者。

【临床应用】 上消化道出血因胃热伤络,血溢脉外所致者可用裸花紫珠片治疗。症见吐血,色鲜红或紫暗,夹有食物残渣,身热烦躁,口干口臭,牙龈肿痛,口舌生疮,舌红苔黄,脉数有力。

【用量用法】 片剂,每片含干浸膏 0.2 克。一次 3～5 片,一日 3～4 次,口服。

【注意事项】 ①脾胃虚寒者慎用;②忌食辛辣、油腻食物;③出血量多者应采取综合急救措施;④用本品治疗细菌感染引起的炎症时,可配合使用抗生素。

 6. 人参归脾丸

【药物组成】 人参、炙黄芪、当归、龙眼肉、白术(麸炒)、茯苓、远志(去心甘草炙)、酸枣仁(炒)、木香、炙甘草。

【功能主治】　益气补血,健脾养心。用于心脾两虚、气血不足所致的心悸、怔忡、失眠健忘、食少体倦、面色萎黄以及脾不统血所致的便血、崩漏、带下。

【临床应用】　上消化道出血因脾气虚弱,统摄无权,血溢脉外所致者可用人参归脾丸治疗。症见吐血,便血,皮下紫斑,崩漏,月经先期、量多色淡,舌淡苔薄,脉细弱。

【用量用法】　大蜜丸:每丸重 9 克。一次 1 丸,一日 2 次,口服。水蜜丸:每 10 丸重 1.5 克。一次 6 克,一日 2 次,口服。小蜜丸:每 10 丸重 2 克。一次 30 丸,一日 2 次,口服。浓缩丸:每 10 丸重 2 克。一次 30 丸,一日 2 次,口服。

【注意事项】　①热邪内伏、阴虚脉数以及痰湿壅盛者慎用;②服药期间应进食营养丰富而易消化吸收的食物,饮食有节。忌食生冷食物,忌烟酒、浓茶;③保持精神舒畅,劳逸适度;忌过度思虑,避免恼怒、抑郁、惊恐等不良情绪。

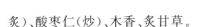

7. 十灰丸

【药物组成】　大蓟(炒炭)、小蓟(炒炭)、茜草(炒炭)、白茅根(炒炭)、荷叶(煅炭)、侧柏叶(炒炭)、棕榈(煅炭)、栀子(炒炭)、大黄(炒炭)、牡丹皮(炒炭)。

【功能主治】　凉血止血。用于血热妄行所致吐血、衄血、血崩。

【临床应用】　上消化道出血因火热炽盛,灼伤胃络,迫血妄行所致者可用十灰丸治疗。症见吐血,色红或紫黯,常夹有食物残渣,脘腹胀闷,甚则作痛,口臭,便秘,大便色黑,舌红苔黄,脉滑数。

【用量用法】　口服,一次 3~9 克,一日 1~2 次。

【注意事项】　①脾胃虚寒所致出血者慎用;②服药期间,不宜服用辛辣、油腻食物;③体弱年迈者慎用;④临床治疗时应先明确病因,配合针对疾病病因的药物综合诊治;⑤治疗大出血患者,应配合补液、输血、抗休克及抗生素等疗法;病情危急者应考虑手术或其他疗法。

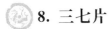

8. 三七片

【药物组成】　三七。

【功能主治】　散瘀止血,消肿止痛。用于咯血,吐血,衄血,便血,崩漏,外伤出血,胸腹刺痛,跌仆肿痛。

【临床应用】　上消化道出血因由瘀血阻络,血不循经,溢于脉外而致者可用三七片治疗。症见吐血,血色紫黯,或大便色黑,伴有胃脘疼痛,痛有定处而拒按,舌质紫黯,脉涩。

【用量用法】　片剂,每片含三七 0.25 克(小片);(2)0.5 克(大片)。口服。小片:一次 4~12 片,大片:一次 2~6 片,一日 3 次。

【注意事项】 ①孕妇慎用;②忌食生冷、油腻、辛辣食物;③出血量大者应立即采取综合急救措施;④用本品治疗软组织损伤时,可配合外用正红花油等活血之品,以增疗效。

9. 三七血伤宁胶囊

【药物组成】 三七、大叶紫珠、重楼、冰片、制草乌、黑紫藜芦、山药。

【功能主治】 止血镇痛,祛瘀生新。用于瘀血阻滞、血不归经所致的咯血、吐血、月经过多、痛经、闭经、外伤出血、痔疮出血;胃及十二指肠溃疡出血、支气管扩张出血、肺结核咯血、功能性子宫出血。

【临床应用】 上消化道出血因血脉瘀阻,血不循经而致者可用三七血伤宁胶囊治疗。症见吐血,便血,血色红或紫黯,伴有脘腹疼痛,痛有定处而拒按,舌质紫黯,脉涩。

【用量用法】 每粒装 0.4 克。每 100 丸保险子重 4 克。每 10 粒胶囊配装 1 丸保险子。用温开水送服。一次 1 粒(重症者 2 粒),一日 3 次,每隔 4 小时服一次,初服者若无副作用,可如法连服多次;小儿 2 至 5 岁一次 1/10 粒,5 岁以上一次 1/5 粒。跌打损伤较重者,可服 1 粒保险子。瘀血肿痛者,用酒调和药粉,外擦患处;如外伤皮肤破裂或外伤出血,只需内服。

【注意事项】 ①忌食生冷、油腻、辛辣食物;②本品含有制草乌有毒药物,应在医生指导下使用,不宜过量、久用;③出血量多者应采取综合急救措施。

10. 维血宁颗粒(糖浆)

【药物组成】 熟地黄、地黄、炒白芍、墨旱莲、太子参、鸡血藤、虎杖、仙鹤草。

【功能主治】 滋阴养血,清热凉血。用于阴虚血热所致的出血;血小板减少症见上述证候者。

【临床应用】 上消化道出血因阴血亏虚,血热伤及脉络所致者可用维血宁颗粒(糖浆)治疗。症见吐血、便血、崩漏,伴心烦,身热,神疲,舌红,苔少,脉细。

【用量用法】 颗粒剂:①每袋装 20 克;②每袋装 8 克(无蔗糖)。糖浆剂:口服。一次 25~30 毫升,一日 3 次;小儿酌减或遵医嘱。颗粒剂:开水冲服。一次 1 袋,一日 3 次。

【注意事项】 ①气不摄血的出血证慎用;②感冒者慎用;③孕妇慎用;④服药期间忌食辛辣、滋腻食物。

11. 益气止血颗粒

【药物组成】 白及、党参、黄芪、白术(炒)、茯苓、功劳叶、地黄、防风。

【功能主治】 益气,止血,固表,健脾。用于气不摄血所致的咯血、吐血。

【临床应用】　上消化道出血因脾胃气虚,气不摄血所致者可用益气止血颗粒治疗。症见吐血,血色淡红,夹有食物残渣,肢体倦怠,精神疲惫,面色无华,舌质淡,脉细无力。

【用量用法】　颗粒剂,每袋装 20 克。每瓶装 250 克。口服,一次 20 克,一日 3～4 次。

【注意事项】　①忌食生冷、油腻、辛辣食物;②出血量多者,应采取综合救治措施。

12. 止血定痛片

【药物组成】　煅花蕊石、三七、海螵蛸、甘草。

【功能主治】　散瘀,止血,止痛。用于十二指肠溃疡疼痛、胃酸过多、出血属血瘀证者。

【临床应用】　上消化道出血因胃络瘀阻,血不归经而致者可用止血定痛片治疗。症见吐血,血色红或紫黯,或大便色黑,胃脘疼痛,痛有定处而拒按,舌质紫黯,脉涩。

【用量用法】　片剂,每片重 0.43 克。口服,一次 6 片,一日 3 次

【注意事项】　①孕妇慎用;②忌食生冷、油腻、辛辣食物;③出血量大者应采取相应急救措施。

13. 栀子金花丸

【药物组成】　栀子、黄连、黄芩、黄柏、金银花、知母、天花粉、大黄。

【功能主治】　清热泻火,凉血解毒。用于肺胃热盛,口舌生疮,牙龈肿痛,目赤眩晕,咽喉肿痛,吐血衄血,大便秘结。

【临床应用】　上消化道出血因肺胃火盛所致者可用栀子金花丸治疗。症见吐血,目赤肿痛,头痛口苦,烦躁易怒,便秘,尿黄,舌红苔黄,脉弦数。

【用量用法】　小水丸,每袋装 9 克。一次 9 克,一日 1 次,口服。

【注意事项】　①孕妇禁用;②阴虚火旺者慎用;③服药期间忌食辛辣食物;④体弱年迈者慎用。

14. 紫地宁血散

【药物组成】　大叶紫珠、地稔。

【功能主治】　清热凉血,收敛止血。用于胃中积热所致的吐血、便血;胃及十二指肠溃疡出血见上述证候者。

【临床应用】　上消化道出血因胃中积热,热迫血行,血溢脉外所致者可用紫地宁血散治疗。症见吐血,血色鲜红,夹有食物残渣,身热烦躁,口干口臭,口疮,便秘

尿赤,舌红苔黄,脉数有力。

【用量用法】 散剂,每瓶装 4 克。一次 8 克,一日 3～4 次,口服。

【注意事项】 ①阴虚火旺出血者慎用;②孕妇慎用;③服药期间饮食宜选清淡易消化食物,忌食辛辣油腻食物;④出血量多者应采取综合急救措施。

 15. 紫珠止血液

【药物组成】 紫珠草叶。

【功能主治】 清热解毒,收敛止血。用于热毒所致的胃肠道出血、吐血、便血。

【临床应用】 上消化道出血因热毒炽盛,热迫血行,血溢脉外所致者可用紫珠止血液治疗。症见吐血,血色鲜红,身热烦躁,口干口臭,牙龈红肿热痛,口舌生疮,舌红苔黄,脉数有力。

【用量用法】 每瓶装 20 毫升。一次 40 毫升,一日 2～3 次,口服,亦可用胃管灌胃。外用,取本品制成纱布条使用。

【注意事项】 ①忌食生冷、油腻、辛辣食物;②体弱年迈者慎用;③出血量多者,应采取综合急救措施。

第13章　功能性消化不良

　　功能性消化不良是指具有上腹痛、上腹胀、早饱、嗳气、食欲缺乏、恶心、呕吐等不适症状，经检查排除引起上述症状的器质性疾病的一组临床综合征，是临床上最常见的一种功能性胃肠病。根据罗马Ⅳ标准，功能性消化不良的诊断：在过去的12个月内，间断或连续存在以下症状至少12周：①集中在上腹部的疼痛或不适包括上腹饱胀、早饱、嗳气、恶心、呕吐等；②缺乏可解释症状的器质性疾病存在的证据（包括上消化道内镜检查）；③无证据表明消化不良与排便有关，即非肠易激综合征。

　　功能性消化不良属中医学"胃痛""痞满""吐酸""嘈杂"等范畴，其病位在胃，病变脏腑关键在脾胃，以中焦气机不利、升降失职为基本病机。病因有邪滞中焦之实和脾胃虚弱之虚，且常虚实夹杂。治疗原则本着实者泻之，分别施以泻热、消食、化痰、理气等法；虚则补之，施以温补脾胃之法。由于本病常表现为虚实夹杂之证，治疗时常攻补并用。

一、辨证治疗

 ### 1. 脾虚气滞证

　　【表　现】　胃部胀满或疼痛，餐后明显，胸脘不舒，反复发作，时轻时重，呃逆嗳气，气短乏力，大便稀溏，舌淡胖，苔白，脉弦细。

　　【治　法】　健脾益气，理气消胀。

　　【处方1】　四君子汤（《太平惠民和剂局方》）合枳术丸（《脾胃论》）加减。

党参 15 克	白术 15 克	茯苓 15 克	陈皮 10 克
青皮 10 克	厚朴 10 克	炒莱菔子 15 克	枳实 12 克
槟榔 6 克	炙甘草 6 克		

　　【方　解】　脾失健运，胃纳不振，湿浊内生，故见胃胀、胃痛、大便溏薄，治宜补益中焦脾胃之气，以恢复其运化、受纳之功。方中党参健脾益气为君药。白术健脾

燥湿加强益气助运之力,为臣药。茯苓健脾渗湿,陈皮、青皮、厚朴、枳实行气消痞,炒莱菔子行气消胀,共为佐药。炙甘草益气和中并调和诸药,为使药。诸药合用,共奏益气健脾、理气消胀之功。

【加　减】 ①脘腹疼痛明显者,加延胡索 10 克,木香 9 克,香附 10 克。②胸脘满闷甚者,加瓜蒌皮 15 克,薤白 10 克。③咽中有痰者,加法半夏 9 克,桔梗 10 克。

【处方2】 补中益气汤(《脾胃论》)加减。

黄芪 15 克	党参 15 克	白术 15 克	陈皮 10 克
升麻 6 克	柴胡 6 克	枳壳 10 克	厚朴 10 克
炙甘草 6 克			

【方　解】 脾失健运,胃纳不振,湿浊内生,壅滞气机,故见胃胀、胃痛、大便溏薄,治宜补中益气,健脾理气。方中黄芪味甘微温,入脾肺经,功能补中益气,配伍党参、白术补气健脾,枳壳、陈皮、厚朴行气燥湿化痰,使诸药补而不滞,升麻、柴胡引清气上行,为脾胃引经要药,炙甘草益气和中调和诸药。诸药合用,共奏补中益气、健脾理气之功。

【加　减】 ①脘腹疼痛明显者,加延胡索 10 克,徐长卿 15 克。②胃腹胀甚者,加姜半夏 9 克,枳实 10 克。③食少者,加神曲 10 克,鸡内金 10 克。④胃中畏凉者,加干姜 6 克。

【处方3】 参苓白术散(《太平惠民和剂局方》)加减。

党参 15 克	茯苓 15 克	白术 15 克	陈皮 9 克
山药 15 克	砂仁(后下)6 克	薏苡仁 20 克	厚朴 10 克

【方　解】 脾胃虚弱,则运化失职,湿自内生,气机不畅,故见胃胀、胃痛、大便溏薄,治宜健脾益气,理气消胀。方中以党参、白术、茯苓益气健脾渗湿。配伍山药、薏苡仁健脾渗湿;砂仁醒脾和胃,行气化滞;陈皮、厚朴行气消胀。诸药合用则使脾健、胀消。

【加　减】 ①肠鸣甚者,加木香 10 克,防风 10 克。②胃腹胀甚者,加姜半夏 9 克,枳实 10 克。③食少者,加神曲 10 克,鸡内金 10 克,炒山楂 15 克。④大便溏而次数多者,加肉豆蔻 6 克。

【处方4】 自拟方。

党参 15 克	白术 15 克	茯苓 15 克	陈皮 10 克
厚朴 10 克	法半夏 6 克	木香 6 克	神曲 10 克
炒莱菔子 10 克	炙甘草 6 克		

【方　解】 脾失健运,胃纳不振,湿浊内生故见胃胀、胃痛、大便溏薄,治宜补

益中焦脾胃之气,以恢复其运化受纳之功。方中党参健脾益气,白术健脾燥湿加强益气助运之力,茯苓、法半夏健脾祛湿,陈皮、厚朴、木香行气消痞,炒莱菔子、神曲消食助运,炙甘草健脾和药。诸药合用,共奏益气健脾、理气消胀之功。

【加　减】　①胃腹凉者,加干姜 6 克。②胃腹胀甚者,加厚朴 10 克,枳实 10 克。③食少者,加炒麦芽 10 克,鸡内金 10 克。④大便溏而次数多者,加肉豆蔻 6 克。

2. 脾虚痰阻证

【表　现】　胃部胀满或疼痛,胸脘痞塞,满闷不舒,呃逆嗳气,头晕目眩,呕吐痰涎,大便黏滞不爽,身重倦怠,疲乏无力,舌苔白腻,脉象细滑。

【治　法】　健脾益气,祛湿化痰。

【处 方 1】　六君子汤(《医学正传》)加减。

党参 15 克	白术 15 克	茯苓 15 克	炙甘草 6 克
陈皮 10 克	法半夏 9 克	厚朴 10 克	炒莱菔子 15 克
焦三仙 30 克			

【方　解】　脾胃虚弱,运化乏力,气滞不通,痰湿内生,故见胸脘痞塞,呕吐痰涎及疲乏无力等症,治宜健脾益气、祛湿化痰。方中党参健脾益气,白术、茯苓健脾祛湿,陈皮、法半夏、胆南星燥湿化痰,厚朴、炒莱菔子燥湿行气,焦三仙消食化滞,炙甘草益气和中,调和诸药。

【加　减】　①脘腹胀满甚者,加枳实 10 克,苏梗 10 克。②嗳气明显者,加旋覆花(包煎)10 克,代赭石(先煎)30 克。③疲乏无力明显者,加黄芪 15 克,黄精 9克。④痰多者,加紫苏子 10 克,白芥子 3 克。

【处 方 2】　二陈汤(《太平惠民和剂局方》)加减。

| 法半夏 9 克 | 茯苓 15 克 | 橘红 10 克 | 炙甘草 6 克 |
| 党参 15 克 | 砂仁(后下)6 克 | | |

【方　解】　脾胃虚弱,运化乏力,气滞不通,痰湿内生,故见胸脘痞塞,呕吐痰涎及疲乏无力等症,治宜健脾益气、祛湿化痰。方中法半夏辛温性燥,善能燥湿化痰,且又降逆和胃。橘红理气燥湿化痰,以助半夏化痰之力。痰由湿生,湿自脾来,故以茯苓健脾渗湿,党参健脾益气,砂仁醒脾和胃,使湿去脾旺,痰无由生,炙甘草调和诸药。诸药合用,标本兼顾,健脾益气,祛湿化痰。

【加　减】　①脘腹胀满甚者,加陈皮 9 克,苏梗 10 克。②胃凉明显者,加干姜 6 克。③气虚疲乏无力明显者,加黄芪 15 克。④痰多者,加紫苏子 9 克,白芥子 3 克。

【处 方 3】　平胃散(《太平惠民和剂局方》)加减。

苍术 15 克　　　陈皮 10 克　　厚朴 12 克　　炙甘草 6 克

草豆蔻 10 克　　黄芪 15 克　　党参 15 克

【方　解】　脾胃虚弱,运化乏力,气滞不通,痰湿内生,故见胸脘痞塞,呕吐痰涎及疲乏无力等症,治宜健脾益气、祛湿化痰。方中苍术味苦性温而燥,最善燥湿,兼以健脾,能使湿去而脾运有权,脾健则湿邪得化。脾气之转输,湿邪之运化,皆赖于气之运行,气滞则湿郁,故以厚朴、草豆蔻辛苦性温,行气消满兼祛湿,与苍术相伍,燥湿以健脾,行气以化湿,湿化气行则脾得运化。佐以陈皮理气和胃,芳香醒脾,以助苍术、厚朴之力。党参、黄芪健脾益气,炙甘草调和脾胃之功益佳。综观全方,益气健脾兼能燥湿行气,使痰湿得化,气机调畅,脾气健运,胃得和降,则诸症自除。

【加　减】　①脘腹胀满甚者,加枳实 10 克,姜半夏 9 克。②胃凉明显者,加干姜 6 克。③湿甚者,加泽泻 10 克,茯苓 15 克。

【处方 4】　自拟方。

党参 15 克　　　白术 15 克　　茯苓 15 克　　苍术 15 克

法半夏 9 克　　　厚朴 10 克　　陈皮 10 克　　砂仁(后下)6 克

炙甘草 6 克

【方　解】　脾胃虚弱,运化乏力,气滞不通,痰湿内生,故见胸脘痞塞,呕吐痰涎及疲乏无力等症,治宜健脾益气、祛湿化痰。方中党参健脾益气,白术、茯苓健脾祛湿,陈皮、法半夏、苍术燥湿化痰,厚朴燥湿行气,砂仁醒脾和胃,炙甘草健中和药。诸药合用,共奏健脾益气、祛湿化痰之功。

【加　减】　①饮食少者,加神曲 10 克,炒莱菔子 10 克。②胃凉明显者,加干姜 6 克。③湿甚者,加泽泻 10 克,茯苓 15 克。④气虚乏力者,加黄芪 15 克,红景天 15 克。⑤大便溏者,加炒薏苡仁 30 克,山药 15 克。

3. 肝胃不和证

【表　现】　胃部胀满或疼痛,痞塞不舒,纳少泛恶,心烦易怒,两胁作胀,善太息,舌淡红,舌苔薄白,脉弦。

【治　法】　疏肝解郁,理气和胃。

【处方 1】　柴胡舒肝散(《景岳全书》)加减。

柴胡 10 克　　　半夏 6 克　　　白芍 12 克　　枳壳 12 克

香附 9 克　　　川芎 10 克　　　甘草 6 克

【方　解】　情志不遂,木失条达,肝失疏泄至肝气郁结,肝经不利则胃胀伴痞塞不舒,两胁作胀,治宜疏肝理气之法,方中柴胡疏肝解郁为君药。香附理气疏肝,助柴胡以解肝郁;川芎行气活血而止痛,助柴胡以解肝经之郁滞,二药合用增其行气止痛之功,为臣药。半夏、枳壳理气化湿;白芍、甘草养血柔肝,缓急止痛,共为佐药。甘草调和诸药,为使药。诸药合用,共奏疏肝行气、和胃止痛之功。

【加　减】　①胃痛者,加元胡 10 克。②胸脘满闷甚者,加厚朴 9 克,槟榔 9 克。③气郁化火,口苦心烦轻者,加栀子 9 克,黄芩 10 克。④痰多者,加陈皮 10 克,茯苓 15 克。

【处方 2】　越鞠丸(《丹溪心法》)加减。

香附 10 克　　川芎 10 克　　苍术 15 克　　神曲 10 克
栀子 10 克　　白术 15 克

【方　解】　肝脾气机郁滞,气滞则肝气不舒,肝病及脾,脾胃气滞,升降失常,运化不行,故见脘腹胀满,痞塞不舒,纳少泛恶,心烦易怒等症,治宜疏肝解郁,理气和胃。方中以香附行气解郁,川芎行气活血而止痛,又可助香附行气解郁之功。苍术燥湿运脾;神曲消食导滞;气滞日久化火,以栀子清热泻火;白术健脾益胃。诸药合用,使气机流畅,诸郁得解,胃气得和。

【加　减】　①苔腻湿甚者,加茯苓 15 克,薏苡仁 15 克。②胸脘满闷甚者,加厚朴 9 克,槟榔 9 克。③气郁化火,口苦心烦者,加黄连 6 克,黄芩 10 克。④痰多者,加陈皮 10 克,茯苓 15 克。⑤胃痛者,加元胡 10 克。

【处方 3】　逍遥散(《太平惠民和剂局方》)加减。

柴胡 10 克　　香附 10 克　　川芎 10 克　　苍术 15 克
神曲 10 克　　枳实 10 克　　苏梗 10 克　　陈皮 10 克

【方　解】　情志不遂,木失条达,肝失疏泄至肝气郁结,肝经不利则胃胀伴痞塞不舒,两胁作胀,治宜疏肝解郁,理气和胃。方中柴胡疏肝解郁,使肝气得以条达;香附、川芎行气活血;苍术、神曲燥湿健脾,消食化滞;陈皮、枳实行气消痞;苏梗理气和胃。诸药合用,共奏疏肝解郁、健脾和胃之功。

【加　减】　①嗳气明显者,加茯苓 15 克,姜半夏 9 克。②胸脘满闷甚者,加厚朴 9 克,枳壳 10 克。③气郁化火,口苦心烦者,加黄连 6 克,栀子 10 克。

【处方 4】　自拟方。

柴胡 10 克　　半夏 6 克　　白芍 15 克　　枳壳 10 克
香附 10 克　　川芎 10 克　　甘草 6 克　　神曲 10 克
炒莱菔子 10 克

【方　解】　情志不遂,木失条达,肝失疏泄至肝气郁结,肝经不利则胃胀伴痞塞不舒,两胁作胀,治宜疏肝理气之法,方中柴胡疏肝解郁为君药。香附理气疏肝,助柴胡以疏肝解郁;川芎行气活血而止痛,助柴胡以解肝经之郁滞,二药合用增其行气止痛之功,为臣药。半夏、枳壳理气化湿;白芍、甘草养血柔肝,缓急止痛;炒莱菔子、神曲消食和胃,共为佐药。甘草和药为使。诸药合用,共奏疏肝行气、和胃止痛之功。

【加　减】　①嗳气明显者,加茯苓 15 克,姜半夏 9 克,枇杷叶 10 克。②胸脘满闷甚者,加厚朴 9 克,枳壳 10 克。③气郁化火,口苦心烦者,加黄连 6 克,黄芩 10 克。

4. 脾胃湿热证

【表　现】　胃脘痞满,食少纳呆,口干不欲饮,口苦心烦,身重困倦,大便不爽,小便赤黄,舌红,苔黄腻,脉滑数。

【治　法】　健脾和胃,清化湿热。

【处方1】　清中汤(《医学心悟》)加减。

陈皮 10 克	半夏 9 克	茯苓 15 克	栀子 10 克
黄连 6 克	豆蔻(后下)10 克	甘草 6 克	

【方　解】　湿热中阻脾胃,治当清化湿热。方中黄连、栀子清热化湿;半夏、茯苓、豆蔻健脾祛湿;陈皮、甘草理气和胃。诸药合用,共奏健脾和胃、清热化湿之功。

【加　减】　①胃胀明显,加槟榔 9 克,厚朴 10 克。②嗳气呃逆明显者,加紫苏梗 10 克,柿蒂 9 克。③心烦易怒者,加香附 10 克,栀子 9 克。④舌苔厚腻,加广藿香 10 克,佩兰 10 克。⑤胸脘满闷甚者,加瓜蒌 15 克,枳壳 10 克。⑥恶心呕吐者,加竹茹 10 克,旋覆花(包煎)10 克。

【处方2】　连朴饮(《霍乱论》)加减。

厚朴 10 克	黄连 6 克	石菖蒲 10 克	法半夏 9 克
栀子 6 克	豆豉 10 克	芦根 20 克	黄芩 10 克

【方　解】　湿热潜伏,清浊相干,胃失和降,脾失升清,故胃脘痞满,口苦心烦,治宜健脾和胃,清热祛湿。方中黄连、黄芩清热燥湿;厚朴理气祛湿;石菖蒲芳香化湿;法半夏和胃燥湿;芦根清热和胃除烦,更加栀子、豆豉清宣郁热而除烦闷。诸药配伍,使湿热一除,脾胃即和。

【加　减】　①腹胀明显者,加枳实 10 克,厚朴 10 克。②恶心呕吐者,加竹茹 10 克,藿香 10 克,旋覆花(包煎)10 克。③心烦易怒者,加夏枯草 15 克,栀子 9 克。④胸脘满闷甚者,加瓜蒌 15 克,枳壳 10 克。

【处方3】　温胆汤(《三因极一病证方论》)加减。

半夏 9 克	陈皮 10 克	竹茹 10 克	茯苓 15 克
栀子 9 克	黄连 6 克	枳实 10 克	甘草 6 克

【方　解】　方中黄连、栀子清泻胃热;半夏燥湿化痰;陈皮理气燥湿;竹茹清热

化痰;枳实行气导滞;茯苓健脾利湿;甘草益脾和中,调和诸药。诸药合用,共奏健脾和胃、清热化湿之功。

【加　减】　①恶心呕吐者,加广藿香 9 克,旋覆花(包煎)10 克,代赭石(先煎)30 克。②心烦易怒者,加夏枯草 15 克,栀子 9 克。③大便秘结者,加瓜蒌 15 克,虎杖 15 克。

【处方 4】　自拟方。

| 黄连 6 克 | 黄芩 10 克 | 陈皮 10 克 | 半夏 9 克 |
| 茯苓 15 克 | 厚朴 10 克 | 石菖蒲 10 克 | 甘草 6 克 |

【方　解】　方中黄连、黄芩清热燥湿;石菖蒲、半夏、陈皮燥湿化痰;茯苓健脾利湿;厚朴行气祛湿;甘草调和诸药。诸药合用配伍,健脾和胃,清化湿热。

【加　减】　①腹胀明显者,加枳实 20 克。②恶心呕吐者,加竹茹 10 克,藿香 10 克,旋覆花(包煎)10 克。③饮食少者,加神曲 10 克,炒莱菔子 10 克。④胸脘满闷甚者,加柴胡 10 克,枳壳 10 克。

5. 饮食积滞证

【表　现】　胃脘痞满,胀痛不舒,嗳腐吞酸,恶心呕吐,吐后症轻,矢气臭秽,舌苔垢腻,脉细弦滑。

【治　法】　消积导滞,和胃降逆。

【处方 1】　枳实导滞汤(《重订通俗伤寒论》)加减。

枳实 15 克	大黄 9 克	白术 15 克	焦三仙 30 克
茯苓 15 克	陈皮 10 克	半夏曲 9 克	炒莱菔子 10 克
鸡内金 9 克	厚朴 10 克		

【方　解】　积滞内停,气机壅塞,传导失司,故脘腹痞满、胀痛,治当消积导滞,和胃降逆。方中大黄苦寒泻下,攻积泻热,使积热从大便而下;枳实行气导滞,消积除满;焦三仙、鸡内金消食化滞;白术、茯苓、陈皮、半夏曲、厚朴健脾祛湿化痰,使攻积而不伤正。诸药合用,共成消食导滞、清热祛湿之剂,使食积去,湿化热清,诸证自愈。

【加　减】　①胃胀明显者,加槟榔 9 克,紫苏梗 10 克。②舌苔厚腻者,加苍术 15 克,茯苓 15 克。③嗳气明显者,加旋覆花(包煎)10 克,代赭石(先煎)30 克。④腹胀便秘者,加芒硝(冲服)6 克,火麻仁 15 克。

【处方 2】　保和丸(《丹溪心法》)加减。

| 焦山楂 20 克 | 焦神曲 10 克 | 半夏 9 克 | 陈皮 10 克 |
| 炒莱菔子 10 克 | 茯苓 15 克 | 连翘 6 克 | |

【方　解】 积滞内停,气机壅塞,传导失司,故脘腹痞满、胀痛,治当消积导滞,和胃降逆。方中焦山楂能消一切饮食积滞,尤善消肉食油腻之积;神曲消食健脾,善化酒食陈腐之积;炒莱菔子下气消食,长于消谷面之积;诸药相配可消一切饮食积滞。因食阻气机,胃失和降,故用半夏、陈皮行气化滞;食积日久生湿化热,又以茯苓渗湿健脾,连翘清热而散结。诸药相合,使食积得消,胃气得和,热清湿去,诸症自愈。

【加　减】 ①胃胀明显者,加紫苏梗 10 克,香附 10 克。②胃中灼热痛者,加海螵蛸 15 克,浙贝母 10 克。③嗳气明显者,加旋覆花(包煎)10 克,代赭石(先煎)30 克。④腹胀便秘者,加枳实 20 克,虎杖 15 克。

【处方3】 木香槟榔丸(《儒门事亲》)加减。

木香 10 克	槟榔 10 克	大黄 6 克	青皮 10 克
香附 10 克	莪术 6 克	陈皮 10 克	黄连 6 克

【方　解】 积滞内停,气机壅塞,传导失司,故脘腹痞满、胀痛,治当消积导滞,和胃降逆。方中木香、槟榔行气导滞,消脘腹胀满,除里急后重;大黄攻积导滞,泻热通便;青皮、香附行气化积,助木香、槟榔行气导滞。莪术疏肝解郁,破血中之气;陈皮理气和胃,健脾燥湿;黄连清热燥湿。综观全方,以行气导滞为主,配以清热、攻下、降逆和胃之品,使积滞下,则诸症自愈。

【加　减】 ①腹胀明显者,加厚朴 10 克,枳实 20 克。②饮食少者,加神曲 10 克,炒莱菔子 10 克。③嗳气明显者,加旋覆花(包煎)10 克,代赭石(先煎)30 克。④大便秘结者,加枳实 20 克,火麻仁 30 克。

【处方4】 自拟方。

焦三仙 30 克	木香 10 克	陈皮 10 克	砂仁(后下)6 克
黄连 3 克	茯苓 15 克	白术 15 克	炙甘草 6 克

【方　解】 积滞内停,气机壅塞,传导失司,故脘腹痞满、胀痛,治当消积导滞,和胃降逆。方中焦三仙消食化滞以消食积;木香、陈皮、砂仁理气和胃,助运而消痞;黄连清热燥湿;茯苓、白术健脾渗湿;炙甘草健脾和药。诸药合用,消补兼施,使脾健食消,湿祛热清,诸症自除。

【加　减】 ①胃腹胀明显者,加姜半夏 9 克,枳实 20 克。②饮食少者,加神曲 10 克,鸡内金 15 克,炒莱菔子 10 克。③嗳气明显者,加旋覆花(包煎)10 克,代赭石(先煎)30 克。④胃中凉者,加干姜 6 克。⑤脾虚明显者,加党参 15 克。

6. 寒热错杂证

【表　现】 胃脘痞满,灼热不舒,喜进冷饮,嘈杂反酸,口干口苦,心烦躁热,畏寒肢冷,肠鸣便溏,舌淡,苔黄,脉沉细数。

【治　法】　寒热并调,和中消痞。

【处方1】　半夏泻心汤(《伤寒论》)加减。

法半夏9克	黄芩10克	干姜6克	黄连6克
吴茱萸3克	党参15克	煅瓦楞子15克	海螵蛸15克
制大黄3克	陈皮12克		

【方　解】　寒热互结,痞塞不通,升降失常故见脘胀、嘈杂等症。治宜寒热并调,和中消痞。方中法半夏散结除痞,干姜温中散寒,黄芩、黄连苦寒泄热开痞,制大黄泻热除痞,吴茱萸散寒止痛,海螵蛸、煅瓦楞子制酸,太子参健脾益气,陈皮健脾和胃,此方寒热并用,补泻兼施,使寒热得解,痞满自愈。

【加　减】　①胃中灼热明显者,加知母9克,黄柏9克。②嘈杂反酸明显者,加煅龙骨(先煎)15克,煅牡蛎(先煎)15克,煅石膏(先煎)15克。③脘痞腹胀较甚者,加枳壳12克,厚朴12克。④恶心呕吐者,加旋覆花(包煎)10克,代赭石(先煎)15克。⑤畏寒腹痛者,加熟附子(先煎)9克。⑥脘闷纳差者,加神曲10克,焦山楂15克。

【处方2】　黄连汤(《伤寒论》)加减。

法半夏9克	黄连6克	干姜9克	党参15克
桂枝9克	吴茱萸1克		

【方　解】　寒热互结,痞塞不通,升降失常故见脘胀、嘈杂。治宜寒热并用,和中消痞。方中法半夏散结除痞,干姜、桂枝温中散寒,黄连苦寒泄热开痞,吴茱萸散寒止痛,党参健脾益气,此方寒热并用,使寒热得解,痞满自愈。

【加　减】　①胃中灼热、嘈杂者,加海螵蛸15克,浙贝母10克。②脘痞腹胀较甚者,加苏梗10克,厚朴10克。③脘闷纳差者,加神曲10克,鸡内金15克。④恶心呕吐者,加陈皮10克,茯苓15克。⑤热象明显者,加黄芩10克,蒲公英15克。

【处方3】　自拟方。

法半夏9克	黄芩10克	黄连6克	陈皮10克
干姜6克	党参15克	白术15克	厚朴10克
枳实20克			

【方　解】　寒热互结,痞塞不通,升降失常故见脘胀、嘈杂,治宜寒热并用,和中消痞。方中法半夏散结除痞,干姜温中散寒,黄芩、黄连苦寒泄热开痞,吴茱萸散寒止痛,党参、白术健脾益气,陈皮、厚朴、枳实理气消胀。诸药合用,寒热并调,攻补兼施,理气消痞。

【加　减】　①胃中灼热、嘈杂者,加海螵蛸15克,浙贝母10克。②脘闷纳差者,加神曲 10 克,鸡内金 15 克,炒莱菔子 10 克。③恶心呕吐者,加陈皮 10 克,茯苓 15 克。

【处方 4】 自拟方。

法半夏 9 克	黄芩 15 克	黄连 6 克	吴茱萸 1 克
党参 15 克	白术 15 克	煅瓦楞子 15 克	海螵蛸 15 克
陈皮 10 克	厚朴 10 克	干姜 6 克	炙甘草 6 克

【方　解】 寒热互结,痞塞不通,升降失常故见脘胀、嘈杂,治宜寒热并调,和中消痞。方中法半夏散结除痞,干姜温中散寒,黄芩、黄连苦寒泄热开痞,吴茱萸散寒止痛,海螵蛸、煅瓦楞子制酸和胃,党参、白术健脾益气,陈皮健脾和胃,厚朴理气消胀,炙甘草健脾和药。诸药合用,使寒热得解,痞满自愈。

【加　减】 ①胃中灼热、嘈杂者,加蒲公英 15 克。②脘闷纳差者,加神曲 10 克,鸡内金 15 克,炒莱菔子 10 克。③肝气郁结者,加柴胡 10 克,香附 10 克。

7. 脾胃虚寒证

【表　现】 胃脘痞满或隐痛,喜温喜按,食后加重,畏寒肢冷,食少纳呆,神疲乏力,肠鸣便溏,遇冷加重,舌淡胖,苔白,脉沉迟。

【治　法】 健脾益气,温中散寒。

【处方 1】 黄芪建中汤(《金匮要略》)加减。

黄芪 30 克	桂枝 9 克	干姜 6 克	炒白芍 15 克
大枣 9 克	党参 15 克	白术 15 克	陈皮 10 克

【方　解】 中焦虚寒,肝脾失调致虚劳里急,治当健脾益气,温中散寒。方用黄芪健脾益气;白芍养阴柔肝,缓急止痛;桂枝辛甘养阳,干姜温胃,党参、白术、大枣补脾益气,陈皮理气和胃。诸药合用,共奏健脾益气、温中散寒之功。

【加　减】 ①胃中寒冷明显者,加熟附子(先煎)6 克。②泛吐清水者,加半夏 9 克,茯苓 15 克,益智仁 15 克。③腰膝酸软,形寒肢冷,五更泄泻,加熟附子(先煎)6 克,肉桂 3 克,巴戟天 10 克。

【处方 2】 理中丸(《伤寒论》)加减。

党参 15 克	白术 15 克	干姜 9 克	炙甘草 6 克
肉桂 3 克	陈皮 10 克		

【方　解】 中虚有寒,不能运化,升降失常,清浊相干,故见胃脘痞满,畏寒肢冷,神疲乏力,肠鸣便溏。治宜温中祛寒,补益脾胃。"寒淫所胜,平以辛热"方用干姜,大辛大热,归脾胃经,温中祛寒,扶阳抑阴。党参补中益气,培补后天之本,使气旺而阳亦复。脾为湿土,中虚不运,必生寒湿,又以甘苦温燥之白术燥湿健脾;健运

中州。炙甘草性温具补,补脾益气,肉桂温肾助阳。诸药合用,使寒气去,阳气复,中气得补,健运有权。

【加　减】　①胃中寒冷明显者,加熟附子(先煎)6 克。②泛吐清水者,加半夏 9 克,茯苓 15 克,益智仁 15 克。③恶心呕吐者,干姜改成生姜,并加姜半夏 9 克,茯苓 15 克。

【处方 3】　四逆汤(《伤寒论》)加减。

制附子(先煎)6 克　　干姜 9 克　　　炙甘草 6 克　　党参 15 克
白术 15 克　　　　　陈皮 10 克

【方　解】　中虚有寒,不能运化,升降失常,清浊相干,故见胃脘痞满,畏寒肢冷,神疲乏力,肠鸣便溏。治宜温中祛寒,补益脾胃。方用附子、干姜助阳散寒;党参、白术健脾益气;配伍炙甘草补脾胃而调诸药,且可缓姜附燥烈辛散之性;陈皮理气和胃。诸药合用,共奏健脾益气、温中散寒之功。

【加　减】　①饮食少者,加神曲 10 克,鸡内金 15 克。②泛吐清水者,加茯苓 15 克,益智仁 15 克。③恶心呕吐者,干姜改成生姜,并加茯苓 15 克。④胃腹痛者,加元胡 19 克,徐长卿 15 克。

【处方 4】　自拟方。

黄芪 15 克　　党参 15 克　　白术 10 克　　茯苓 15 克
桂枝 9 克　　　干姜 6 克　　　白芍 15 克　　陈皮 10 克
厚朴 10 克

【方　解】　中焦虚寒致消化不良,治当健脾益气,温中散寒。方用黄芪、党参健脾益气;白术、茯苓健脾祛湿;干姜、桂枝温中散寒;白芍养阴柔肝,缓急止痛;厚朴、陈皮理气。诸药合用,共奏健脾益气、温中散寒之功。

【加　减】　①饮食少者,加神曲 10 克,鸡内金 15 克。②泛吐清水者,加泽泻 10 克,益智仁 15 克。③胃腹痛者,加元胡 10 克,徐长卿 15 克。

二、中成药治疗

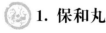 1. 保和丸

【药物组成】　山楂(焦)、六神曲(炒)、半夏(制)、茯苓、陈皮、连翘、莱菔子(炒)、麦芽(炒)。

【功能主治】　消食,导滞,和胃。用于食积停滞,脘腹胀满,嗳腐吞酸,不欲饮食。

【临床应用】　功能性消化不良辨证为食积停滞者可用保和丸治疗。症见脘腹

胀满,嗳腐吞酸,不欲饮食,恶心呕吐,大便溏泄,舌红,苔腻,脉滑。

【用量用法】 水丸,每袋装6克。每次1～2丸,一日2次,口服。

【注意事项】 ①孕妇忌服;②饮食宜清淡,忌酒及辛辣、生冷、油腻食物;③不宜在服药期间同时服用滋补性中药。

2. 槟榔四消丸

【药物组成】 槟榔、大黄(酒炒)、牵牛子(炒)、猪牙皂(炒)、香附(醋制)、五灵脂(醋炒)。

【功能主治】 消食导滞、行气泄水。用于食积痰饮,消化不良,脘腹胀满,嗳气吞酸,大便秘结。

【临床应用】 功能性消化不良因食积所致者可用槟榔四消丸治疗。症见消化不良,脘腹胀满,嗳气吞酸,大便秘结,舌红,苔腻,脉滑。

【用量用法】 水丸,每袋装6克。一次6克,一日2次,口服。

【注意事项】 ①孕妇忌服;②忌食生冷、油腻、不易消化食物;③不适用于肝病或心肾功能不全所致之饮食不消化,不欲饮食,脘腹胀满者;④不适用于脾胃虚弱者;⑤本品不宜久服。不宜与含有人参成分的药物同用。

3. 沉香化滞丸

【药物组成】 沉香、牵牛子(炒)、枳实(炒)、五灵脂(制)、山楂(炒)、枳壳(炒)、陈皮、香附(制)、厚朴(制)、莪术(制)、砂仁、三棱(制)、木香、青皮、大黄。

【功能主治】 理气化滞。用于饮食停滞,胸腹胀满。

【临床应用】 功能性消化不良因食积所致者可用沉香化滞丸治疗。症见饮食停滞,胸腹胀满,舌红,苔腻,脉滑。

【用量用法】 水丸,每20粒重1克。一次6克,一日2次,口服。

【注意事项】 ①孕妇忌服;②忌食生冷、油腻、不易消化食物;③年老体弱及大便溏泻者不宜服用。妇女患有功能性子宫出血,或平素月经量多者不宜服用;④不宜与含有人参成分药物同时服。

4. 达立通颗粒

【药物组成】 柴胡、枳实、木香、陈皮、清半夏、蒲公英、焦山楂、焦槟榔、鸡矢藤、党参、延胡索、六神曲(炒)。

【功能主治】 清热解郁,和胃降逆,通利消滞。用于肝胃郁热所致痞满证,症见胃脘胀满、嗳气、纳差、胃中灼热、嘈杂吞酸、脘腹疼痛、口干口苦。

【临床应用】 功能性消化不良辨证为肝胃郁热者可用达立通颗粒治疗。症见胃脘胀满,嗳气,纳差,胃中灼热,嘈杂吞酸,脘腹疼痛,口干口苦,舌红,苔薄白,

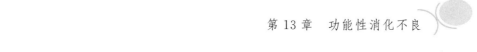

脉弦。

【用量用法】 颗粒剂,每袋装 6 克。一次 1 袋,一日 3 次,口服。

【注意事项】 个别患者服药后可能出现腹痛。

5. 健脾颗粒

【药物组成】 党参、白术(炒)、陈皮、枳实(炒)、山楂(炒)、麦芽(炒)。

【功能主治】 健脾开胃。用于脾胃虚弱,脘腹胀满,食少便溏。

【临床应用】 功能性消化不良辨证为脾胃虚弱者可用健脾颗粒治疗。症见脘腹胀满,食少便溏,乏力,舌淡,苔白腻,脉细弱。

【用量用法】 颗粒剂,每袋装 14 克。一次 1 袋,一日 2 次,口服。

【注意事项】 ①忌食生冷、辛辣、油腻、不易消化食物;②不适用于口干、舌少津,或有手足心热,脘腹胀满,不欲饮食;③糖尿病患者、孕妇及哺乳期妇女慎用。

6. 开胸顺气丸

【药物组成】 槟榔、炒牵牛子、陈皮、木香、姜厚朴、醋三棱、醋莪术、猪牙皂。

【功能主治】 消积化滞,行气止痛。用于气郁食滞所致的胸胁胀满、胃脘疼痛、嗳气呕恶、食少纳呆。

【临床应用】 功能性消化不良辨证为气郁食滞者可用开胸顺气丸治疗。症见胸胁胀满,胃脘疼痛,嗳气呕恶,食少纳呆,舌淡红,苔薄白,脉弦。

【用量用法】 水丸,每袋 6 克,一次 3～9 克,一日 1～2 次,口服。

【注意事项】 孕妇忌用,年老体弱者慎用。

7. 六味安消胶囊

【药物组成】 土木香、大黄、山奈、北寒水石(煅)、诃子、碱花。

【功能主治】 健脾和胃、导滞消积、行血止痛。用于胃痛胀满,消化不良,大便秘结,痛经。

【临床应用】 功能性消化不良辨证为饮食积滞、气血瘀滞者可用六味安消胶囊治疗。症见胃痛胃胀,消化不良,便秘,痛经,舌红,苔白腻,脉弦滑。

【用量用法】 胶囊,每粒装 0.5 克。一次 3～6 粒,一日 2-3 次,口服。

【注意事项】 ①小儿及孕妇忌服;②不适用于久病体虚的胃痛患者。

8. 木香顺气丸

【药物组成】 木香、砂仁、醋香附、槟榔、甘草、陈皮、厚朴、枳壳(炒)、苍术(炒)、青皮(炒)、生姜。

【功能主治】 行气化湿,健脾和胃。用于湿浊阻滞气机,恶心,嗳气。

【临床应用】 功能性消化不良辨证为湿浊阻滞气机者可用木香顺气丸治疗。症见脘腹胀满,食少,恶心呕吐,嗳气,舌淡,苔白腻,脉弦滑。

【用量用法】 丸剂,每粒装 6 克。一次 6～9 克,一日 2-3 次,口服。

【注意事项】 ①孕妇慎用;②忌食生冷、油腻食物;③本药为香燥之品组成,如遇口干舌燥,手心足心发热的阴液亏损者慎用。

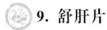 9. 舒肝片

【药物组成】 川楝子、白芍、延胡索(醋制)、枳壳、片姜黄、沉香、厚朴、陈皮、砂仁、豆蔻、茯苓、木香。

【功能主治】 助消化,舒气开胃,消积滞,止痛除烦。用于肝郁气滞,两胁刺痛,饮食无味,消化不良,呕吐酸水,倒饱嘈杂,周身串痛。

【临床应用】 功能性消化不良辨证为肝郁气滞者可用舒肝片治疗。症见两胁刺痛,饮食无味,消化不良,呕吐酸水,倒饱嘈杂,周身串痛等症。舌红,苔白,脉弦。

【用量用法】 片剂,每片重 0.6 克。一次 4 片,一日 2 次,口服。

【注意事项】 ①忌食生冷、油腻、不易消化食物;②忌情绪激动或生闷气;③不适用于小儿、年老体弱者,主要表现为身倦乏力,气短嗜卧,消瘦;④不适用于脾胃阴虚,主要表现为口干、舌红少津、大便干。

10. 调中四消丸

【药物组成】 牵牛子(炒)、熟大黄、香附(醋制)、五灵脂(醋制)、猪牙皂。

【功能主治】 消食化滞,利水止痛。用于停食腹胀脘痛,二便不利。

【临床应用】 功能性消化不良辨证为饮食积滞者可用调中四消丸治疗。症见腹胀脘痛,不思饮食,二便不利,舌红,苔腻,脉滑。

【用量用法】 丸剂,每粒装 6 克。一次 6 克,一日 1 次,口服。

【注意事项】 ①孕妇忌服;②年老体弱者勿服。

11. 胃力片

【药物组成】 半夏(姜制)、龙胆、木香、大黄、枳实(制)。

【功能主治】 行气止痛,和胃利胆,消积导滞,通腑降浊。用于饮食不节,痰浊中阻,痞满呕吐,胃脘胁肋疼痛,食欲缺乏,大便秘结。

【临床应用】 功能性消化不良辨证为饮食停滞、痰浊中阻者可用胃力片治疗。病见胃脘痞满,恶心呕吐,胁肋疼痛,食欲缺乏,大便秘结,舌红,苔黄腻,脉滑。

【用量用法】 片剂,每片 0.6 克。一次 2～3 片,一日 3 次,口服。

【注意事项】 ①脾胃虚寒孕妇慎用;②虚寒性胃痛,寒湿阻滞胁痛,冷积便秘者慎用;③忌食辛辣香燥之品,宜食清淡易消化之品。

12. 醒脾开胃颗粒

【药物组成】　谷芽、稻芽、荷叶、香橼、佛手、白芍、甘草、使君子、冬瓜子(炒)。

【功能主治】　醒脾调中,升发胃气。用于面黄乏力,食欲低下,腹胀腹痛,食少便多。

【临床应用】　功能性消化不良辨证为脾虚食滞者可用醒脾开胃颗粒治疗。症见面黄乏力,食欲低下,腹胀腹痛,食少便多,舌淡,苔白,脉虚。

【用量用法】　颗粒剂,每袋装 14 克。一次 1 袋,一日 2 次,口服。

【注意事项】　①忌食生冷油腻不易消化食物;②不适用于脾胃阴虚,主要表现为口干,舌红少津,大便干。

 13. 香砂六君丸

【药物组成】　木香、砂仁、党参、白术(炒)、茯苓、炙甘草、陈皮、半夏(制)。

【功能主治】　益气健脾,和胃。用于脾虚气滞,消化不良,嗳气食少,脘腹胀满,大便溏泻。

【临床应用】　功能性消化不良辨证为脾虚气滞者可用香砂六君丸治疗。症见消化不良,嗳气食少,脘腹胀满,大便溏泻,舌淡,苔白,脉沉。

【用量用法】　浓缩丸,每盒装 200 丸。一次 12 丸,一日 2～3 次,口服。

【注意事项】　①饮食宜清淡,忌酒及辛辣、生冷、油腻食物;②孕妇禁服;③过敏体质者慎用。

14. 香砂养胃丸

【药物组成】　木香、砂仁、白术、陈皮、茯苓、半夏(制)、醋香附、枳实(炒)、豆蔻(去壳)、姜厚朴、广藿香、甘草。

【功能主治】　温中和胃。用于胃阳不足、湿阻气滞所致的胃痛、痞满。

【临床应用】　功能性消化不良辨证为胃阳不足、湿阻气滞者可用香砂养胃丸治疗,症见胃痛隐隐,脘闷不舒,呕吐酸水,嘈杂不适,不思饮食,四肢倦怠,舌淡暗,苔白腻,脉沉濡。

【用量用法】　浓缩丸,每盒装 200 丸。一次 8 丸,一日 2 次,口服。

【注意事项】　①孕妇慎用;②胃痛症见胃部灼热,隐隐作痛,口干舌燥者不宜服用。

15. 越鞠丸

【药物组成】　香附(醋制)、川芎、栀子(炒)、苍术(炒)、六神曲(炒)。

【功能主治】　理气解郁,宽中除满。用于胸脘痞闷,腹中胀满,饮食停滞,嗳气吞酸。

【临床应用】 功能性消化不良辨证为肝郁气滞者可用越鞠丸治疗。症见胸脘痞闷,腹中胀满,饮食停滞,嗳气吞酸,舌红,苔白,脉弦。

【用量用法】 丸剂,每瓶装 60 克。一次 6～9 克,一日 2 次,口服。

【注意事项】 ①忌食生冷及油腻难消化食物;②服药期间保持清醒乐观,忌生气恼怒。

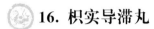 **16. 枳实导滞丸**

【药物组成】 枳实(炒)、大黄、黄连(姜汁制)、黄芩、六神曲(炒)、白术(炒)、茯苓、泽泻。

【功能主治】 消积导滞,清利湿热。用于饮食积滞、湿热内阻所致的脘腹胀痛、不思饮食、大便秘结、痢疾里急后重。

【临床应用】 功能性消化不良辨证为饮食积滞、湿热内阻者可用枳实导滞丸治疗。症见脘腹胀痛,不思饮食,大便秘结,或痢疾里急后重,舌红,苔黄腻,脉滑。

【用量用法】 水蜜丸,每袋 6 克。一次 6～9 克,一日 2 次,口服。

【注意事项】 孕妇慎用。

第14章 急性肠胃炎

急性肠胃炎是一种胃肠黏膜急性炎症,多发生于夏秋季节,当食用变质、腐烂食物后,病菌、病毒侵入肠胃,使患者表现出腹泻、恶心、呕吐、发热等症状,且一些患者因大量腹泻及频繁吐泻,发生脱水、酸中毒、水电解质紊乱等,严重影响患者健康。

急性肠胃炎属于中医学"泄泻""腹痛"等范畴,其主要病因为感受寒湿或湿热之邪、暴饮伤食所导致气机紊乱,脾胃升降失调。治疗上以散寒除湿、清热燥湿、消食导滞、健脾和胃为原则。

一、辨证治疗

 1. 食滞胃肠证

【表　现】　饮食不慎之后出现泻下秽臭,急迫不爽,泻后痛减,恶心厌食,得食愈甚,吐后反快,腹痛,苔厚腻,脉滑实。

【治　法】　消食和胃,理气导滞。

【处方1】　枳实导滞丸(《内外伤辨惑论》)加减。

大黄(后下)6克	莱菔子10克	炒神曲10克	焦山楂10克
炒白术10克	茯苓15克	黄连6克	黄芩10克
泽泻10克			

【方　解】　"饮食自倍,肠胃乃伤",多食而少动,则脾胃之气壅滞不行,气机升降受阻,脘腹胀满疼痛。病起于伤食,治宜消积导滞,通降腑气,方选枳实导滞丸加减。方中大黄配伍莱菔子,荡涤腑实,推陈致新,通利水谷,为君药;炒神曲、焦山楂消积化食,炒白术、茯苓健脾助运,为臣药;黄连、黄芩清解郁热,为佐药;泽泻利湿泄浊,为使药。

【加　减】　①腹部胀满,食欲缺乏者,加醋莪术6克,枳实10克。②恶心呕吐者,加姜半夏9克,藿香10克,炒枳实10克。③大便秘结者,加芒硝(冲服)10克,瓜蒌仁10克,枳实15克。④口干引饮者,加麦冬10克,知母10克。

【处方2】 木香槟榔丸(《儒门事亲》)加减。

木香10克	炒槟榔10克	大黄6克	神曲10克
黄连6克	黄柏10克	青皮6克	醋莪术9克
枳壳10克	醋香附10克	陈皮6克	莱菔子10克

【方　解】 方中木香、槟榔行气导滞,调中止痛,为君药。大黄消积导滞,泄热通便;莪术祛瘀行气,散结止痛;青皮、醋香附疏肝理气,消积止痛,助木香、槟榔行气导滞,共为臣药。莱菔子、神曲消食行气,陈皮理气和胃;黄连、黄柏清热燥湿而止泄,均为佐药。诸药合用,以行气导滞为主,辅以清热、通腑、活血之品,共奏行气导滞、消积泄热之功。

【加　减】 ①大便秘结难解者,加枳实10克,芒硝(冲服)6克。②大便黏滞不爽,伴有黏液者,加车前子(包)20克,马齿苋20克。③腹痛者,加芍药15克,娑罗子10克。

【处方3】 大和中饮(《景岳全书》)加减。

| 陈皮10克 | 枳实10克 | 姜厚朴10克 | 莱菔子10克 |
| 醋莪术9克 | 焦山楂10克 | 炒麦芽10克 | 砂仁(后下)6克 |

【方　解】 方中陈皮化湿和胃,枳实行气消胀,为君药。姜厚朴、莱菔子,理气宽中,通腑降逆,为臣药;砂仁温中行气,化湿健脾,醋莪术消积化湿,活血理气,焦山楂、炒麦芽消食化积,为佐使药。

【加　减】 ①急躁易怒者,加栀子10克,牡丹皮10克。②腹胀明显者,加大腹皮20克,香附10克。③腹痛者,加乌药6克,元胡10克。④胸膈痞闷者,加瓜蒌皮10克,丹参10克。

【处方4】 强中汤(《重订严氏济生方》)加减。

| 炮姜10克 | 炮附子(先煎)6克 | 党参15克 | 炒白术15克 |
| 姜厚朴10克 | 草果6克 | 丁香6克 | 酒大黄6克 |
| 炙甘草6克 |

【方　解】 脾胃虚弱,过食生冷,寒食停滞中焦,脾胃升降失常,呕吐腹胀,腹中冷痛,大便溏薄,治宜温中导滞,方选强中汤加减。方中炮姜、附子温中散寒,为君药。党参、炒白术健脾益气,助运和胃;厚朴、草果芳香健脾,化湿和胃,丁香温中降逆止呕,共为臣药;酒大黄消积化食,荡涤肠胃,推陈致新,"通因通用",为佐药;炙甘草合参术健脾益气,调和诸药,为使药。

【加　减】 ①腹胀者,加炒莱菔子10克,炒枳实10克。②呕吐者,加半夏9克,生姜10克。③腹泻者,加茯苓15克,猪苓10克。④手足不温者,加桂枝

10 克。

 2. 寒湿阻滞证

【表　现】　腹泻如水,腹痛肠鸣,畏寒发热,颈项或全身关节酸痛,呕吐清水,恶心,苔薄白或白腻,脉濡缓。

【治　法】　散寒除湿,和中止泻。

【处方1】　五苓散(《伤寒论》)合平胃散(《太平惠民和剂局方》)加减。

茯苓 15 克	猪苓 15 克	干姜 6 克	泽泻 10 克
姜厚朴 10 克	陈皮 10 克	吴茱萸 3 克	炒苍术 15 克
炙甘草 6 克			

【方　解】　方中茯苓健脾利水,引泛溢之水饮从小便而出,为君药。猪苓、泽泻利水除湿,配伍茯苓"利小便以实大便";炒苍术、姜厚朴、陈皮,苦温燥湿,理气和胃,共为臣药;"病痰饮者,当以温药和之",吴茱萸、干姜辛温化饮,降逆止呕,为佐药。甘草调和诸药,为使药。

【加　减】　①腹冷肠鸣者,加木香 10 克,肉豆蔻 10 克。②胁痛者,加旋覆花(包煎)10 克,醋香附 10 克。③恶风发热者,原方去吴茱萸,加防风 6 克,荆芥 6 克。

【处方2】　正气天香散(《玉机微义》)加减。

乌药 10 克	香附 10 克	干姜 6 克	陈皮 10 克
苏叶 10 克	炒苍术 10 克	茯苓 15 克	羌活 6 克

【方　解】　方中乌药温中行气,暖肝散寒,为君药。香附活血止痛,疏肝行气;干姜温中散寒,降逆止呕;苏叶、陈皮化湿行气,和胃止呕,共为臣药。炒苍术燥湿健脾,茯苓健脾利湿,二者共为佐药。羌活疏风解表,且风能盛湿,为使药。

【加　减】　①大便溏薄者,加党参 10 克,茯苓 15 克,炒薏苡仁 30 克。②嗳气呃逆者,加柿蒂 6 克,姜半夏 6 克。③胁胀口苦者,加柴胡 10 克,黄芩 10 克。④泛吐清水者,加益智仁 10 克,炒苍术 15 克。

【处方3】　藿朴夏苓汤(《医原》)加减。

藿香(后下)10 克	厚朴 10 克	姜半夏 9 克	白豆蔻(后下)6 克
杏仁 6 克	茯苓 15 克	猪苓 15 克	泽泻 10 克
生姜 6 克			

【方　解】　方中藿香芳香化湿,解暑止呕,为君药。厚朴、姜半夏、白豆蔻苦温燥湿,行气消胀;杏仁肃降肺气,以通调水道,上药共为臣药。茯苓健脾利湿,合猪苓、泽泻以淡渗利湿,使湿从小便而去,共为佐药。生姜温中散寒,半夏、茯苓为小半夏加茯苓汤,可温化寒湿、降逆止呕,为使药。

【加　减】　①寒邪偏盛者,易生姜为干姜,并加草果6克,加强温中化湿之力;②周身沉重、肌肉酸痛者,加羌活6克,威灵仙10克,炒苍术10克。③心悸、小便不利者,加桂枝6克,炒白术10克。

【处方4】　冷香饮子(《奇效良方》)加减。

炮附子(先煎)6克　　草果10克　　　炒苍术10克　　　陈皮10克
生姜10克　　　　　炙甘草6克

【方　解】　方中炮附子味辛性大热,温脾祛寒,走而不守,为君药。草果"善除寒湿而温燥中宫",陈皮、炒苍术燥湿健脾,理气和胃,三者共为臣药。生姜温中醒脾,降逆止呕,与炮附子配伍善于温化寒饮,又可助草果、炒苍术、陈皮走窜之力,为佐药。炙甘草以缓诸药辛燥之性,使散寒而无助火之弊,调和诸药,为使药。

【加　减】　①泛吐清水,易生姜为干姜,加吴茱萸3克。②外受风寒,关节疼痛者,加羌活6克,独活6克。③腹痛者,加乌药10克,元胡索10克。

3. 肠胃湿热证

【表　现】　病起急骤,泻下急迫,便行不爽,粪色黄褐而臭,腹痛阵作,恶心呕吐,口渴欲饮,心烦,尿短赤少,舌质红,舌苔黄腻,脉濡数或滑数。

【治　法】　清热化湿。

【处方1】　葛根芩连汤(《伤寒论》)加减。

葛根20克　　　黄芩10克　　　黄连6克　　　车前草15克
竹茹10克　　　凤尾草20克　　炙甘草6克

【方　解】　方中葛根既能解肌发表,又能升清止泻、生津益胃,故重用为君药。黄芩、黄连、凤尾草苦寒,清热燥湿,为臣药。车前草清热利湿,利小便以实大便;竹茹清热化湿和胃,降逆止呕,二者为佐药。炙甘草缓黄芩、黄连苦寒之性,调和诸药,为使药。

【加　减】　①面赤发热,大便伴黏液脓血者,加白头翁10克,秦皮10克。②肛门灼热疼痛者,加生地榆10克,槐花6克。③腹部疼痛明显者,加白芍15克,木香10克,延胡索10克。④恶心口苦者,加龙胆6克,柴胡10克,茵陈15克。

【处方2】　宣清导浊汤(《温病条辨》)合二妙丸(《丹溪心法》)加减。

猪苓15克　　　茯苓15克　　　皂角子9克　　　蚕沙(包煎)10克
黄柏10克　　　苍术15克　　　荷叶6克　　　寒水石(先煎)18克

【方　解】　湿浊久郁结于下焦气分,闭塞不通,"其在下者,引而竭之",治以淡渗利湿、清泄浊邪为主,方选宣清导浊汤加减。方中猪苓、茯苓淡渗利湿,因势利导,使湿邪从小便而去,故为君药。蚕沙得蚕之纯清之气,化浊清中;寒水石咸寒,清热解毒,能通达肺肠,功善清"有余之邪热";皂角子辛能通上下关窍,子更直达下焦,通大便之虚闭,合之前药,俾郁结之湿邪,由大便而出,三者共为臣药。二苓、寒石化无形之气,蚕沙、皂角子逐有形之湿。黄柏善清下焦湿热,苍术芳香醒脾,苦温化湿,二者同用力克下焦湿热,共为佐药。荷叶轻清宣化,祛湿化浊,使湿去而阳升,为使药。

【加　减】　①小便短赤、不畅者,加生地黄 15 克,草薢 10 克,金钱草 15 克。②胸闷脘痞者,加瓜蒌 15 克,杏仁 6 克,白豆蔻 6 克。③下肢挛急者,加木瓜 10 克,豨莶草 10 克。

【处方3】　黄芩滑石汤(《温病条辨》)加减。

黄芩 12 克	滑石(包煎)15 克	茯苓皮 10 克	大腹皮 10 克
猪苓 10 克	白豆蔻(后下)6 克	生薏苡仁 15 克	法半夏 9 克
化橘红 10 克	荷叶 6 克		

【方　解】　湿温留滞,延及三焦,治以清化湿热,宣畅三焦气机为要。方选黄芩滑石汤加减。方中黄芩苦寒,清热燥湿,主上中二焦湿热;滑石淡寒,清热解暑,渗利下焦湿热,二者共为君药。茯苓皮、大腹皮、猪苓淡渗利湿,大腹皮兼以行气宽中;白蔻仁化湿和胃,行气消胀,气化则湿化;薏苡仁清热化湿,甘淡补脾,上药共为臣药。法半夏、陈皮苦温化湿,行气消痞,使中焦畅,则气机转,湿气除,为佐药。荷叶清化湿热,升清醒脾,为使药。

【加　减】　①腹痛伴里急后重者,加黄连 10 克,木香 10 克,白芍 15 克。②胸闷者,加瓜蒌 15 克,杏仁 9 克,浙贝母 10 克。③酒食伤中者,加枳椇子 10 克,葛花 10 克。

【处方4】　桂苓甘露散(《宣明论方》)加减。

滑石(包煎)15 克	石膏(先煎)20 克	寒水石(先煎)20 克	茯苓 10 克
猪苓 15 克	炒白术 10 克	桂枝 6 克	泽泻 10 克
茵陈 15 克	甘草 6 克		

【方　解】　方中滑石清解暑热,利水渗湿,故为君药;石膏、寒水石清暑解热,为臣药。猪苓、茯苓、泽泻以利水祛湿;白术健脾而运化水湿;肉桂助下焦气化,使湿从下焦而出,均为佐药。甘草益气调药,清利而不伤正,为使药。

【加　减】　①暑热较轻者,去石膏、寒水石,加芦根 15 克,竹叶 10 克。②呕恶腹胀者,加藿香(后下)10 克,佩兰 10 克。③头昏头痛者,加白蒺藜 9 克,菊花 10 克。④泄下如注者,去猪苓,加葛根 15 克,黄连 10 克。

【处方5】　甘露消毒丹(《医效秘传》)加减。

滑石(包)15 克	茵陈 15 克	黄芩 10 克	石菖蒲 10 克
川贝母 10 克	藿香(后下)10 克	射干 6 克	连翘 10 克
薄荷(后下)6 克	白豆蔻(后下)6 克		

【方　解】　方中滑石利水渗湿,清热解暑,茵陈清利湿热,黄芩清热燥湿,三药相合,正合湿热并重之病机,共为君药。湿热留滞,易阻气机,以石菖蒲、藿香、白豆蔻行气化湿,醒脾和中;共为臣药。热毒上攻,咽喉肿痛,以连翘、射干、贝母、薄荷清热解毒,散结消肿而利咽止痛,共为佐药。稍加豆蔻苦温畅中,为使药。

【加　减】　①中焦湿热明显者,加黄连6克,蚕沙(包煎)6克。②咽颐肿者,加山豆根6克,玄参10克,白僵蚕6克。③腹胀者,加大腹皮10克,醋青皮10克。④温温欲吐者,加竹茹10克,姜半夏9克。

4. 脾胃虚弱证

【表　现】　禀赋不足,素体脾虚,饮食稍有不慎即吐泻,大便溏薄,呕吐清水,且时作时休,面色不华,乏力倦怠,舌淡,苔薄白,脉弱。

【治　法】　健脾理气,和胃止泻。

【处方1】　参苏饮(《太平惠民和剂局方》)加减。

党参15克	紫苏叶10克	茯苓15克	半夏9克
苍术15克	桔梗6克	枳壳10克	陈皮6克
生姜6克	炙甘草6克		

【方　解】　方中党参健脾益气,紫苏叶解表散寒,和胃止呕,共为君药;茯苓健脾利湿,半夏消痞化湿,生姜降逆止呕,温中散寒,三者合为小半夏加茯苓汤,温胃化饮止呕,合苍术芳香化湿和胃,共为臣药;桔梗利咽宣肺,炒枳壳理气和胃,升降相因,调畅气机,陈皮化湿和胃,三者共为佐药;甘草合参、苓健脾和胃,调和诸药,为使药。

【加　减】　①咳喘短气者,加生黄芪15克,肉桂5克,五味子6克。②头痛发热者,加川芎10克,黄芩10克。③腹痛者,加白芍15克,青皮(醋)10克,元胡10克。④反酸胃灼热者,加乌贼骨(先煎)20克,黄连6克,吴茱萸1克。

【处方2】　七味白术散(《小儿药证直诀》)加减。

党参15克	茯苓15克	炒白术15克	藿香10克
佩兰10克	芦根15克	葛根15克	木香6克
甘草6克			

【方　解】　方中党参益气健脾,为君药;茯苓、炒白术合党参、甘草为四君子汤,健脾益气;藿香叶、佩兰芳香化湿解暑,共为臣药;芦根化湿和胃降逆,葛根生津止渴,升清降浊,木香理气化湿醒脾,共为佐药;甘草调和诸药,为使药。

【加　减】　①恶心欲呕者,姜半夏9克,苏叶10克。②口渴多饮者,加天花粉10克,知母10克。③大便黏滞不爽者,加车前草15克,黄连6克。④食少纳呆者,加炒麦芽10克,醋鸡内金10克。

【处方3】　补中益气汤（《内外伤辨惑论》）加减。

黄芪 15 克	党参 15 克	炒白术 15 克	当归 10 克
陈皮 9 克	茯苓 15 克	焦山楂 10 克	焦神曲 10 克
升麻 6 克	柴胡 6 克	甘草 6 克	

【方　解】　方中黄芪味甘微温,补中益气,升阳固表,为君药。党参、炙甘草、茯苓、白术,补气健脾,茯苓又可利湿止泻,共为臣药。当归养血和营,协人参、黄芪补气养血;陈皮理气和胃,使诸药补而不滞;焦山楂、焦神曲消积化湿,醒脾助运,寓消于补;少量升麻、柴胡升阳举陷,协助君药以升提下陷之中气,共为佐药。炙甘草调和诸药,为使药。

【加　减】　①腹痛者,加白芍 15 克,延胡索 10 克。②头晕者,加蔓荆子 10 克,荷叶 10 克。③咳嗽者,加五味子 6 克,紫菀 10 克。④腹胀者,加木香 10 克,枳壳 10 克。

【处方4】　理中丸（《伤寒论》）加减。

干姜 10 克	党参 15 克	炒白术 15 克	茯苓 15 克
猪苓 10 克	炙甘草 6 克	伏龙肝(先煎取汁)50 克	

【方　解】　"脾恶湿",中焦虚寒,或因风寒直中太阴,或因寒饮伤中,发为吐泻,治以温中散寒,方选理中汤加减。方中干姜温中散寒,离照当空,阴霾自散,故为君药。党参、炒白术健脾益气,使中焦之阳源泉不竭,为臣药。茯苓健脾利湿,猪苓痛同茯苓淡渗利湿,"利小便所以实大便";伏龙肝同干姜合用,温中止泻,降逆止呕,共为佐药。炙甘草甘能补脾,合干姜辛甘化阳,调和诸药,为使药。

【加　减】　①舌淡胖,苔白厚腻,寒湿偏重者,加苍术 15 克,草蔻 6 克。②脾虚及肾,肾阳不足者,加炮附子(先煎)6 克。③呕吐清涎者,加吴茱萸 3 克,干姜 6 克。④外有表寒者,加桂枝 6 克。

二、中成药治疗

1. 保和丸

【药物组成】　山楂(焦)、六神曲(炒)、半夏(制)、茯苓、陈皮、连翘、莱菔子(炒)、麦芽(炒)。

【功能主治】　消食,导滞,和胃。主治食积停滞,脘腹胀满,嗳腐吞酸,不欲饮食。

【临床应用】　急性肠胃炎因饮食积滞所致者可用保和丸治疗。症见大便溏泄,脘腹胀满,嗳腐吞酸,不欲饮食,舌红,苔白浊厚腻,脉滑。

【用量用法】 水丸,每袋装 6 克,每次 1～2 丸,一日 2 次,口服。

【注意事项】 ①忌生冷油腻不易消化食物;②不宜在服药期间同时服用滋补性中药。

2. 保济丸

【药物组成】 钩藤、菊花、蒺藜、厚朴、木香、苍术、天花粉、广藿香、葛根、化橘红、白芷、薏苡仁、稻芽、薄荷、茯苓、神曲。

【功能主治】 解表,祛湿,和中。主治暑湿感冒,症见发热头痛、腹痛腹泻、恶心呕吐、肠胃不适;亦用于晕车晕船。

【临床应用】 急性肠胃炎辨证为感受暑湿者可用保济丸治疗。症见发热腹泻,头痛,腹痛,恶心呕吐,舌淡红,苔白腻,脉滑。

【用量用法】 丸剂,每瓶装 3.7 克。一次 1.85～3.7 克,一日 3 次,口服。

【注意事项】 ①忌烟、酒及辛辣、生冷、油腻食物;②不宜在服药期间同时服用滋补性中药;③外感燥热者不宜服用。

3. 肠康片

【药物组成】 盐酸小檗碱、木香、吴茱萸(制)等。

【功能主治】 清热燥湿,理气止痛。用于湿热泄泻。

【临床应用】 急性肠胃炎辨证为湿热内蕴者可用肠康片治疗。症见腹痛腹泻,恶心呕吐,腹胀厌食,舌红,苔黄腻,脉弦滑。

【用量用法】 每片含盐酸小檗碱 0.05 克,一次 2～4 片,一日 2 次,口服。

【注意事项】 ①孕妇、哺乳期妇女禁用;②溶血性贫血患者及葡萄糖-6-磷酸脱氢酶缺乏患者禁用;③饮食宜清淡,忌食辛辣、生冷、油腻食物;④不宜在服药期间同时服用滋补性中药。

4. 肠胃适胶囊

【药物组成】 功劳木、鸡骨香、黄连须、葛根、救必应、凤尾草、两面针、防己。

【功能主治】 清热解毒、利湿止泻。用于大肠湿热所致的泄泻、痢疾,症见腹痛、腹泻,或里急后重、便下脓血;急性胃肠炎、痢疾见上述证候者。

【临床应用】 急性肠胃炎辨证为大肠湿热者可用肠胃适胶囊治疗。症见腹痛腹泻,或里急后重,口黏纳呆,舌红,苔黄腻,脉滑数或沉细。

【用量用法】 胶囊剂,每粒装 0.5 克。一次 4～6 粒,一日 4 次。空腹服。

【注意事项】 慢性虚寒性泻痢者慎用。

5. 肠炎宁片

【药物组成】 地锦草、黄毛耳草、樟树根、香薷、枫香树叶。

【功能主治】　清热利湿，行气。用于大肠湿热所致的泄泻，症见大便泄泻、腹痛腹胀；急慢性胃肠炎、腹泻、小儿消化不良见上述证候者。

【临床应用】　急性肠胃炎辨证为大肠湿热者可用肠炎宁片治疗。症见大便泄泻，腹痛腹胀，恶心欲呕，或恶寒发热，头昏，肢体沉重，舌红，苔黄腻，脉浮数。

【用量用法】　片剂，每片重 0.3 克。一次 3～4 片，一日 3～4 次，口服。

【注意事项】　①饮食宜清淡，忌烟、酒及辛辣、生冷、油腻食物；②不宜在服药期间同时服用滋补性中药。

6. 复方黄连素片

【药物组成】　盐酸小檗碱、木香、吴茱萸、白芍。

【功能主治】　清热燥湿，行气止痛，止痢止泻。用于大肠湿热，赤白下痢，里急后重或暴注下泻，肛门灼热；肠炎、痢疾见上述证候者。

【临床应用】　急性肠胃炎辨证为大肠湿热者可用复方黄连素片治疗。症见大便黏腻，里急后重或暴注下泻，肛门灼热，恶心欲呕，腹部胀痛，舌红，苔黄腻，脉弦滑或滑数。

【用量用法】　每片含盐酸小檗碱 30 毫克，一次 4 片，一日 3 次，口服。

【注意事项】　①饮食宜清淡，服药期间忌酒、生冷、辛辣食物；②葡萄糖-6-磷酸脱氢酶缺乏的儿童禁用；③妊娠期前三个月慎用。

7. 复方苦参肠炎康片

【药物组成】　苦参、黄连、黄芩、白芍、车前子、金银花、甘草、颠茄流浸膏。

【功能主治】　清热燥湿止泻。主治湿热泄泻，症见泄泻急迫或泻而不爽、肛门灼热、腹痛、小便短赤；急性肠炎见上述证候者。

【临床应用】　急性肠胃炎辨证为湿热困脾者可用复方苦参肠炎康片治疗。症见泄泻急迫或泻而不爽，肛门灼热，呕吐腹痛，小便短赤，舌红，苔黄厚腻，脉滑数。

【用量用法】　片剂，每片重 0.4 克。一日 3 次，每次 4 片，口服。3 天为一疗程，或遵医嘱。

【注意事项】　①前列腺肥大、青光眼患者禁用；②哺乳期妇女禁用；③忌烟酒、辛辣、鱼腥食物；④脾胃虚寒腹泻者不适用。

8. 复方仙鹤草肠炎胶囊

【药物组成】　仙鹤草、黄连、木香、蝉蜕、石菖蒲、桔梗。

【功能主治】　清热燥湿，健脾止泻。主治脾虚湿热内蕴所致的泄泻急迫、泻而不爽，或大便溏泻、食少倦怠、腹胀腹痛；急、慢性肠炎见上述证候者。

【临床应用】　急性肠胃炎辨证为脾虚湿热者可用复方仙鹤草肠炎胶囊治疗。

症见泄泻急迫,泻而不爽,或大便溏泻,食少倦怠,腹胀腹痛,舌淡红,苔白腻,脉细滑。

【用量用法】 胶囊剂,每粒装 0.4 克。一次 3 粒,一日 3 次,饭后服。

【注意事项】 ①孕妇、哺乳期妇女禁用;②忌烟酒、辛辣、鱼腥食物;③不宜在服药期间同时服用滋补性中药。

 9. 腹可安片

【药物组成】 扭肚藤、火炭母、车前草、救必应、石榴皮。

【功能主治】 清热利湿,收敛止痛。用于急性胃肠炎、消化不良引起的腹痛、腹泻、呕吐。

【临床应用】 急性肠胃炎辨证为湿热内蕴者可用腹可安片治疗。症见腹痛腹泻,恶心呕吐,反酸胃灼热,舌暗红,苔黄腻,脉弦滑。

【用量用法】 片剂,每片重 0.34 克。一次 4 片,一日 3 次,口服。

【注意事项】 ①饮食宜清淡,忌烟、酒及辛辣、生冷、油腻食物;②不宜在服药期间同时服用滋补性中药。

 10. 枫蓼肠胃康颗粒

【药物组成】 牛耳枫、辣蓼。

【功能主治】 清热除湿化滞。用于急性胃肠炎,属伤食泄泻型及湿热泄泻型者,症见腹痛腹满、泄泻臭秽、恶心呕腐或有发热恶寒苔黄脉数等。亦可用于食滞胃痛而症见胃脘痛、拒按、恶食欲吐、嗳腐吞酸、舌苔厚腻或黄腻脉滑数者。

【临床应用】 急性肠胃炎辨证为伤食或湿热者可用枫蓼肠胃康颗粒治疗。症见泄泻臭秽,腹痛腹满,胃脘痛,恶心呕腐,或有发热恶寒,舌苔厚腻或黄腻,脉滑数。

【用量用法】 颗粒剂,每袋装 8 克。一次 8 克,一日 3 次,口服。

【注意事项】 服药期间禁食辛辣、油腻等刺激性食物。

 11. 附子理中丸

【药物组成】 附子(制)、党参、白术(炒)、干姜、甘草。

【功能主治】 温中健脾。用于脾胃虚寒,脘腹冷痛,呕吐泄泻,手足不温。

【临床应用】 急性肠胃炎辨证为脾胃虚寒者可用附子理中丸治疗。症见大便溏泄,脘腹冷痛,纳差,手足不温,舌淡胖有齿痕,苔白,脉沉细。

【用量用法】 大蜜丸,每丸重 9 克。一次 1 丸,一日 2～3 次,口服。

【注意事项】 ①忌不易消化食物;②感冒发热病人不宜服用。

12. 葛根芩连微丸

【药物组成】 葛根、黄芩、黄连、炙甘草。

【功能主治】 解肌清热,止泻止痢。主治泄泻痢疾,身热烦渴,下痢臭秽;菌痢、肠炎。

【临床应用】 急性肠胃炎辨证为湿热内蕴者可用葛根芩连微丸治疗。症见大便溏泄,黏滞不爽,肛门灼热,恶心呕吐,身热烦渴,口干口苦,舌红,苔黄腻,脉滑数。

【用量用法】 微丸剂,每袋装1克。一次3克,一日3次,口服。

【注意事项】 ①饮食宜清淡,禁食生硬、油腻、难消化食物;②脾胃虚寒腹泻者不适用。

13. 藿香正气软胶囊(口服液、颗粒、丸、滴丸、片)

【药物组成】 苍术、陈皮、厚朴(姜制)、白芷、茯苓、大腹皮、生半夏、甘草浸膏、广藿香油、紫苏叶油。

【功能主治】 解表化湿,理气和中。用于外感风寒、内伤湿滞或夏伤暑湿所致的感冒,症见头痛昏重、胸膈痞闷、脘腹胀痛、呕吐泄泻;胃肠型感冒见上述证候者。

【临床应用】 急性肠胃炎辨证为感受暑湿之邪者可用藿香正气丸治疗。症见大便溏泻,脘腹胀痛,恶心呕吐,头痛,身重胸闷,恶寒发热,舌红,苔白腻,脉濡。

【用量用法】 软胶囊,每粒装0.45克,口服,一次2~4粒,一日2次。口服液,每支装10毫升,口服,一次5~10毫升,一日2次,用时摇匀。颗粒剂,每袋装5克,口服,一次5克,一日2次。浓缩丸每8丸相当于原生药3克,口服,1次8丸,一日3次。滴丸,每袋装2.6克,口服,一次1~2袋,一日2次。片剂,每片重0.3克,口服,一次4~8片,一日2次。

【注意事项】 ①饮食宜清淡;②不宜在服药期间同时服用滋补性中成药。

14. 克泻胶囊

【药物组成】 番石榴叶、茯苓、山楂(炒)、麦芽(炒)、六神曲(炒)、黄连、白芍、泽泻。

【功能主治】 清热利湿,消食止泻。适用于湿热或兼食滞所致泄泻。症见泻下急迫,或泻而不爽、肛门灼热、泻下粪便呈稀水状或黏腻、或臭如败卵夹有不化物、脘腹痞满、酸腐痞满、吞酸、呕吐。

【临床应用】 急性肠胃炎辨证为湿热或兼食滞者可用克泻胶囊治疗。症见腹泻,泻下急迫,或泻而不爽,或泻下粪便呈稀水状而黏腻,或臭如败卵夹有不消化物,肛门灼热,脘腹痞满,酸腐痞满,吞酸,呕吐,舌红,苔黄厚腻,脉滑数。

【用量用法】 胶囊剂,每粒装 0.5 克。一次 6 粒,一日 3 次,口服。

【注意事项】 ①孕妇禁用;②泄泻时腹部热胀痛者忌服;③服药期间忌食生冷、辛辣油腻之物;④感冒发热者慎用。

15. 克泻灵片

【药物组成】 苦豆草总生物碱。

【功能主治】 清热解毒,祛风燥湿。用于湿热泄泻。

【临床应用】 急性肠胃炎辨证为湿热内蕴者可用克泻灵片治疗。症见腹泻,纳呆,恶心欲吐,口干口臭,舌红,苔黄腻,脉滑数。

【用量用法】 薄膜衣片,每片含苦豆草总生物碱 25 毫克。一次 2～3 片,一日 3 次,饭后服用。

【注意事项】 ①孕妇禁用;②饮食宜清淡,忌食辛辣、生冷、油腻食物;③不宜在服药期间同时服用滋补性中药。

16. 人参健脾丸

【药物组成】 人参、白术(麸炒)、茯苓、山药、陈皮、木香、砂仁、炙黄芪、当归、酸枣仁(炒)、远志(制)。

【功能主治】 健脾益气,和胃止泻。用于脾胃虚弱所致的饮食不化、脘闷嘈杂、恶心呕吐、腹痛便溏、不思饮食、体弱倦怠。

【临床应用】 急性肠胃炎辨证为脾胃虚弱者可用人参健脾丸治疗。症见腹痛便溏,饮食不化,脘闷嘈杂,恶心呕吐,不思饮食,体弱倦怠,舌淡胖有齿痕,苔白,脉沉弱。

【用量用法】 大蜜丸,每丸重 6 克。一次 2 丸,一日 2 次,口服。

【注意事项】 ①忌不易消化食物;②感冒发热病人不宜服用。

17. 涩肠止泻散

【药物组成】 膨润土、岩陀。

【功能主治】 收敛止泻,健脾和胃。用于脾胃气虚所致泄泻,以及消化不良见上述症状者。

【临床应用】 急性肠胃炎辨证为脾胃气虚者可用涩肠止泻散治疗。症见腹泻,完谷不化,腹胀腹痛,恶心欲呕,短气乏力,舌淡,苔白,脉弱。

【用量用法】 散剂,每袋装 4 克。一次 4 克,一日 3 次,在两餐饭间服用。

【注意事项】 ①孕妇禁用;②饮食宜清淡,忌烟、酒及辛辣、生冷、油腻食物;③不宜在服药期间同时服用滋补性中药。

18. 香连丸

【药物组成】　黄黄连、木香。

【功能主治】　清热化湿,行气止痛。主治大肠湿热所致的痢疾,症见大便脓血、里急后重、发热腹痛;肠炎、细菌性痢疾见上述证候者。

【临床应用】　急性肠胃炎辨证为大肠湿热者可用香连丸治疗。症见大便溏泄、里急后重,发热,腹痛,恶心呕吐,腹胀纳呆,舌红,苔黄腻,脉滑数。

【用量用法】　水蜜丸,一次 3～6 克,一日 2～3 次,口服。

【注意事项】　①孕妇慎用;②忌食辛辣、油腻食物。

第15章 溃疡性结肠炎

溃疡性结肠炎是一种慢性非特异性结肠炎症,病变主要位于结肠的黏膜层,且以溃疡为主,多累及直肠和远端结肠,但可向近端扩展,甚至遍及整个结肠。主要症状有腹泻、脓血便、腹痛和里急后重。病程漫长,病情轻重不一,常反复发作。

溃疡性结肠炎属中医学"泄泻""痢疾"等范畴,病因有外感时邪和饮食不节两方面,但两者可相互影响,常内外交感而发病。主要病机为邪蕴肠腑,气血壅滞,传导失司,脂络受伤。病位在大肠,与脾胃密切相关,可涉及肾。病理性质分寒热虚实。治疗时应根据其病证的寒热虚实而确立治疗原则。热者清之,寒者温之,初期实则通之,后期虚则补之,寒热交错者清温并用,虚实夹杂者攻补兼施。

一、辨证治疗

 1. 大肠湿热证

【表　现】　腹痛,腹泻黏液脓血便,里急后重,肛门灼热,口苦,小便短赤,舌质红,苔黄腻,脉滑数或濡数。

【治　法】　清热化湿,调气行血。

【处方1】　芍药汤(《素问病机气宜保命集》)加减。

白芍 15 克	黄芩 10 克	黄连 6 克	大黄(后下)9 克
槟榔 9 克	当归 10 克	木香 10 克	肉桂 3 克
甘草 10 克			

【方　解】　湿热下注大肠,壅滞气机,肠中积滞不化,湿热与气血瘀滞相搏,而成下痢脓血。故宜清热行气活血之法。方中重用白芍,取其苦酸微寒,柔肝理脾,调和气血,止泻痢、腹痛,为君药。黄连、黄芩苦寒,清热燥湿,而解肠中热毒,以治湿热之本,为臣药。大黄苦寒,泻热祛积破瘀,使积滞除、瘀血祛,则下痢可止,此乃"通因通用"之法。又以木香、槟榔行气导滞;当归柔肝和血,与大黄合用,又有行瘀之用,此即"行血则便脓自愈,调气则后重自除"。肉桂辛热,配在苦寒药中是以反

佐,可防止苦寒伤胃,配伍活血药又助行血之力,共为佐药。甘草解毒和药,为使药。综合全方,共奏清热化湿、调气行血之功。

【加　减】　①大便脓血较多者,加槐花 15 克,地榆 10 克。②大便白冻黏液较多者,加苍术 15 克,薏苡仁 20 克。③腹痛较甚者,加乌药 10 克,延胡索 10 克。

【处方 2】　白头翁汤(《伤寒论》)加减。

白头翁 15 克	黄柏 10 克	黄连 6 克	秦皮 12 克
当归 10 克	木香 9 克	甘草 6 克	

【方　解】　湿热下注大肠,日久热毒深陷血分,热毒与气血瘀滞相搏,下迫大肠而成下痢脓血。故宜清热解毒,凉血止痢。方中白头翁为君,以其归大肠与肝,味苦性寒,能入血分,清热解毒,凉血止痢。臣以黄连之苦寒,清热解毒,燥湿厚肠;黄柏泻下焦湿热,两药共助君药清热解毒、燥湿止痢。秦皮归大肠经,苦寒性涩,主热痢下重。又加木香行气,当归柔肝和血化瘀,共为佐药。甘草既可清热解毒,又可调和诸药,用为使药。诸药相和,共奏清热解毒、凉血燥湿、止痢之功。

【加　减】　①若外有表邪,恶寒发热者,加葛根 15 克,连翘 10 克,金银花 10 克。②里急后重较甚者,加木香 10 克,槟榔 10 克,枳壳 10 克。③腹痛较甚者,加三七粉(冲服)6 克,延胡索 10 克。④发热急骤,利下鲜紫脓血,壮热口渴,烦躁舌绛,属疫毒痢者,加生地黄 15 克,牡丹皮 10 克,金银花 10 克。⑤夹有食滞者,加焦山楂 15 克,枳实 10 克。

【处方 3】　葛根芩连汤(《伤寒论》)加减。

葛根 15 克	黄芩 9 克	黄连 9 克	甘草 6 克
苍术 9 克	藿香 10 克	茯苓 10 克	

【方　解】　表热内陷,湿浊内阻,表热与湿邪相搏,湿热下注大肠,壅滞气机,肠中积滞不化,而成下痢脓血。治宜外解肌表之邪,内清肠胃之湿热。方中重用葛根甘辛而平,既能解表退热,又能升发脾胃清阳之气而止下利,为君药。臣以黄芩、黄连清热燥湿,厚肠止痢。苍术、茯苓健脾燥湿,藿香醒脾祛湿,为佐药。甘草调和诸药,为使药。诸药合用,共奏解表清热、燥湿止痢之功。

【加　减】　①若外有表邪,恶寒发热者,加连翘 10 克,金银花 10 克。②里急后重较甚者,加木香 10 克,厚朴 10 克,枳壳 10 克。③腹痛较甚者,加木香 10 克,延胡索 10 克。④夹有食滞者,加焦山楂 15 克,神曲 10 克。

【处方 4】　自拟方。

藿香(后下)10 克	黄芩 9 克	黄连 6 克	苍术 15 克
当归 10 克	木香 6 克	薏苡仁 15 克	六一散(包)20 克

【方　解】　湿热下注大肠,壅滞气机,与气血瘀滞相搏,而成下痢脓血。故宜

清热化湿,行气活血。方中藿香芳香化浊,醒脾燥湿,合苍术、薏苡仁健脾祛湿。黄芩、黄连清热燥湿。加六一散清热化湿,当归、木香调气和血。综观全方,有清热化湿止痢之功。

【加　减】　①若外有表邪,恶寒发热者,加连翘 10 克,银花 10 克。②恶心呕吐者,加姜半夏 9 克,苏叶 10 克,枳壳 10 克。③腹痛者,加木香 10 克,延胡索 10 克。④食少者,加焦山楂 15 克,神曲 10 克。

2. 脾胃气虚证

【表　现】　腹泻便溏,有黏液或少量脓血,食少纳差,食后腹胀,腹部隐痛喜按,肢倦乏力,面色萎黄,舌质淡或体胖有齿痕,苔薄白,脉细弱或濡缓。

【治　法】　健脾益气,除湿升阳。

【处方 1】　参苓白术散(《太平惠民和剂局方》)加减。

党参 15 克	茯苓 15 克	白术 15 克	桔梗 9 克
山药 15 克	白扁豆 15 克	莲子肉 15 克	砂仁(后下)6 克
薏苡仁 20 克	炙甘草 6 克		

【方　解】　脾胃虚弱,则运化失职,湿自内生,气机不畅,气血生化不足,故食少纳差,肢倦乏力,腹泻便溏。治宜健脾益气,除湿升阳。方中以党参、白术、茯苓益气健脾渗湿为君。配伍山药、莲子肉助党参以健脾益气,兼能止泻;白扁豆、薏苡仁助白术、茯苓以健脾渗湿,均为臣药。佐以砂仁醒脾和胃,行气化滞;桔梗宣肺利气。甘草健脾和中,调和诸药为使。诸药合用,补其中气,渗其湿浊,行其气滞,恢复脾胃受纳与健运之职,则诸症自除。

【加　减】　①大便有不消化食物者,加神曲 15 克,炒山楂 15 克。②腹痛怕凉喜暖者,加炮姜 9 克,肉桂 3 克。③久泻气陷,加黄芪 30 克,升麻 6 克。④久泻不止,加赤石脂 15 克,石榴皮 15 克,炒乌梅 9 克。

【处方 2】　香砂六君子汤(《古今名医方论》)加减。

| 党参 15 克 | 茯苓 15 克 | 白术 15 克 | 甘草 6 克 |
| 陈皮 10 克 | 法半夏 6 克 | 木香 6 克 | 砂仁(后下)6 克 |

【方　解】　脾胃虚弱,湿自内生,痰湿阻滞,气机不畅,气血生化不足,故食少纳差,肢倦乏力,腹泻便溏。治宜健脾益气,祛湿化痰。方中以党参、白术、茯苓益气健脾渗湿。配伍陈皮、半夏燥湿化痰。佐以砂仁醒脾和胃,行气化滞;木香健脾行气。甘草健脾和中,调和诸药。诸药合用,共奏健脾益气、祛湿化痰之功。

【加　减】　①大便有不消化食物者,加神曲 15 克,炒山楂 15 克,鸡内金 10 克。②腹部凉喜暖者,加炮姜 9 克。③久泻气陷,加黄芪 30 克,升麻 6 克。④久泻不止,加山药 15 克,石榴皮 10 克,炒乌梅 9 克。

【处方3】 补中益气汤(《脾胃论》)加减。

黄芪 18 克	党参 15 克	当归 10 克	白术 15 克
升麻 6 克	柴胡 6 克	陈皮 9 克	薏苡仁 15 克
甘草 6 克			

【方　解】 脾胃虚弱,则运化失职,痰湿内生,气血生化不足,气虚日久下陷,清阳不升,故食少纳差,肢倦乏力,久泻久痢。治宜健脾除湿,益气升阳。方中重用黄芪,味甘微温,入脾肺经,补中益气升阳,为君药。配伍党参、白术、炙甘草补气健脾,为臣药,与黄芪合用以增强其补中益气之功。血为气之母,气虚时久,营血亏虚,故用当归养血和营,协党参、黄芪以补气养血。陈皮理气和胃,使诸药补而不滞;薏苡仁渗湿止泻,增强健脾祛湿之功。并以少量升麻、柴胡升阳举陷,协助君药升提下陷之中气,共为佐药。炙甘草调和诸药,用为使药。诸药合用,气虚者宜补之,气陷者宜升之,使元气内充,清阳得升,内湿得祛,久泻得止,则诸证自愈。

【加　减】 ①食少者,加神曲 15 克,鸡内金 10 克。②腹部凉者,加炮姜 9 克,肉桂 3 克。③久泻不止者,加山药 15 克,五味子 6 克,补骨脂 10 克。④腹中痛者,加白芍 15 克,炙甘草 6 克。

【处方4】 自拟方。

党参 15 克	茯苓 15 克	白术 15 克	黄芪 15 克
砂仁(后下)6 克	薏苡仁 20 克	炒神曲 20 克	陈皮 10 克
半夏 6 克	甘草 6 克		

【方　解】 方中以党参、白术、茯苓益气健脾渗湿。黄芪补脾益气升阳。砂仁、薏苡仁醒脾化湿,配伍陈皮、半夏燥湿化痰,增强化湿行气之功。炒神曲健脾和胃调中,甘草健脾和中,调和诸药。诸药合用,则脾气健,湿浊祛,清阳升。

【加　减】 ①食少者,加神曲 15 克,鸡内金 10 克。②腹部凉者,加干姜 6 克。③湿重者,加泽泻 10 克。④腹中痛者,加白芍 15 克,炙甘草 6 克。

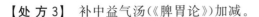 3. 脾肾阳虚证

【表　现】 久泻不愈,大便清稀或伴有完谷不化,或黎明前泻,脐中腹痛,喜温喜按,腰膝酸软,形寒肢冷,食少神疲,面色㿠白,舌质淡,舌体胖有齿痕,苔白润,脉沉细或尺脉弱。

【治　法】 健脾补肾,温阳化湿。

【处方1】 理中丸(《伤寒论》)合四神丸(《内科摘要》)加减。

党参 15 克	干姜 9 克	白术 15 克	补骨脂 10 克
肉豆蔻 9 克	吴茱萸 3 克	五味子 9 克	生姜 9 克
大枣 6 克	甘草 6 克		

【方　解】　脾肾阳虚,阳虚则生内寒,阴气盛而下行,故为泄泻;肾阳虚衰,命门火不能上温脾土,脾失健运,故食少神疲,面色㿠白,形寒肢冷。治宜健脾补肾,温阳化湿。方中党参补中益气,培补后天之本;干姜温中祛寒;白术燥湿健脾;甘草调和诸药,共奏健运中州,使寒气去,阳气复,中气得补,健运有权;又重用补骨脂辛苦大温,补命门之火以温养脾土,肉豆蔻涩肠止泻,五味子酸温,固肾益气;吴茱萸温暖肝脾肾以散阴寒;生姜暖胃散寒、大枣补脾养胃。诸药合用,共奏健脾补肾,温阳化湿,使火旺土强,久泻自愈。

【加　减】　①腹痛甚者,加白芍 30 克,乌药 15 克。②小腹胀满,加乌药 15 克,小茴香 6 克,枳实 12 克。③大便滑脱不禁者,加赤石脂 10 克,诃子 6 克。

【处方2】　真人养脏汤(《太平惠民和剂局方》)加减。

党参 15 克	补骨脂 10 克	白术 15 克	肉豆蔻 9 克
诃子 12 克	当归 10 克	白芍 15 克	肉桂 3 克
木香 10 克	甘草 6 克		

【方　解】　脾胃虚寒,不能腐熟水谷,脾胃损伤,关门不固以致泻痢无度;脾肾虚寒,故食少神疲,面色㿠白,形寒肢冷,脐中腹痛,腰膝酸软。治宜健脾补肾,温阳化湿,涩肠止泻。方中肉豆蔻、诃子暖脾温中,涩肠止泻。泻痢日久,耗伤气血,故用党参、白术益气健脾,当归、白芍养血和血,且白芍用治下痢腹痛;以肉桂温补脾肾,消散阴寒;木香理气醒脾,使诸补涩之品不致壅滞气机。炙甘草调和诸药。诸药合用,涩肠止泻,温中补虚。

【加　减】　①腹痛甚者,加白芍 30 克,乌药 15 克。②小腹胀满,加乌药 15 克,小茴香 6 克。③脾肾虚寒、手足不温者,加附子(先煎)6 克。④脱肛坠下者,加升麻 6 克,黄芪 15 克。

【处方3】　真武汤(《伤寒论》)加减。

黑附片(先煎)9 克	生姜 9 克	白术 15 克	白芍 15 克
茯苓 15 克	薏苡仁 20 克	党参 15 克	诃子 10 克
大枣 6 克	甘草 6 克		

【方　解】　脾肾阳虚,水气内停,下注肠间,则腹痛下利。治宜健脾补肾,温阳利水化湿。方中以大辛大热的附子为君药,温肾助阳,化气行水,兼暖脾土,以温运水湿。臣以党参补脾益气,茯苓、白术、薏苡仁健脾利湿。佐以生姜之温散,既助附子以温阳散寒,又助茯苓、白术以散水湿。诃子暖脾温中,涩肠止泻。大枣补脾养胃。甘草调和诸药,为使药。诸药合用,共奏健脾补肾、温阳利水化湿之功。

【加　减】　①腹痛甚者,加白芍 30 克,乌药 15 克。②水湿盛者,加泽泻 10 克。③腹中冷者,去生姜,加干姜 6 克。④脱肛坠下者,加升麻 6 克,黄芪 15 克。⑤恶心而呕者,加重生姜用量,并加吴茱萸 3 克。

【处方4】　自拟方。

党参15克　　　　干姜9克　　　　白术15克　　　　补骨脂10克
肉豆蔻9克　　　　吴茱萸3克　　　　五味子9克　　　　黑附片(先煎)9克
砂仁(后下)6克　　炒神曲10克

【方　解】　肾阳虚衰,命门火不能上温脾土,脾失健运,脾阳不足,故食少神疲、面色㿠白,形寒肢冷,久泻不愈。治宜温补脾肾,化湿止泻。方中黑附片温肾暖脾,党参补中益气,培补后天之本;干姜温中祛寒;白术燥湿健脾;补骨脂补肾温脾;肉豆蔻涩肠止泻,五味子酸温,固肾益气;吴茱萸温暖肝脾肾以散阴寒;炒神曲健脾和胃调中;砂仁醒脾和胃,行气化滞。诸药合用,共奏温补脾肾、化湿止泻之功。

【加　减】　①腹痛甚者,加白芍30克,乌药15克,延胡索10克。②气虚乏力者,加黄芪15克,红景天15克。③大便有黏液者,加薏苡仁30克,白扁豆15克。④脱肛坠下者,加升麻6克,黄芪15克。⑤腰膝酸软者,加牛膝15克,桑寄生15克。

4. 肝郁脾虚证

【表　现】　腹痛则泻,泻后痛减,腹泻发作常与情志因素有关,黏液便,胸胁胀闷,喜叹息,纳差腹胀,矢气较频,舌质淡红,苔薄白,脉弦或弦细。

【治　法】　疏肝理气,健脾和中。

【处方1】　痛泻要方(《医学正传》)合四逆散(《伤寒论》)加减。

柴胡15克　　　白芍30克　　　枳壳12克　　　陈皮9克
防风9克　　　白术15克　　　甘草6克

【方　解】　痛泻之证系由土虚木乘,肝脾不和,脾受肝制,运化失常所致。《医方考》说:"泻责之脾,痛责之肝;肝责之实,脾责之虚,脾虚肝实故令痛泻"。治宜疏肝理气,健脾和中。方中白术补脾燥湿以治土虚;白芍酸寒,柔肝缓急,土中泻木,柴胡升发阳气,疏肝解郁,枳壳理气与柴胡一升一降加强舒畅气机之功;陈皮理气燥湿,醒脾和胃;配伍少量防风具升散之性,且有胜湿止泻之功;甘草调和诸药,益脾和中。诸药合用,共奏疏肝理气、健脾和中之功。

【加　减】　①腹满痞胀甚者,加枳实12克,厚朴10克。②腹痛甚者,加延胡索10克。③大便溏泄者,加炒薏苡仁30克,山药15克。④肠鸣明显者,加木香10克,五味子6克。

【处方2】　逍遥散(《太平惠民和剂局方》)合四君子汤(《太平惠民和剂局方》)加减。

柴胡10克　　　白芍30克　　　当归10克　　　茯苓15克
白术15克　　　党参15克　　　薄荷(后下)6克　甘草6克

【方　解】　肝脾不和,肝郁脾虚,运化失职,湿自内生,下迫大肠,故腹泻,且与情志相关;肝郁气滞故喜叹息;治宜疏肝健脾。方中柴胡疏肝解郁,使肝气得以条达。白芍柔肝缓急止痛。当归养血和血,使血和则肝和,血充则肝柔。肝病易于传脾,故以党参、白术、茯苓、甘草健脾益气,实土以抑木。加薄荷疏散郁遏之气,透达肝经郁热。诸药合用,使肝郁得疏,脾弱得复。

【加　减】　①腹满痞胀甚者,加陈皮 10 克,砂仁(后下)6 克。②腹痛甚者,加延胡索 10 克。③大便溏泄者,加炒薏苡仁 30 克,山药 15 克。④恶心呕吐者,加陈皮 10 克,姜半夏 9 克。⑤食少者,加神曲 10 克,鸡内金 10 克。

【处方 3】　柴胡疏肝散(《景岳全书》)加减。

柴胡 15 克	白芍 30 克	枳壳 10 克	陈皮 9 克
川芎 10 克	香附 10 克	白术 15 克	炒薏苡仁 30 克
甘草 6 克			

【方　解】　方中柴胡疏肝解郁,香附理气疏肝,助柴胡以解肝郁;川芎行气活血而止痛,助柴胡以解肝经之郁滞,二药合用增强行气止痛之功。陈皮、枳壳理气行滞。芍药、甘草养血柔肝,缓急止痛。白术、炒薏苡仁补脾燥湿止泻。甘草和中健脾,调和诸药。诸药合用,共奏疏肝理气、健脾和中之功。

【加　减】　①气虚明显者,加党参 15 克,黄芪 15 克。②腹痛甚者,加延胡索 10 克,香附 10 克。③食少者,加神曲 10 克,鸡内金 10 克。

【处方 4】　自拟方。

柴胡 10 克	白芍 30 克	枳壳 10 克	陈皮 9 克
茯苓 15 克	白术 15 克	党参 15 克	甘草 6 克
炒薏苡仁 30 克	肉豆蔻 6 克		

【方　解】　方中柴胡疏肝解郁,条达肝气。白芍、甘草养血柔肝,缓急止痛。党参、白术、茯苓健脾益气。炒薏苡仁、肉豆蔻祛湿止泻。陈皮、枳壳理气疏肝。诸药合用,功能疏肝理气,健脾和中。

【加　减】　①气虚明显者,加山药 15 克,黄芪 15 克。②腹痛甚者,加延胡索 10 克,香附 10 克。③食少者,加神曲 10 克,鸡内金 10 克。④腹中冷者,加干姜 6 克。

5. 阴虚肠燥证

【表　现】　大便秘结或带少量脓血,虚坐努责,腹痛绵绵,心烦易怒,午后低热,形瘦乏力,口燥咽干,舌质红,苔燥少津,脉细数。

【治　法】　滋阴养血,益气健中。

【处方 1】　驻车丸(《千金药方》)合四君子汤(《太平惠民和剂局方》)加减。

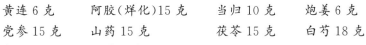

黄连 6 克	阿胶(烊化)15 克	当归 10 克	炮姜 6 克
党参 15 克	山药 15 克	茯苓 15 克	白芍 18 克
乌梅 6 克	甘草 6 克		

【方　解】　脾胃阴虚,湿热内生,日久肠络受损,故见大便黏结带脓血,午后低热,口燥咽干。治宜滋阴养血,益气健中。方中黄连清热化湿止痢;阿胶、当归养阴和血;炮姜温中止血;芍药、甘草养血和营,缓急止痛;党参、山药健脾益气,茯苓健脾渗湿;乌梅涩肠生津。诸药合用,共奏滋阴养血、益气健中之功。

【加　减】　①大便秘结者,加生白术 30 克,生地黄 30 克,黑芝麻 30 克。②大便黏滞不畅者,加当归 10 克,枳实 10 克,虎杖 15 克,黄连 3 克。③便下赤白黏冻者,加炒薏苡仁 15 克,秦皮 12 克。

【处方 2】　黄连阿胶汤(《伤寒论》)加减。

| 黄连 6 克 | 阿胶(烊化)15 克 | 黄芩 9 克 | 白芍 15 克 |
| 当归 9 克 | 甘草 6 克 | 炮姜 6 克 | 生地榆 10 克 |

【方　解】　阴虚湿热,肠络受损,故见大便秘结带脓血,午后低热,心烦易怒等症。治宜养阴和营,清肠化湿。方中黄连、黄芩清热化湿止痢;阿胶坚阴;芍药、甘草、当归养血和营,缓急止痛;炮姜温中止血并制芩、连苦寒太过;生地榆凉血止血而治痢。诸药合用,坚阴养血而不腻滞,清热化湿而不伤阴。

【加　减】　①大便秘结者,加生白术 30 克,生地黄 30 克。②兼气虚乏力者,加黄芪 15 克。③阴虚而潮热盗汗者,加银柴胡 10 克,地骨皮 10 克。

【处方 3】　六味地黄汤(《小儿药证直诀》)加减。

熟地黄 15 克	山药 15 克	山萸肉 12 克	茯苓 12 克
牡丹皮 10 克	泽泻 10 克	旱莲草 10 克	秦皮 10 克
当归 9 克	白芍 18 克	黄连 6 克	

【方　解】　脾肾阴虚,湿热内生,日久肠络受损,故见大便秘结带脓血;肾为先天之本,肾阴不足,阴虚内热,虚火上炎,故见心烦易怒、口燥咽干、消瘦乏力。治宜滋阴清热。方中熟地黄滋补肾阴;山萸肉补肝肾,收敛固涩;山药滋补脾阴;三药合用以治阴虚之本。茯苓淡渗脾湿并助山药之健运;泽泻利湿,防熟地黄之滋腻;牡丹皮、旱莲草凉血止血;秦皮清利湿热;白芍、当归养血和营,缓急止痛;黄连厚肠止泻;诸药合用共奏滋阴清热、凉血止痢、养血和中之功。

【加　减】　①大便秘结者,加生白术 30 克,火麻仁 30 克。②兼气虚乏力者,加黄芪 15 克。③大便滑脱不禁者,加诃子 6 克,石榴皮 12 克。④阴虚而潮热盗汗者,加银柴胡 10 克,地骨皮 10 克,女贞子 15 克。

【处方 4】　自拟方。

黄连 6 克	阿胶(烊化)15 克	当归 9 克	炮姜 6 克
党参 15 克	茯苓 15 克	白芍 18 克	生地黄 15 克
石斛 10 克	黄芩 10 克	牡丹皮 10 克	

【方　解】　脾胃阴虚,湿热内生,肠络受损,故见大便秘结带脓血,午后低热,口燥咽干。治宜滋阴养血,益气健中。方中黄连、黄芩清热化湿止痢;阿胶、当归、白芍养阴和血;生地黄、石斛养阴生津;炮姜温中止血,防止苦寒伤中;党参、茯苓健脾渗湿;牡丹皮凉血止血。诸药合用,共奏滋阴养血、益气健中之功。

【加　减】　①大便黏液脓血明显者,加红藤 30 克,败酱草 30 克。②兼气虚乏力者,加黄芪 15 克。③大便滑脱不禁者,加五味子 6 克,石榴皮 12 克。④阴虚而潮热盗汗者,加银柴胡 10 克,地骨皮 10 克,女贞子 15 克。⑤大便有血者,加仙鹤草 30 克,茜草 15 克。

6. 血瘀肠络证

【表　现】　泻下不爽,下利脓血或黑粪,腹痛拒按,痛有定处,腹部或有痞块,面色晦暗,舌质紫暗或有瘀点、瘀斑,脉沉涩。

【治　法】　活血化瘀,理肠通络。

【处方1】　少腹逐瘀汤(《医林改错》)加减。

当归 12 克	赤芍 15 克	川芎 10 克	小茴香 9 克
干姜 9 克	延胡索 10 克	没药 10 克	肉桂 3 克
蒲黄(包煎)10 克	五灵脂 10 克		

【方　解】　瘀血阻滞肠络,气机郁滞,不通则痛,故见下利脓血或黑粪,腹痛拒按,治宜活血化瘀,理肠通络。方中当归、川芎、赤芍活血化瘀;小茴香、肉桂、干姜、延胡索温经止痛;蒲黄、五灵脂、没药活血祛瘀止痛;甘草调和诸药;诸药合用共奏活血化瘀、理肠通络之功。

【加　减】　①滞下不爽者,加制大黄 9 克,槟榔 10 克,木香 9 克。②腹痛甚者,加白芍 30 克,三七粉(冲服)3 克。③腹满痞胀甚者,加枳实 12 克,厚朴 10 克。④腹部有痞块者,加三棱 10 克,炒莪术 9 克。

【处方2】　膈下逐瘀汤(《医林改错》)加减。

当归 12 克	赤芍 15 克	川芎 10 克	乌药 10 克
桃仁 10 克	延胡索 12 克	牡丹皮 6 克	香附 10 克
五灵脂 10 克	红花 10 克	枳壳 10 克	木香 9 克

【方　解】　瘀血阻滞肠络,气机郁滞,不通则痛,故见下利脓血或黑粪,腹痛拒按,治宜活血化瘀,理肠通络。方中当归、川芎、赤芍活血化瘀;乌药、枳壳、香附、延胡索疏肝行气止痛;五灵脂、红花活血祛瘀止痛;木香行气调中。诸药合用,共奏活

血化瘀、理肠通络之功。

【加　减】　①大便滞下不爽者,加枳实 20 克,虎杖 15 克。②腹痛甚者,加白芍 30 克,甘草 6 克,三七粉(冲服)3 克。③腹满痞胀甚,加枳实 12 克,厚朴 10 克。④腹部有痞块者,加三棱 10 克,炒莪术 9 克。

【处方 3】　失笑散(《太平惠民和剂局方》)合温经汤(《金匮要略》)加减。

蒲黄(包煎)10 克	五灵脂 10 克	川芎 10 克	莪术 9 克
桂枝 9 克	当归 10 克	吴茱萸 3 克	赤芍 15 克
木香 10 克			

【方　解】　瘀血阻滞肠络,气机郁滞,不通则痛,故见下利脓血或黑粪、腹痛拒按,治宜活血化瘀,理肠通络。方中吴茱萸散寒止痛;当归、川芎、赤芍活血化瘀;桂枝温经散寒,通行血脉;蒲黄、五灵脂活血祛瘀止痛。诸药合用,共奏活血化瘀、理肠通络之功。

【加　减】　①大便滞下不爽者,加桃仁 10 克,枳实 20 克,虎杖 15 克。②腹痛甚者,加元胡 10 克,三七粉(冲服)3 克。③腹中畏凉者,加干姜 6 克。④大便有血者,加黄芩炭 10 克,紫珠草 30 克。

【处方 4】　自拟方。

当归 12 克	白芍 15 克	川芎 10 克	木香 9 克
延胡索 10 克	乌药 10 克	蒲黄(包煎)10 克	五灵脂 10 克
莪术 9 克	三七粉(冲服)3 克		

【方　解】　瘀血阻滞肠络,气机郁滞,不通则痛,故见下利脓血或黑粪、腹痛拒按,治宜活血化瘀,理肠通络。方中当归、川芎、白芍活血化瘀;乌药、延胡索温经止痛;蒲黄、五灵脂活血祛瘀止痛;木香行气,莪术化瘀;三七粉养血活血;诸药合用,共奏活血化瘀、理肠通络之功。

【加　减】　①大便滞下不爽者,加枳实 20 克,虎杖 15 克。②兼气虚乏力者,加黄芪 15 克。③腹中畏凉者,加干姜 6 克。④大便有血者,加黄芩炭 10 克,仙鹤草 30 克,紫珠草 30 克。

二、中成药治疗

 ## 1. 白蒲黄片

【药物组成】　白头翁、蒲公英、黄芩、黄柏。

【功能主治】　清热燥湿、解毒凉血。用于大肠湿热、热毒壅盛所致的泄泻、痢疾,症见里急后重、便下脓血。

【临床应用】 溃疡性结肠炎辨证为大肠湿热、热毒壅盛者可用白蒲黄片治疗。症见大便黏液脓血,或便下脓血,里急后重,腹痛,舌红,苔黄腻,脉滑数。

【用量用法】 片剂,每片重 0.35 克。一次 3～6 片,一日 3 次,口服。

【注意事项】 ①孕妇慎用;②忌食辛辣、油腻食物。

 ## 2. 补脾益肠丸

【药物组成】 黄芪、党参(米炒)、砂仁、白芍、当归(土炒)、肉桂、延胡索(制)、荔枝核、炮姜、炙甘草、防风、木香、补骨脂(盐制)、赤石脂(煅)。

【功能主治】 补中益气、健脾和胃、涩肠止泻。用于脾虚泄泻、腹痛、腹胀、肠鸣。

【临床应用】 溃疡性结肠炎辨证为脾虚者可用补脾益肠丸治疗。症见腹泻,或黏液血便,腹痛腹胀,肠鸣,食少,乏力,舌淡,苔白,脉弱。

【用量用法】 水丸,每瓶装 72 克。一次 6 克,一日 3 次,口服。

【注意事项】 ①服药期间忌食生冷、辛辣油腻之物;②感冒发热者慎用;③泄泻时腹部热胀痛者不宜服。

 ## 3. 肠胃宁片

【药物组成】 党参、白术、黄芪、赤石脂、姜炭、木香、砂仁、补骨脂、葛根、防风、白芍、延胡索、当归、儿茶、罂粟壳、炙甘草。

【功能主治】 健脾益肾、温中止痛,涩肠止泻。用于脾肾阳虚所致泄泻,症见大便不调、五更泻、时带黏液,伴腹胀腹痛、胃脘不舒、小腹坠胀。

【临床应用】 溃疡性结肠炎辨证为脾肾阳虚者可用肠胃宁片治疗。症见大便不调,五更泻,时带黏液,腹胀腹痛,胃脘不舒,小腹坠胀,舌体胖有齿痕,苔白润,脉沉。

【用量用法】 片剂,每片 0.3 克。一次 4～5 片,一日 3 次,口服。

【注意事项】 运动员慎用。

 ## 4. 固本益肠片

【药物组成】 党参、炒白术、补骨脂、炒山药、黄芪、炮姜、当归、炒白芍、延胡索、木香、地榆炭、赤石脂、儿茶、炙甘草。

【功能主治】 健脾温肾、涩肠止泻。用于脾肾阳虚所致的泄泻,症见腹痛绵绵、大便清稀或有黏液及黏液血便、食少腹胀、腰酸乏力、形寒肢冷。

【临床应用】 溃疡性结肠炎辨证为脾肾阳虚者可用固本益肠片治疗。症见大便清稀或有黏液及黏液血便,腹痛绵绵,食少腹胀,腰酸乏力,形寒肢冷,舌淡,苔白,脉虚。

【用量用法】　片剂,每片重 0.6 克。一次 4 片,一日 3 次,口服。

【注意事项】　①服药期间忌食生冷、辛辣、油腻食物;②湿热下痢非本方所宜。

5. 固肠止泻丸

【药物组成】　乌梅、黄连、干姜、木香、罂粟壳、延胡索。

【功能主治】　调和肝脾、涩肠止痛。用于肝脾不和,泻痢腹痛者,慢性非特异性溃疡性结肠炎见上述症候者。

【临床应用】　溃疡性结肠炎辨证为肝脾不和者可用固肠止泻丸治疗。症见大便黏液脓血,腹痛,舌淡红,苔薄白,脉弦或弦细。

【用量用法】　浓缩丸,每 9 粒重 1 克。一次 4 克(36 粒),一日 3 次,口服。

【注意事项】　①运动员慎用;②忌食生冷、辛辣、油腻等刺激性食物。

6. 连蒲双清胶囊

【药物组成】　盐酸小檗碱、蒲公英浸膏。

【功能主治】　清热解毒、燥湿止痢。用于肠炎痢疾,疖肿外伤发炎,乳腺炎,胆囊炎等症。

【临床应用】　溃疡性结肠炎辨证为大肠湿热、热毒壅盛者可用连蒲双清胶囊治疗。症见便下脓血,里急后重,肛门灼热,腹中隐痛,舌红,苔黄腻,脉滑数。

【用量用法】　胶囊剂,每粒装 0.25 克。一次 2 粒,一日 3 次,口服。

【注意事项】　①忌食生冷、辛辣、油腻等刺激性食物;②阴虚有热者不宜使用。

7. 参苓白术颗粒

【药物组成】　人参、茯苓、白术(炒)、山药、白扁豆(炒)、莲子、薏苡仁(炒)、砂仁、桔梗、甘草。

【功能主治】　补脾胃、益肺气。用于脾胃虚弱,食少便溏,气短咳嗽,肢倦乏力。

【临床应用】　溃疡性结肠炎辨证为脾虚湿盛者可用参苓白术颗粒治疗。症见大便溏泄,气短,食少,肢倦乏力,舌淡胖,苔薄白,脉细弱或濡缓。

【用量用法】　颗粒剂,每袋装 6 克。一次 1 袋,一日 3 次,口服。

【注意事项】　①忌食生冷、辛辣、油腻等刺激性食物;②泄泻兼有大便不通畅,肛门有下坠感者忌服;③服本药时不宜同时服用藜芦、五灵脂、皂荚或其制剂;不宜喝茶和吃萝卜,以免影响药效。

8. 四神丸

【药物组成】　肉豆蔻(煨)、补骨脂(盐炒)、五味子(醋制)、吴茱萸(制)、大枣

（去核）。

【功能主治】 温肾散寒、涩肠止泻。用于肾阳不足引起的五更溏泻、肠鸣腹胀、食少不化、久泻不止、面黄肢冷。

【临床应用】 溃疡性结肠炎辨证为肾阳不足者可用四神丸治疗。症见五更溏泻，久泻不止，肠鸣腹胀，食少不化，面黄肢冷，舌淡，苔白，脉虚。

【用量用法】 水丸，每袋装9克。一次9克，一日1～2次，口服。

【注意事项】 ①忌食生冷、辛辣、油腻等刺激性食物；②阴虚内热者禁服。

9. 香连化滞丸

【药物组成】 黄连、木香、黄芩、枳实（麸炒）、陈皮、青皮（醋炙）、厚朴（姜炙）、槟榔（炒）、滑石、白芍（炒）、当归、甘草。

【功能主治】 清热利湿、行血化滞。用于湿热凝滞引起的里急后重、腹痛下痢。

【临床应用】 溃疡性结肠炎辨证为湿热凝滞者可用香连化滞丸治疗。症见大便脓血，里急后重，腹痛，舌红，苔黄腻，脉滑数。

【用量用法】 大蜜丸，每丸重6克。一次2丸，一日2次，口服。

【注意事项】 ①忌食生冷、辛辣、油腻等刺激性食物；②孕妇禁服。

10. 香连丸

【药物组成】 萸黄连、木香。

【功能主治】 清热燥湿、行气止痛。用于大肠湿热所致的泄泻，症见大便黄黏、里急后重、发热腹痛。

【临床应用】 溃疡性结肠炎辨证为大肠湿热者可用香连丸治疗。症见大便黄黏，里急后重，肛门灼热，发热，腹痛，舌红，苔黄腻，脉滑数。

【用量用法】 水丸，每100粒重3克。一次3～6克，一日2～3次，口服。

【注意事项】 ①孕妇慎用；②忌食辛辣、油腻食物。

11. 泻痢消片

【药物组成】 黄连、苍术、白芍、木香、吴茱萸、厚朴、槟榔、枳壳、陈皮、泽泻、茯苓、甘草。

【功能主治】 清热燥湿、行气止痛、化浊止痢。用于湿热泻痢，泄泻急迫，泻而不爽，大便黄褐色或便脓血，肛门灼热，腹痛，里急后重，心烦，口渴，小便黄赤，舌红，太薄黄或黄腻，脉濡数；急性肠炎，结肠炎，痢疾等见上述证候者。

【临床应用】 溃疡性结肠炎辨证为大肠湿热者可用泻痢消片治疗。症见泻痢，泄泻急迫，泻而不爽，大便黄褐色或便脓血，肛门灼热，腹痛，里急后重，心烦，口渴,小便黄赤,舌红,苔薄黄或黄腻,脉濡数。

【用量用法】 片剂,每片重 0.35 克。一次 3 片,一日 3 次,口服。

【注意事项】 ①脾胃虚寒者慎用;②忌食烟、酒及辛辣、生冷食物。

 12. 香砂六君丸

【药物组成】 木香、砂仁、党参、白术(炒)、茯苓、炙甘草、陈皮、半夏(制)。

【功能主治】 益气健脾,和胃。用于脾虚气滞,消化不良,嗳气食少,脘腹胀满,大便溏泄。

【临床应用】 溃疡性结肠炎辨证为脾虚气滞者可用香砂六君丸治疗。症见大便溏泄,消化不良,嗳气食少,脘腹胀满,舌质淡或体胖有齿痕,苔薄白,脉细弱或濡缓。

【用量用法】 水丸,每 100 粒重 6 克。一次 6～9 克,一日 2～3 次,口服。

【注意事项】 饮食宜清淡,忌酒及辛辣、生冷、油腻食物。

 13. 驻车丸

【药物组成】 黄连、炮姜、当归、阿胶。

【功能主治】 滋阴、止痢。用于久痢伤阴,赤痢腹痛,里急后重,休息痢。

【临床应用】 溃疡性结肠炎辨证为久痢伤阴者可用驻车丸治疗。症见赤痢腹痛,里急后重,舌质红,苔燥少津,脉细数。

【用量用法】 水丸,每 50 丸粒重 3 克。一次 6～9 克,一日 3 次,口服。

【注意事项】 ①湿热积滞、痢疾初期者慎用;②忌食烟、酒及辛辣、生冷食物。

第16章 便 秘

便秘即大便秘结不通,指排便间隔时间延长,或虽不延长但排便困难者。表现为排便次数少于3次/周,伴有排便不畅,时间延长,粪便量少质硬,或有排便不尽感。本病可发生于任何年龄,但以中老年人多见,大多病史较长,从几个月到数年不等。

在中医学中,对便秘有不同的称谓,尤其在古典医籍中名称更多。《伤寒论》中称"大便难""脾约""不大便""不更衣""阳结""阴结";宋朝《活人书》称"大便秘";金元时代又有"虚秘""风秘""气秘""热秘""寒秘""湿秘""热燥""风燥"之分。便秘发生的常见原因有饮食不节、情志失调、年老体弱等,其基本病机是大肠传导失常,并与脾胃、肺、肾、肝等脏腑功能失调密切相关,病程中可与气滞、郁热、津亏、血虚等同时存在,各因素之间互相影响,恶性循环,导致便秘反复难愈。因此,治疗上虽以通下为主,也要根据排便的生理特点及便秘发生的病因病机,重视调理脾胃、肺、肾、肝等脏腑气血阴阳的功能。

一、辨证治疗

1. 热结便秘

【表　现】　大便干结,腹中胀满,疼痛拒按,身热面赤,口干口臭,口舌生疮,心烦不寐,小便黄赤,舌质红,舌苔黄干,脉滑数。

【治　法】　清热润肠。

【处方1】　大承气汤(《伤寒论》)加减。

大黄(后下)10克　　芒硝(冲服)9克　　枳实10克　　厚朴10克
生地黄15克　　白芍15克

【方　解】　肠中积热,热灼津液,大便燥而肠道涩,则大便秘结。方中大黄、芒硝泄热通便;枳实、厚朴行气消痞,并加强大黄、芒硝的通便之力;生地黄、白芍养阴生津,并加强清热之力。《医宗金鉴·大承气汤方》言:"诸热积结于里而成痞满燥实者,均以大承气汤下之也。满者,腹满急胀,故用厚朴以消气壅;痞者,心下痞塞硬坚,故用枳实以破气结;燥者,肠中燥屎干结,故用芒硝润燥软坚;实者,腹痛大便不通,故用大黄攻积泻热。然必审四证之轻重,四药之多少,适其宜,始可与也。"

【加　减】 ①伴呕吐者,加陈皮 10 克,法半夏 9 克。②伴胸闷者,加杏仁 9 克,全瓜蒌 10 克。③热邪炽盛者,加蚤休、虎杖、蒲公英各 15 克。④有黄疸者,加茵陈 30 克,郁金 15 克。⑤如投药后大便已解者,可改服麻仁滋脾丸。⑥若津液已伤,加玄参、麦冬、生地黄各 15 克。

【处方 2】 小承气汤(《伤寒论》)加减。

大黄 10 克　　　厚朴 10 克　　　枳实 10 克　　　瓜蒌 30 克
大腹皮 10 克

【方　解】 肠中积热,大便秘结,腑气不通,而成痞满实证。方中大黄荡涤实热,厚朴除胀满,枳实消痞实,更加大腹皮增强理气之力;瓜蒌甘、微苦、寒,归肺、胃、大肠经,有润肠通便之作用,尚可用于肠燥便秘,《重庆堂随笔》言:"栝楼实润燥开结,荡热涤痰。"故以瓜蒌增强通腑之功。

【加　减】 ①大便干硬燥结者,加火麻仁 30 克,杏仁 9 克。②若津液已伤,加玄参 15 克,生地黄 15 克。③腹胀满明显者,加莱菔子 10 克。

【处方 3】 调胃承气汤(《伤寒论》)加减。

酒大黄 12 克　　　炙甘草 6 克　　　芒硝(冲服)9 克　　　白芍 15 克

【方　解】 方中大黄苦寒泄热通便,荡涤肠胃;芒硝咸寒泻下除热,软坚润燥;白芍与甘草配合使之和缓,缓急止痛。本方与大、小承气汤相比,泻下导滞之力弱,尤适于症轻及体弱者。《用方经权》云:"调胃承气汤,治膏粱太过之徒,其毒酿于肠胃,升降失政,潮热寝汗,微咳脉数,大便或秘,或作下利者;形如虚劳,心气迫塞,悲喜无时,胸动而行步难,其腹微满,或里急拘挛者。凡胃府酿成食毒,发诸症,或下流郁结于肠中,小腹微满,大便不快,月事为之失政者,视证施之,则有万全之效。"

【加　减】 ①老年性便秘,见阳气与阴津亏耗者,加党参 15 克,杏仁 10 克。②大便干硬燥结者,加火麻仁 30 克。③若津液已伤,加玄参 15 克,生地黄 15 克。④腹胀满明显者,加大腹皮 15 克,莱菔子 10 克。

【处方 4】 麻子仁丸(《伤寒论》)加减。

火麻仁 30 克　　　白芍 15 克　　　炒枳实 30 克　　　大黄 10 克
厚朴 15 克　　　杏仁 10 克

【方　解】 麻子仁丸主治胃有燥热,脾津不足所致便秘。方中火麻仁性味甘平,质润多脂,功能润肠通便,是为君药。杏仁上肃肺气,下润大肠;白芍养血敛阴,缓急止痛,共为臣药。大黄、枳实、厚朴即小承气汤,以轻下热结,除胃肠燥热,为佐药。蜂蜜甘缓,助麻子仁润肠通便,为使药。

【加　减】①燥热伤津较甚者,加生地黄 30 克,玄参 30 克,石斛 10 克。②痔疮便秘者,加桃仁 10 克,当归 15 克。③痔疮出血属胃肠燥热者,可酌加槐花 10 克,地榆 10 克。④伴脾胃气虚者,加生白术 30 克,黄芪 15 克。

【处方5】凉膈散(《太平惠民和剂局方》)加减。

| 连翘 10 克 | 黄芩 10 克 | 炒栀子 6 克 | 大黄 9 克 |
| 芒硝(冲服)3 克 | 竹叶 10 克 | 薄荷 6 克 | 甘草 9 克 |

【方　解】本方有泻火通便、清上泻下之作用。方中重用连翘清热解毒为君药;黄芩清胸膈郁热,栀子通泻三焦、引火下行,大黄、芒硝泻火通便,共为臣药。薄荷、竹叶轻清透散,解热于上,为佐药。甘草既能养中润燥,又能缓和药性,为使药。全方清上与泻下并行,而泻下乃为清泻胸膈而设,体现了"以泻代清"之法。诸药合用,共奏泻火通便、清上泻下之功。凡证属于上、中二焦邪热炽盛者,均可用本方加减治之。

【加　减】①若热盛伤津,心胸烦热、口渴者,重用栀子 10 克,加天花粉 15 克,麦冬 10 克。②口舌生疮者,加黄连 9 克,蒲公英 15 克。③咽喉红肿疼痛者,加桔梗 10 克,板蓝根 10 克,牛蒡子 10 克。④若热毒壅阻上焦,症见壮热、口渴、烦躁、咽喉红肿者,加生石膏先煎(30 克),知母 10 克。

2. 气滞便秘

【表　现】排便困难,欲便不得,精神抑郁,嗳气频作,胸闷,腹胀甚则腹中胀痛,纳食减少,舌淡红,苔薄白,脉弦。

【治　法】导滞通便。

【处方1】六磨汤(《世医得效方》)加减。

| 木香 10 克 | 枳实 10 克 | 槟榔 10 克 | 柴胡 10 克 |
| 郁金 15 克 | 乌药 15 克 | 大黄(后下)10 克 | |

【方　解】情志失和,肝脾之气郁结,导致传导失常,则大便秘结,欲便不得。方中柴胡、郁金疏肝解郁;木香、乌药、枳实理气导滞;大黄通便。诸药合用,能疏肝理气、导滞通便。

【加　减】①气郁化火,症见口苦咽干者,加栀子 10 克,龙胆草 6 克。②纳呆、疲倦、痞满者,加莱菔子、杏仁各 10 克,茯苓 15 克。③有术后肠粘连者,加桃仁、红花、赤芍各 10 克。④妇人经期乳胀,可去大黄,加当归 10 克,川楝子 9 克。⑤大便干结者,加火麻仁 30 克,郁李仁 10 克。⑥七情郁结,忧郁寡欢者,加柴胡 10 克,合欢皮 30 克,白芍 15 克。⑦因于肺气不降者,加杏仁 10 克,苏子 10 克。

【处方2】厚朴汤(《圣济总录》)加减。

炒枳实 30 克　　　厚朴 15 克　　　　陈皮 10 克　　　生白术 30 克
半夏曲 15 克　　　炙甘草 10 克

【方　解】　本方有理气和胃、导滞通便之作用。方中枳实"能消心下痞塞之痰,泻腹中滞塞之气,推胃中隔宿之食,消腹内连年之积"(《珍珠囊补遗药性赋》),为脾胃胀痛之主药。厚朴行气消积,加强枳实消胀除满之力。白术健脾,重用生白术尚有润肠通便之功,其与陈皮合用则可调节脾之气机,半夏曲消食宽中,助枳实消除胃中宿食。甘草调和诸药。

【加　减】　①大便干结,排出不畅者,加决明子 30 克,火麻仁 30 克。②腹胀甚者,加槟榔 10 克。③烦躁易怒,肝郁化火者,加柴胡 10 克,黄芩 12 克,佛手 10克。④纳呆、痞满者,加莱菔子 10 克,茯苓 15 克,鸡内金 15 克。

【处方 3】　枳实导滞丸(《内外伤辨惑论》)加减。

大黄 10 克　　　枳实 10 克　　　黄芩 10 克　　　生白术 30 克
茯苓 15 克　　　泽泻 10 克　　　鸡内金 15 克

【方　解】　湿热食积,内阻肠胃,导致气机阻滞,积滞内停,气机壅塞,传导失司,故大便秘结。方中重用大黄,苦寒泻下,攻积泻热,使积热从大便而下,为君药。枳实行气导滞,消积除胀满;鸡内金消食化滞而和胃,共助大黄以攻积导滞,为臣药。黄芩苦寒,清热燥湿;茯苓、泽泻健脾泻浊;白术健脾燥湿,使攻积而不伤正,重用生白术尚有润肠通便之作用,均为佐药。诸药相伍,共成消食导滞、通腑泻下之功。

【加　减】　①食少纳呆者,加莱菔子 10 克,神曲 10 克。②腹胀痞满者,加厚朴 10 克,大腹皮 10 克。③食滞化热者,加黄连 6 克,蒲公英 15 克。

【处方 4】　大柴胡汤(《金匮要略》)加减。

柴胡 10 克　　　黄芩 15 克　　　枳实 15 克　　　大黄(后下)6 克
白芍 15 克　　　陈皮 15 克　　　虎杖 15 克　　　半夏 9 克
甘草 6 克

【方　解】　本方为表里双解剂,具有和解少阳,内泻热结之功效,主治少阳阳明合病。方中重用柴胡疏肝理气,和解少阳,为君药。黄芩和解清热,以除少阳之邪;大黄配枳实以内泻阳明热结,行气消痞,共为臣药。芍药柔肝缓急止痛,与大黄相配可治腹中实痛,与枳实相伍可以理气和血,以除心下满痛;虎杖泻热通腑,加强大黄的泻下之力;半夏和胃降逆,共为佐药。甘草和药为使药。

【加　减】　①口苦、胁肋胀满者,加栀子 10 克,牡丹皮 15 克。②目赤头痛者,加菊花 10 克,栀子 10 克。③失眠焦虑者,加合欢皮 30 克。

3. 气虚便秘

【表　现】　大便多日不行,排出无力而便质不干,临厕努挣则乏力,汗出短气,神疲肢倦,头晕乏力,舌质淡,脉细弱无力。

【治　法】　补气健脾。

【处方1】　黄芪汤(《金匮翼》)加减。

| 黄芪30克 | 陈皮10克 | 鸡内金10克 | 火麻仁30克 |
| 党参15克 | 炒白术15克 | 山药15克 | 当归10克 |

【方　解】　气虚则肺脾功能受损,肺与大肠相表里,肺气虚则大肠传导无力,导致便秘。方中黄芪益气,与当归合用可气血双补,当归尚有润肠通便之作用;鸡内金健脾助消化,党参、炒白术、山药健脾,并加强黄芪益气之功;火麻仁润肠通便;陈皮理气。诸药合用,补气健脾,润肠通便。

【加　减】　①大便干结质硬者,加郁李仁10克,柏子仁10克。②脘腹闷胀、嗳噫食少者,加莱菔子10克,厚朴10克。③若见咳嗽、气喘者,加苏子10克,百合10克,瓜蒌15克。④气虚日久,中气下陷者,可用补中益气汤。

【处方2】　补中益气汤(《脾胃论》)加减。

| 黄芪20克 | 党参10克 | 生白术30克 | 当归10克 |
| 升麻6克 | 柴胡6克 | 陈皮6克 | 炙甘草9克 |

【方　解】　本方可补益脾胃中气。方中重用黄芪,味甘微温,入脾肺经,补中益气,升阳固表,为君药。配伍党参、白术补气健脾,与黄芪合用,增强其补中益气之功,白术生用且用量大,尚有润肠通便之功,均为臣药。血为气之母,气虚时久,营血亏虚,故用当归养血和营,助党参、黄芪补气养血;陈皮理气和胃,使诸药补而不滞;并以少量升麻、柴胡升阳举陷,并助君药黄芪以升提下陷之中气,共为佐药。炙甘草调和诸药,为使药。

【加　减】　①腹痛者,加白芍30克,延胡索10克。②气滞腹胀者,加木香10克,炒枳实15克。③食少纳呆者,加莱菔子10克,鸡内金10克。④大便干硬者,加火麻仁30克。⑤腹部畏凉者,加干姜6克。

【处方3】　四君子汤(《太平惠民和剂局方》)加减。

| 党参15克 | 生白术30克 | 茯苓15克 | 炙甘草6克 |
| 黄芪15克 | 鸡内金15克 | 当归10克 | 陈皮6克 |

【方　解】　本方益气健脾。方中党参甘温益气,健脾养胃,为君药。白术苦温,健脾燥湿,加强益气助运之力,重用生白术尚有润肠通便之作用;黄芪加强党参补气之力,共为臣药。茯苓甘淡,健脾渗湿,苓、术合用,则健脾祛湿之功更显;鸡内

金健脾消食;当归润肠通便,与黄芪合用可补益气血;陈皮理气和胃,使补而不滞,共为佐药。炙甘草甘温,益气和中,调和诸药,为使药。

【加　减】　①胸膈痞满者,加枳壳 15 克,陈皮 10 克。②呕吐者,加姜半夏 9 克,生姜 6 克。③大便干结者,加火麻仁 30 克,杏仁 10 克。④食少纳呆者,加莱菔子 10 克,神曲 10 克。

4. 液亏便秘

【表　现】　该证多出现于热病之后,临床表现为大便干结,腹胀满而痛,身热不解,咽干少津,口渴欲饮,脉细数。

【治　法】　增液通便。

【处方1】　增液承气汤(《温病条辨》)加减。

| 玄参 15 克 | 麦冬 15 克 | 生地黄 15 克 | 大黄(后下)10 克 |
| 芒硝(冲服)3 克 | 枳实 10 克 | | |

【方　解】　热病易伤津液,津液亏虚,则肠道干涩,故大便干结,坚涩难下。方中玄参、麦冬、生地清热养阴,增液润肠;大黄、芒硝泄热通便;枳实理气,以加强通便之力。

【加　减】　身热不解者,加知母 10 克,蒲公英 15 克。口渴甚者,加天花粉 15 克,石斛 10 克。

【处方2】　五仁丸(《世医得效方》)加减。

| 杏仁 10 克 | 桃仁 10 克 | 郁李仁 10 克 | 柏子仁 15 克 |
| 松子仁 15 克 | 陈皮 10 克 | 枳实 15 克 | |

【方　解】　本方以质润多脂的杏仁为君,以滋肠燥、降肺气,利大肠传导之职。以桃仁为臣,润燥滑肠,以助杏仁之力。柏子仁性多润滑,润肺治燥,用治虚秘;郁李仁质润性降,润滑肠道,专治肠胃燥热,大便秘结;松子仁润五脏,治虚秘,共为佐药。陈皮、枳实理气行滞,使气行则大肠得以运化。诸药合用,润肠通便而不伤津液,用于津枯肠燥便秘。

【加　减】　①津亏明显者,加火麻仁 30 克。②产后血虚便秘,加当归 10 克,大枣 15 克。③兼腹胀者,加莱菔子 10 克,炒枳壳 10 克。④有气虚乏力者,加黄芪 15 克,党参 15 克。

【处方3】　六味地黄丸(《小儿药证直诀》)加减。

熟地黄 15 克	生地黄 30 克	酒萸肉 15 克	山药 15 克
牡丹皮 10 克	茯苓 15 克	泽泻 10 克	桑椹 15 克
黑芝麻 30 克	枳壳 10 克		

【方　解】　方中重用熟地黄,滋阴补肾,填精益髓,为君药。山萸肉补养肝肾,并能涩精;山药补益脾阴,亦能固精,共为臣药。三药相配,滋养肝脾肾,称为"三补"。但熟地黄的用量是山萸肉与山药两味之和,故以补肾阴为主,补其不足以治本。配伍泽泻利湿泄浊,并防熟地黄之滋腻恋邪;牡丹皮清泄相火,并制山萸肉之温涩;茯苓淡渗脾湿,并助山药之健运。三药为"三泻",渗湿浊,清虚热,平其偏胜以治标。六味合用,三补三泻,其中补药用量重于"泻药",是以补为主;肝脾肾三阴并补,以补肾阴为主,这是本方的配伍特点。更用生地黄、桑椹、黑芝麻补肾,润肠通便。枳壳理气,使补而不滞。

【加　减】　①腹胀者,加枳实 15 克,厚朴 10 克。②大便干结者加杏仁 9 克,火麻仁 30 克。③阴虚火旺而有口干、潮热盗汗者,加知母 10 克,黄柏 10 克。

5. 血虚便秘

【表　现】　大便干结,头晕心悸,夜寐不宁,面色萎黄,唇甲色淡,舌质淡,苔薄白,脉细弱。

【治　法】　养血润燥。

【处方1】　四物汤(《仙授理伤续断秘方》)加减。

生地黄 15 克	火麻仁 30 克	桃仁 10 克	当归 10 克
川芎 6 克	麦冬 10 克	枳实 10 克	黄芪 20 克
白芍 30 克			

【方　解】　血虚津少,不能下润大肠,肠道失润而大便干结。方中生地黄、当归、麦冬、白芍滋阴养血,与麻仁、桃仁同用,兼能润燥通便;黄芪益气,与当归合用,双补气血;川芎活血以防血虚之涩;枳实理气下行,加强通导大便之力。

【加　减】　①因血少而致阴虚内热,出现烦热、口干、舌红少津,加玄参 15 克,知母 10 克。②腹胀脘痞明显者,加厚朴 10 克。③大便干结如球者,加玄参 15 克,肉苁蓉 30 克。

【处方2】　益血润肠丸(《证治准绳》)加减。

熟地黄 30 克	桃仁 10 克	火麻仁 30 克	炒枳壳 15 克
橘红 10 克	阿胶(烊化)10 克	肉苁蓉 30 克	苏子 10 克
黄芪 15 克	当归 10 克		

【方　解】　本方滋阴养血、润燥通便,主治阴亏血虚,大便干结不通。方中熟地黄补血滋阴,益精填髓;肉苁蓉、阿胶、当归滋阴养血,与桃仁、麻仁合用,加强润燥通便之力;黄芪配伍当归,补益气血;枳壳、橘红理气下行;苏子开宣肺气,辅助通便。

【加　减】　①腹胀明显者,加厚朴 10 克,槟榔 10 克。②脾虚甚者,加白术 15

克,党参 15 克。

【处方3】　六成汤(《温疫论》)加减。

| 当归 10 克 | 白芍 15 克 | 生地黄 15 克 | 天冬 10 克 |
| 麦冬 10 克 | 火麻仁 30 克 | 枳壳 10 克 | |

【方　解】　方中当归、白芍养血柔肝;生地黄、天冬、麦冬滋阴补肾养血,辅助通便;火麻仁润肠通便;枳壳理气,增强通便之力,并合诸药补而不滞。

【加　减】　①脾虚者,加白术 30 克。②大便燥结者,加杏仁 9 克,桃仁 10 克。

【处方4】　辛润汤(《杂病源流犀烛》)加减。

| 槟榔 6 克 | 升麻 6 克 | 熟地黄 15 克 | 生地黄 15 克 |
| 炙甘草 6 克 | 红花 10 克 | 当归 10 克 | 桃仁 10 克 |

【方　解】　本方重在行气活血,润肠通便。方中以槟榔、升麻为君药,槟榔降气除痞满,升麻升清而降浊阴,一升一降,畅通气机;当归、生地黄、熟地黄滋阴养血润燥为臣;桃仁、红花活血祛瘀、润肠通便,为佐药;甘草和药为使。全方在辛味药"辛走气"功效的带动下,使血、津液得以正常地输布、排泄,从而达到畅气机,润肠燥,治便秘的目的。

【加　减】　阴虚内热者,加玄参 15 克,麦冬 10 克。

【处方5】　润燥汤(《兰室秘藏》)加减。

生地黄 15 克	升麻 6 克	熟地黄 15 克	当归 10 克
生甘草 6 克	大黄 3 克	桃仁 10 克	火麻仁 30 克
红花 10 克			

【方　解】　本方主要养血润肠。方中当归、生地黄、熟地黄滋阴养血润燥,升麻升清而降浊阴,桃仁、红花活血祛瘀行血,大黄破积滞,行瘀血,火麻仁润燥通便,甘草调和诸药。

【加　减】　①脘腹痞满者,加槟榔 10 克。②阴虚内热者,加玄参 15 克,麦冬 10 克。

6. 阳虚便秘

【表　现】　大便干结或不干,排出困难,乏力气短,畏寒肢冷,腹中冷痛,腰膝酸软,小便清长,夜尿频多,舌淡嫩、苔白润,脉沉迟或细而无力。

【治　法】　温补脾肾,润肠通便。

【处方1】　济川煎(《景岳全书》)加减。

| 肉苁蓉 30 克 | 牛膝 15 克 | 泽泻 15 克 | 黄芪 15 克 |
| 当归 10 克 | 炒枳壳 10 克 | 升麻 6 克 | |

【方　解】　肾阳虚弱,肾阳不足,阴寒内生,留于肠胃,阴气固结,阳气不运,使肠道传送无力而排便困难。方中肉苁蓉温补肾阳,并能润肠以通便;当归养血和血,又能润肠;牛膝强腰肾,善于下行;泽泻性降而润,配合牛膝,俱能引药下行;枳壳宽肠下气,升麻轻宣升阳,与当归、苁蓉相配,亦可通便润燥;升麻与泽泻、枳壳相合,能升清降浊。

【加　减】　①气虚者,加党参15克,炒白术15克。②肾阴虚者,加熟地黄15克,核桃仁20克,黑芝麻20克。

【处方2】　温脾汤(《备急千金要方》)加减。

| 大黄(后下)10克 | 制附子(先煎)9克 | 党参6克 | 干姜6克 |
| 当归10克 | 生白术30克 | 甘草6克 | |

【方　解】　本方主要温补脾阳,攻下冷积。方中以附子温补脾阳,祛除寒邪;大黄泻下,攻逐积滞,大黄虽性苦寒,但与辛热之附子相配,则具有温下之功以攻逐寒积,共为君药。芒硝、当归润肠软坚,助大黄泻下攻积;干姜温中助阳,助附子温阳祛寒,均为臣药。人参、生白术、甘草益气补脾,生白术尚可润肠通便;当归养血润肠,共为佐药。甘草又能调和药性,兼使药之功。诸药合用,具有寓温补于攻下之中的配伍特点。

【加　减】　①腹中胀痛甚者,加厚朴10克,木香10克。②腹中冷痛者,加肉桂3克,吴茱萸3克。③兼见呕吐者,加姜半夏9克,生姜6克。

【处方3】　自拟方。

肉苁蓉30克	肉桂3克	牛膝15克	桑寄生15克
干姜9克	生白术30克	枳实10克	虎杖15克
火麻仁30克			

【方　解】　本方温补脾肾、润肠通便,主治脾肾阳虚,大便秘结者。方中肉苁蓉温肾而润肠通便,为君药;生白术补脾而能润肠通便,助肉苁蓉达到脾肾双补之作用,为臣药;牛膝、桑寄生加强补肾;干姜、肉桂加强温中;火麻仁加强清肠通便;枳实、虎杖理气通腑,加强通便之力共为佐药。

【加　减】　①腹胀满者,加厚朴10克,槟榔10克。②兼气虚者,减肉桂,并加黄芪15克,党参15克。③气血两虚者,减肉桂,并加黄芪15克,当归10克。

7. 食滞便秘

【表　现】　伤食之后即出现大便秘结,或大便秽臭不爽,胃脘胀满疼痛,嗳腐吞酸,或呕吐不消化食物,吐后痛减,舌苔厚腻,脉滑。

【治　法】　导滞通便。

【处方1】　枳实导滞丸(《内外伤辨惑论》)加减。

| 大黄 10 克 | 炒枳实 10 克 | 黄芩 10 克 | 黄连 6 克 |
| 莱菔子 15 克 | 鸡内金 10 克 | 炒神曲 10 克 | 炒白术 15 克 |

【方　解】　每因饮食不慎而致食积停滞,食积化热,阻碍气机而发为便秘,宜消食导滞治其标为急。方中大黄攻积泻热,使积热从大便而下;枳实、莱菔子行气消积以除脘腹之胀满;黄芩、黄连清热燥湿;鸡内金、神曲消食和胃;白术健脾以加强消化之力。诸药合用,食积消而脾胃自健,病可除也。

【加　减】　①腹胀甚者,加槟榔 10 克,厚朴 6 克。②呕吐者,加竹茹 10 克。

【处方2】　保和丸(《丹溪心法》)加减。

炒山楂 15 克	炒神曲 10 克	法半夏 9 克	茯苓 15 克
陈皮 10 克	莱菔子 15 克	连翘 10 克	枳实 10 克
虎杖 15 克			

【方　解】　本方重在消食化滞、理气和胃。方中重用山楂,尤善消肉食油腻之积,为君药。神曲消食健脾,善化酒食陈腐之积;莱菔子下气消食,长于消谷面之积,并为臣药。君臣相配,可消一切饮食积滞。因食阻气机,胃失和降,故用半夏、陈皮行气化滞,和胃止呕;食积易于生湿化热,又以茯苓渗湿健脾;连翘清热而散结;枳实、虎杖理气通腑,共为佐药。诸药相合,共奏消食和胃、清热祛湿之功,使食积得消,胃气得和,热清湿去,诸症自愈。

【加　减】　①食滞较重者,加槟榔 10 克,厚朴 10 克。②食积化热较甚而见苔黄、脉数者,加黄芩 12 克,黄连 6 克。③大便秘结甚者,加大黄 10 克。④兼脾虚者,加炒白术 15 克。

【处方3】　枳实消痞丸(《兰室秘藏》)加减。

枳实 10 克	干姜 6 克	麦芽 15 克	茯苓 15 克
姜半夏 9 克	党参 15 克	厚朴 10 克	白术 15 克
黄连 6 克	虎杖 15 克	炙甘草 6 克	

【方　解】　本方主要治疗脾虚食滞,寒热夹杂之证。方中枳实行气消痞,以治痞满;人参补益脾胃,以治中虚,共为君药。脾胃气滞,以厚朴下气除满,助枳实以治气滞;白术健脾益气,助人参以治中虚;气滞生热,以黄连清泻胃热,以治蕴热;气虚生寒,以干姜温脾散寒,以治虚寒,共为臣药。脾虚生湿,以茯苓助人参、白术健脾益气,并渗利湿浊;饮食不消,以麦芽消食和胃;胃气不降,以半夏醒脾燥湿,降逆和胃;枳实、虎杖理气通腑,共为佐药。炙甘草益气和中,并调和诸药,为使药。

【加　减】　①脾虚甚者,重用人参、白术以增益气健脾之功。②偏寒者,减黄连,加重干姜用量,可再加高良姜 6 克。③胀满重者,加陈皮 10 克,木香 10 克。

【处方4】　木香槟榔丸(《儒门事亲》)加减。

木香 10 克	槟榔 10 克	枳壳 10 克	陈皮 10 克
青皮 10 克	香附 10 克	莪术 10 克	黄连 6 克
黄柏 10 克	大黄 10 克	神曲 10 克	莱菔子 10 克

【方　解】　本方用于饮食积滞内停、气机壅塞、郁而化热所致脘腹痞满胀痛、大便不通。方中木香、槟榔行气化滞,消脘腹胀满。大黄攻积导滞、邪热通便,陈皮、青皮行气化积,助木香、槟榔之力。香附、莪术疏肝解郁,破血中之气。枳壳下气宽肠。黄连、黄柏清热燥湿,神曲、莱菔子消食导滞。

【加　减】　①腹痛者,加元胡 10 克。②腹胀者,加厚朴 10 克。③恶心呕吐者,加姜半夏 9 克,陈皮 10 克,生姜 6 克。

二、中成药治疗

 1. 便秘通

【药物组成】　白术、肉苁蓉(淡)、枳壳。

【功能主治】　健脾益气,润肠通便。适用于虚性便秘,尤其是脾虚及脾肾两虚型便秘患者,症见大便秘结、面色无华、腹胀、神疲气短、头晕耳鸣、腰膝酸软。

【临床应用】　便秘因脾虚及脾肾两虚所致者可用便秘通治疗。症见便秘、气短乏力,腹胀,腰膝酸软,舌淡胖边齿痕,苔白,脉沉弱。

【用量用法】　浸膏剂,每瓶装 20 毫升,每次 20 毫升,每日早晚各 1 次,口服。

【注意事项】　服药期间忌食生冷、辛辣油腻之物。

2. 苁蓉通便口服液

【药物组成】　何首乌、肉苁蓉、枳实(麸炒)、蜂蜜。

【功能主治】　滋阴补肾,润肠通便。用于中老年人、病后、产后等虚性便秘及习惯性便秘。

【临床应用】　便秘因肾虚不足所致者可用苁蓉通便口服液治疗。症见大便干结,排出费力,腹胀,耳鸣,腰膝酸软,舌淡,苔薄白,脉沉弱。

【用量用法】　每支装 10 毫升,一次 10～20 毫升,一日 1 次。睡前或清晨服用。

【注意事项】　①偶见肠道痉挛性腹痛、黑色小便等不良反应;②饮食宜清淡,适当多食具有润肠作用食物,忌酒及辛辣食物;③孕妇慎用;④本药久贮后可能会出现少量振摇即散的沉淀,可摇匀后服用,不影响疗效;⑤便秘属实热积滞者,不宜服用本品。

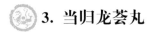 3. 当归龙荟丸

【药物组成】　当归(酒炒)、龙胆(酒炒)、芦荟、青黛、栀子、黄连(酒炒)、黄芩(酒炒)、黄柏(盐炒)、大黄(酒炒)、木香、麝香。

【功能主治】　泻火通便。用于肝胆火旺,心烦不宁,头晕目眩,耳鸣耳聋,胁肋疼痛,脘腹胀痛,大便秘结。

【临床应用】　便秘因肝胆火旺、中焦热盛所致者可用当归龙荟片治疗。症见便秘,心烦不宁,头晕目眩,耳鸣耳聋,胁肋疼痛,脘腹胀满,口苦,小便黄赤,舌红,苔薄黄,脉弦数。

【用量用法】　水丸,每 100 粒重 6 克,一次 6 克,一日 2 次,口服。

【注意事项】　①孕妇禁用;②忌烟、酒及辛辣食物;③不宜在服药期间同时服用滋补性中药;④服药后大便次数增多且不成形者,应酌情减量。

4. 复方芦荟胶囊

【药物组成】　芦荟、青黛、朱砂、琥珀。

【功能主治】　清肝泻热,润肠通便,宁心安神。用于心肝火盛,大便秘结,腹胀腹痛,烦躁失眠。

【临床应用】　便秘因心肝热盛所致者可用复方芦荟胶囊治疗。症见大便秘结,口苦口干,心烦失眠,舌红,舌尖红,苔薄黄,脉弦。

【用量用法】　胶囊剂,每粒装 0.5 克。一次 1～2 粒,一日 1～2 次,口服。

【注意事项】　①有孕妇禁用;②忌烟酒及辛辣、油腻食物;③服药后大便次数增多且不成形者,应酌情减量;④本品含朱砂,严格按用法用量服用,且不宜长期服用。

5. 黄连上清丸(颗粒、胶囊、片)

【药物组成】　黄连、栀子(姜制)、连翘、炒蔓荆子、防风、荆芥穗、白芷、黄芩、菊花、薄荷、酒大黄、黄柏(酒炒)、桔梗、川芎、石膏、旋覆花、甘草。

【功能主治】　散风清热,泻火止痛。用于风热上攻、肺胃热盛所致的头晕目眩、暴发火眼、牙齿疼痛、口舌生疮、咽喉肿痛、耳痛耳鸣、大便秘结、小便短赤。

【临床应用】　便秘因风热上攻、肺胃热盛所致者可用黄连上清丸治疗。症见便秘,头晕目眩,暴发火眼,牙齿疼痛,口舌生疮,咽喉肿痛,舌红,苔薄黄,脉浮数。

【用量用法】　水丸,每袋装 6 克,一次 3～6 克,一日 2 次,口服。水蜜丸,每 40 丸重 3 克,一次 3～6 克,一日 2 次,口服。大蜜丸,每丸重 6 克,一次 1～2 丸,一日 2 次,口服。颗粒剂:每袋装 2 克,一次 2 克,一日 2 次,口服。胶囊:每粒装 0.3 克,一次 4 粒,一日 2 次,口服。片剂:每片重 0.31 克(薄膜衣片),一次 6 片,一日 2

次,口服。

【注意事项】 ①孕妇禁用;②脾胃虚寒者禁用;③忌烟、酒及辛辣食物;④不宜在服药期间同时服用滋补性中药。

6. 六味安消胶囊(散)

【药物组成】 土木香、大黄、山奈、寒水石(煅)、诃子、碱花。

【功能主治】 和胃健脾,消积导滞,活血止痛。用于脾胃不和、积滞内停所致的胃痛胀满、消化不良、便秘、痛经。

【临床应用】 便秘因脾胃不和、积滞内停所致者可用六味安消胶囊(散)治疗。症见大便秘结,胃痛胃胀,消化不良,舌暗红,苔白腻,脉滑。

【用量用法】 胶囊:每胶囊重 0.5 克,一次 3～6 粒,一日 2～3 次,口服。散剂:每袋装 3 克,一次 3 克,一日 2～3 次,口服。

【注意事项】 ①小儿及孕妇禁用;②不适用于久病体虚的患者。

7. 麻仁润肠丸(胶囊)

【药物组成】 火麻仁、炒苦杏仁、大黄、木香、陈皮、白芍。

【功能主治】 润肠通便。用于肠胃积热,胸腹胀满,大便秘结。

【临床应用】 便秘因中焦胃肠实热、肠燥津液不足、腑气不通所致者可用麻仁润肠丸(胶囊)。症见便秘,大便干结难解,腹部胀满,舌红,苔黄厚干,脉涩。

【用量用法】 丸剂:每丸重 6 克。一次 1～2 丸,一日 2 次,口服。胶囊:一次 8 粒,一日 2 次,口服。

【注意事项】 ①孕妇禁用;②饮食宜清淡,适当多食含纤维素丰富食物,忌酒及辛辣食物;③本品属于泻下剂,体虚和老年人不宜长期服用,以免耗伤正气;④儿童、哺乳期妇女慎用;⑤不宜在服药期间同时服用滋补性中药。

8. 麻仁胶囊(软胶囊、丸)

【药物组成】 麻仁、熟大黄、苦杏仁、白芍(炒)、枳实(炒)、厚朴(姜制)。

【功能主治】 润肠通便。用于肠热津亏所致的便秘,症见大便干结难下、腹部胀满不舒;习惯性便秘见上述证候者。

【临床应用】 便秘因中焦胃肠实热、肠燥津液不足、腑气不通所致者可用麻仁胶囊治疗。症见大便干结难解,腹部胀满,舌红,苔黄厚干,脉滑。

【用量用法】 胶囊:每粒装 0.35 克,一次 2～4 粒,早、晚各 1 次,或睡前服用。软胶囊:每粒装 0.6 克,一次 3～4 粒,早、晚各 1 次,急用时一次 2 粒,口服。水蜜丸:每袋装 6 克,一次 6 克,一日 1～2 次,口服。小蜜丸:每瓶装 60 克,一次 9 克,一日 1～2 次,口服。大蜜丸:每丸重 9 克,一次 1 丸,一日 1～2 次,口服。

【注意事项】 ①孕妇禁用；②饮食宜清淡，适当多食具有润肠作用食物，忌酒及辛辣食物；③本品含大黄制剂，不宜久用，以免出现大肠黑变病；④虚寒性便秘者不宜服用。

9. 麻仁滋脾丸

【药物组成】 大黄(制)、火麻仁、当归、厚朴(姜制)、苦杏仁(炒)、枳实(麸炒)、郁李仁、白芍、白蜜。

【功能主治】 养血润燥，行气通便。用于胸腹胀满，大便不通，饮食无味，烦躁不宁。

【临床应用】 便秘因血虚肠燥、胃肠气滞所致者可用麻仁滋脾丸治疗。症见大便秘结，心烦，腹胀腹痛，食欲缺乏，舌淡暗，苔薄白，脉沉涩。

【用量用法】 蜜丸，每丸重 6 克，一次 1～2 丸，一日 2 次，睡前服用效果佳。温开水送服。

【注意事项】 ①孕妇禁用；②服药期间忌食生冷、辛辣油腻之物。

10. 木香槟榔丸

【药物组成】 木香、槟榔、牵牛子(炒)、大黄、芒硝、黄连、黄柏(酒炒)、青皮(醋炒)、香附(醋制)、枳壳(炒)、三棱(醋炙)、莪术(醋炙)、陈皮。

【功能主治】 行气导滞，泻热通便。用于胃肠积滞，脘腹胀痛，大便不通。

【临床应用】 便秘因胃肠积滞、腑气不通所致者可用木香槟榔丸治疗。症见便秘，腹胀腹痛，小便短赤，舌暗红，苔薄黄，脉滑数。

【用量用法】 丸剂，每袋装 6 克，一次 3～6 克，一日 1～2 次，口服。

【注意事项】 ①孕妇禁用；②饮食宜清淡，忌酒及辛辣油腻食物；③年老体弱及脾胃虚弱者慎用；④体虚非实热证的虚胀及津亏大便燥结者不宜使用；⑤服用后每日大便次数较多者，适当减量。

11. 牛黄上清丸(胶囊、片)

【药物组成】 牛黄、薄荷、菊花、荆芥穗、白芷、川芎、栀子、黄连、黄柏、黄芩、大黄、连翘、赤芍、当归、生地黄、桔梗、甘草、石膏、冰片。

【功能主治】 清热泻火，散风止痛。用于热毒内盛、风火上攻所致的头痛眩晕、目赤耳鸣、咽喉肿痛、口舌生疮、牙龈肿痛、大便燥结。

【临床应用】 便秘因热毒内盛、风火上攻所致者可用牛黄上清丸治疗。症见便秘，头晕目赤，牙痛，口舌生疮，咽喉肿痛，舌红，苔薄黄，脉弦浮数。

【用量用法】 丸剂：大蜜丸，每丸重 6 克，一次 1 丸，一日 2 次，口服。胶囊：每粒装 0.3 克，一次 3 粒，一日 2 次，口服。片剂：每片重 0.25 克，一次 4 片，一日 2

次,口服。

【注意事项】 ①孕妇禁用;②忌烟、酒及辛辣食物;③不宜在服药期间同时服用滋补性中药。

12. 清宁丸

【药物组成】 大黄、黄酒、厚朴(姜制)、陈皮、香附(醋制)、桑叶、车前草、白术(炒)、法半夏、绿豆、黑豆、麦芽、桃枝、牛乳、侧柏叶。

【功能主治】 泄热通腑。用于咽喉肿痛,口舌生疮,头晕耳鸣,目赤牙痛,腹中胀满,大便秘结。

【临床应用】 便秘因胃腑结热、腑气不通所致者可用清宁丸治疗。症见大便秘结,脘腹胀满,咽喉肿痛,牙痛,口臭,舌红,苔黄厚腻,脉滑。

【用量用法】 蜜丸,每丸重9克。一次1丸,一日1~2次。温开水送服。

【注意事项】 ①孕妇忌用;②忌烟、酒及辛辣食物;③不宜在服药期间同时服用滋补性中药。

13. 三黄片

【药物组成】 大黄、盐酸小檗碱、黄芩浸膏。

【功能主治】 清热解毒,泻火通便。用于三焦热盛所致的目赤肿痛、口鼻生疮、咽喉肿痛、牙龈肿痛、心烦口渴、尿黄便秘。

【临床应用】 便秘因三焦热盛所致者可用三黄片治疗。症见大便秘结,心烦口渴,小便黄赤,或见口鼻生疮,牙龈肿痛,咽喉肿痛,舌红,苔薄黄,脉弦数。

【用量用法】 片剂,每片重0.25克。一次4片,一日2次,口服。

【注意事项】 ①偶有恶心、呕吐、皮疹和药热,停药后可消失;②孕妇忌用;③溶血性贫血患者及葡萄糖-6-磷酸脱氢酶缺乏患者禁用;④忌烟、酒及辛辣食物;⑤不宜在服药期间同时服用滋补性中药。

14. 搜风顺气丸

【药物组成】 大黄(酒炙)、火麻仁、郁李仁、山药、车前子(盐炙)、怀牛膝、菟丝子、独活、防风、槟榔、枳壳。

【功能主治】 搜风顺气,润肠通便。主治阴虚肠燥,兼虚风阻络。症见大便秘结、兼四肢无力、关节疼痛、手足麻木、遍身瘙痒。

【临床应用】 便秘因阴虚肠燥所致者可用搜风顺气丸治疗。症见大便秘结,排出不畅,腹胀,四肢无力,关节疼痛,手足麻木,舌淡,苔薄白,脉沉细。

【用量用法】 蜜丸,每丸重9克,一次1~2丸,一日1~2次,口服。

【注意事项】 ①孕妇禁用;②服药期间忌食生冷、辛辣油腻之物。

15. 通便灵胶囊

【药物组成】　番泻叶、当归、肉苁蓉。

【功能主治】　泻热导滞,润肠通便。用于热结血虚便秘,长期卧床便秘,一时性腹胀便秘,老年习惯性便秘。

【临床应用】　便秘因血虚便秘、长期卧床便秘可用通便灵胶囊治疗。症见便秘,腹胀,乏力,腰膝酸软,舌暗淡,苔薄黄或薄白,脉沉细。

【用量用法】　胶囊,每粒装 0.25 克,一次 5～6 粒,一日 1 次,口服。

【注意事项】　①孕妇禁用;②服药期间忌食生冷、辛辣油腻之物。

16. 通便宁片

【药物组成】　番泻叶干膏粉、牵牛子、砂仁、白豆蔻。

【功能主治】　宽中理气,泻下通便。用于实热便秘,症见腹痛拒按、腹胀纳呆、口干口苦、小便短赤。

【临床应用】　便秘因实热积滞、腑气不通所致者可用通便宁片治疗。症见大便多日不下,腹痛腹胀,食欲缺乏,口干口苦,小便黄,舌红,苔黄,脉弦滑数。

【用量用法】　片剂,每片重 0.48 克。一次 4 片,一日 1 次,如服药 8 小时后不排便再服一次,或遵医嘱。

【注意事项】　①孕妇禁用;②完全肠梗阻者禁用;③初次服用者及便秘轻症者一次服 1～2 片,较重痔疮患者慎用,或遵医嘱;④体虚者忌长服、久服。少数患者服药后,因肠蠕动加强,排便前有腹痛感,排便后自然缓解。

17. 通幽润燥丸

【药物组成】　枳壳(去瓤麸炒)、木香、厚朴(姜炙)、桃仁(去皮)、红花、当归、苦杏仁(去皮炒)、火麻仁、郁李仁、熟地黄、生地黄、黄芩、槟榔、熟大黄、甘草。

【功能主治】　清热导滞、润肠通便。用于胃肠积热、肠道失润引起脘腹胀满、大便不通。

【临床应用】　便秘因胃肠积热、肠燥津亏、腑气不通所致者可用通幽润燥丸治疗。症见大便干结,腹胀腹痛,口干口苦,舌暗红,苔薄黄,脉弦滑。

【用量用法】　丸剂,每丸重 6 克,一次 1～2 丸,一日 2 次,口服。

【注意事项】　①孕妇禁用;②服药期间忌食生冷、辛辣油腻之物。

18. 胃肠复元膏

【药物组成】　大黄、黄芪、太子参、桃仁、赤芍、枳壳(麸炒)、紫苏梗、木香、莱菔子(炒)、蒲公英。

【功能主治】 益气活血,理气通下。用于胃肠术后腹胀,胃肠活动减弱,症见体乏气短、脘腹胀满、大便不下;亦可用于老年性便秘及虚性便秘。

【临床应用】 老年性便秘、虚性便秘、术后便秘可用胃肠复元膏。症见大便秘结,腹胀,气短乏力,舌淡暗,苔薄白,脉沉弱。

【用量用法】 每瓶装100克,腹部手术前1~3天,一次15~30克,一日2次或遵医嘱;术中胃肠吻合完成前,经导管注入远端肠管40~60克(用水稀释2~3倍)或遵医嘱;术后6~8小时,口服,一次20~30克,一日2次或遵医嘱;老年性便秘,一次10~20克,一日2次或遵医嘱。

【注意事项】 ①孕妇禁用;②饮食宜清淡,适当多食具有补气养血及润肠作用食物,忌生冷、辛辣及油腻食物;③若胃肠手术后应用本品者,应当在医生指导下选择正确时间应用;④若服用本品后大便次数过多者,应适量减少用药;⑤湿热积滞或气滞等实性便秘者不宜单独应用本品。

19. 五仁润肠丸

【药物组成】 生地黄、桃仁、火麻仁、郁李仁、柏子仁、肉苁蓉(酒蒸)、陈皮、大黄(酒蒸)、当归、松子仁。

【功能主治】 滋阴养血,润肠通便。用于老年体虚津亏便秘,腹胀食少。

【临床应用】 老年体虚津亏所致的便秘可用五仁润肠丸治疗。症见大便干结,排出费力,腹胀,食欲缺乏,腰膝酸软,舌淡,苔薄白,脉沉弱。

【用量用法】 蜜丸,每丸重9克,一次1丸,一日2次,口服。

【注意事项】 ①孕妇禁用;②忌食生冷、油腻、辛辣食物;③大便干燥如羊屎,难排出者,在医师指导下,可增加药量,一次服2丸,一日服3次。

20. 新清宁片

【药物组成】 熟大黄。

【功能主治】 清热解毒,活血化瘀,缓下。用于内结实热,喉肿,牙痛,目赤,便秘,下痢,感染性炎症,发热等症。

【临床应用】 因热毒炽盛于上,积滞中焦导致大便秘结者,可用新清宁片治疗。症见大便秘结,发热,目赤,牙痛,咽喉肿痛,舌暗红,苔薄黄,脉弦数。

【用量用法】 片剂,每片重0.3克。一次3~5片,一日3次,口服。

【注意事项】 忌烟、酒及辛辣、油腻食物。

21. 一清胶囊(颗粒、片)

【药物组成】 大黄、黄芩、黄连。

【功能主治】 清热泻火解毒,化瘀凉血止血。用于火毒血热所致身热烦躁、目赤口疮、咽喉牙龈肿痛、大便秘结、吐血、咯血、衄血、痔血;咽炎、扁桃体炎、牙龈炎见上述证候者。

【临床应用】　便秘因火毒血热所致者可用一清胶囊治疗。症见便秘,身热烦躁,目赤口疮,咽喉牙龈肿痛,或伴痔疮出血,舌红,苔薄黄,脉弦数。

【用量用法】　胶囊:每粒装0.5克,一次2粒,一日3次,口服。颗粒剂:每袋装7.5克,一次7.5克,一日3~4次,口服。片剂:每片重0.5克,一次4片,一日3次,口服。

【注意事项】　①忌烟、酒及辛辣、油腻食物;②服药后大便次数每日2到3次者,应减量。

22. 枳实导滞丸

【药物组成】　枳实(炒)、大黄、黄连(姜汁炒)、黄芩、六神曲(炒)、白术(炒)、茯苓、泽泻。

【功能主治】　消积导滞,清利湿热。用于饮食积滞、湿热内阻所致的脘腹胀痛、不思饮食、大便秘结、痢疾里急后重。

【临床应用】　便秘因饮食积滞、湿热内蕴所致者可用枳实导滞丸治疗。症见便秘,胃胀腹胀,消化不良,口苦口臭,舌红,苔黄厚腻,脉滑。

【用量用法】　水丸,每袋装6克,一次6~9克,一日2次,口服。

【注意事项】　①孕妇禁用;②过敏体质者慎用;③服药期间,建立良好饮食习惯,忌暴饮暴食及偏食;饮食宜清淡,忌食生冷、油腻、辛辣难消化的食品。

第17章 便秘型肠易激综合征

肠易激综合征(英文简称 IBS)是指腹痛或腹部不适伴大便性状或排便习惯的改变,并且缺乏可解释症状的形态和生物化学异常的一组综合征。其腹痛或腹部不适与排便有关是肠易激综合征最重要的临床表现特征,大便的性状可表现为腹泻、便秘,或腹泻与便秘交替出现。根据大便的性状,根据罗马Ⅳ标准将肠易激综合征分为腹泻型、便秘型、混合型、不定型。其中以便秘为主要表现者称为便秘型肠易激综合征。

便秘型肠易激综合征属中医学"便秘"范畴,对于腹痛较重的患者,该病也可归于"腹痛"范畴。病因有感受外邪、饮食不节、情志失调、久病体虚、先天禀赋不足。病位在肠,而与肝、脾关系密切,也与肾有关。其基本病机是脾胃虚弱是发病的根本,肝郁气滞是诱发的因素。随着病情发展,如脾虚日久则生痰湿,肝郁气滞日久必致血瘀之证候。进一步发展痰湿可以郁而化热,痰湿阻遏气机,更加重气滞血瘀,致使本病缠绵不愈。

一、辨证治疗

1. 气机郁结证

【表　现】　腹痛腹胀,得矢气稍缓,便干或不干,但欲便不得,排出不畅,每于情志不畅时便秘加重,可伴见嗳气频作,胸胁痞满,心情不畅,善太息,舌红,苔薄白,脉弦。

【治　法】　疏肝解郁,理气导滞。

【处方1】　四逆散(《伤寒论》)合五磨饮子(《医方考》)加减。

醋柴胡 10 克	白芍 15 克	当归 12 克	炒枳实 20 克
槟榔 15 克	木香 9 克	大腹皮 15 克	乌药 10 克
沉香粉(冲服)3 克	火麻仁 15 克	郁李仁 12 克	

【方　解】　此方重在透解郁热,疏肝行气。柴胡升散肝经之热郁,疏肝理气;白芍、当归养血柔肝,且白芍可缓急止痛;枳实、槟榔、大腹皮下气破结,以泻肝气之

壅滞,调畅中焦运化之气机;木香行气止痛,调畅胃肠气机;乌药行气,助柴胡疏肝解郁;沉香行气止痛,降逆调中;甘草益气健脾,调和诸药,与白芍配合可缓急止痛。

【加　减】　①气郁日久化火,口苦咽干,加生地黄 15 克,栀子 10 克。②腹痛较甚,痛点固定,兼有血瘀,加醋莪术 9 克,桃仁(打碎)10 克,三七粉(冲服)3 克。③腹胀明显者,加厚朴 10 克。

【处方 2】　柴胡疏肝散(《证治准绳》)加减。

醋柴胡 10 克	陈皮 9 克	赤芍 15 克	白芍 15 克
当归 15 克	枳实 20 克	香附 10 克	川芎 9 克
决明子 15 克	桃仁(打碎)10 克	甘草 6 克	

【方　解】　此方重在疏肝理气、活血润肠。柴胡升散肝经之热郁,疏肝理气;赤芍活血止痛;白芍、当归养血柔肝,且白芍可缓急止痛;川芎行气活血,桃仁活血化瘀兼可润肠,配伍赤芍加强活血之力;枳实下气破结,以泻肝气之壅滞,调畅中焦运化之气机;陈皮、香附疏肝理气;木香行气止痛,调畅胃肠气机;决明子清肝明目,润肠通便;甘草益气健脾,调和诸药,与白芍配合可缓急止痛。

【加　减】　①心烦、口苦咽干,加栀子 10 克,黄芩 10 克。②兼有血瘀而腹痛较甚者,加延胡索 15 克,丹参 15 克。③肝郁气结,身有结节、包块者,加郁金 12 克,丝瓜络 15 克,夏枯草 15 克。④大便明显干硬者,加火麻仁 30 克。

【处方 3】　六磨汤(《世医得效方》)加减。

| 枳实 20 克 | 槟榔 15 克 | 香附 15 克 | 大腹皮 15 克 |
| 乌药 10 克 | 党参 10 克 | 木香 10 克 | 虎杖 15 克 |

【方　解】　此方重在疏肝行气,降气扶正。枳实、槟榔、大腹皮下气破结,以泻肝气之壅滞,调畅中焦运化之气机;香附疏肝理气;木香行气止痛,调畅胃肠气机;乌药行气;虎杖通腑下气;党参益气健脾,枳实、槟榔、大腹皮、香附、木香、乌药得党参相助,其行气之力愈峻,又可防破气伤正。

【加　减】　①气郁日久化火,口苦咽干,加黄芩 10 克,栀子 10 克。②兼有血瘀而腹痛者,加白芍 15 克,桃仁(打碎)10 克。③情志郁闷甚者,加柴胡 10 克,合欢皮 20 克。④气虚明显者,加生白术 30 克。

【处方 4】　自拟方。

醋柴胡 12 克	赤芍 15 克	白芍 12 克	枳实 20 克
生白术 30 克	香附 10 克	香橼 15 克	黄芩 15 克
合欢皮 20 克	虎杖 15 克	甘草 6 克	

【方　解】　此方重在疏肝理气、清肝火。柴胡疏肝经之郁热,与合欢皮配伍疏肝理气解郁;赤芍凉血活血;白芍养血柔肝,且缓急止痛;枳实下气破结,以泻肝气

之壅滞,调畅中焦运化之气机;香橼、香附疏肝理气;黄芩清泻肝火;虎杖泻火通便;生白术健脾通便;甘草益气健脾,调和诸药,与白芍配合可缓急止痛。

【加　减】　①心烦,口苦咽干者,加栀子10克。②大便干结甚者,加火麻仁30克,桃仁(打碎)10克,决明子15克。③腹痛较甚者,加延胡索10克,丹参15克。

2. 血虚阴亏证

【表　现】　腹痛不适,便质燥结如球,排便艰难,伴头晕心悸,失眠多梦,面色、唇甲不华,舌质淡红或红赤,苔薄白或少苔,脉细弱。

【治　法】　养血润燥,滋阴通便。

【处方1】　四物汤(《太平惠民和剂局方》)合增液汤(《温病条辨》)加减。

当归30克	生地黄15克	熟地黄15克	赤芍15克
白芍15克	川芎6克	玄参15克	麦冬15克
枳实15克			

【方　解】　此方重在滋阴养血、润肠通便。当归、白芍、玄参、麦冬滋阴养血,润肠通便;熟地黄养血滋阴,滋补肾精,配伍当归、白芍补养肝血;生地黄清热凉血,滋阴生津;赤芍清热凉血,活血止痛;川芎辛窜之品入血分,理血中之气;枳实下气破结,以泻肝气之壅滞,调畅中焦运化之气机。

【加　减】　①腹胀脘痞明显,加陈皮10克,香附10克。②伴有心烦口干,舌红少津,加知母12克,沙参20克。③两胁胀痛或串痛,加延胡索15克,川楝子9克。④失眠重者,加酸枣仁30克,茯苓30克。

【处方2】　一贯煎(《柳州医话》)加减。

生地黄30克	当归20克	赤芍15克	白芍15克
川楝子9克	牡丹皮15克	沙参15克	麦冬15克
枸杞子15克			

【方　解】　此方偏于清肝凉血、滋阴养肝。生地黄清热凉血,滋阴生津以清补肝肾;当归、白芍、枸杞子、麦冬、沙参滋养血以柔肝;牡丹皮、赤芍清热凉血,活血止痛;川楝子疏肝理气止痛。

【加　减】　①大便干结甚者,加火麻仁30克,郁李仁10克。②伴有心烦口干者,加知母12克,栀子15克。③口苦咽干者,加黄芩10克。④两胁胀痛或串痛,加柴胡10克,莪术9克,香附12克。⑤兼气虚乏力者,加黄芪20克,党参15克。

【处方3】　丹栀逍遥散(《校注妇人良方》)加减。

柴胡10克	薄荷(后下)6克	当归15克	赤芍15克
白芍15克	生白术30克	牡丹皮15克	栀子10克
甘草9克			

【方　解】　此方偏于清肝凉血、健脾养血润肠。柴胡疏肝经之热郁,疏肝理气;赤芍、牡丹皮清热凉血,活血;当归、白芍养血柔肝,且白芍可缓急止痛;生白术健脾助气血生化,大剂生用有润肠通便之功;栀子、薄荷清肝经郁热。

【加　减】　①大便干结甚者,加火麻仁 30 克,虎杖 15 克。②伴有口苦口干者,加黄芩 10 克,天花粉 15 克。③两胁胀痛或串痛者,加莪术 9 克,香附 12 克。

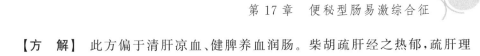 3. 肠道燥热证

【表　现】　大便硬结难下,少腹疼痛,按之胀痛,泻后痛减,口臭,口干,舌红,苔黄燥少津,脉数。

【治　法】　泻热通便,润肠通便。

【处方1】　清中汤(《医学统旨》)加减。

栀子 10 克	生地黄 20 克	火麻仁 30 克	延胡索 10 克
枳实 15 克	蒲公英 15 克	全瓜蒌 30 克	白芍 15 克
甘草 6 克			

【方　解】　此方重在清胃肠燥热以通便。栀子清除郁热,生地黄、火麻仁清热凉血、滋阴生津、润肠通便;瓜蒌清肺化痰,利气宽胸,滑肠通便;枳实理气下行;延胡索、白芍、甘草缓急止痛。

【加　减】　①大便干结甚者,加火麻仁 30 克,虎杖 15 克。②伴有口苦口干者,加黄芩 10 克,芦根 15 克。

【处方2】　大柴胡汤(《伤寒论》)加减。

柴胡 10 克	黄芩 10 克	白芍 15 克	枳实 20 克
香附 10 克	半夏 9 克	大黄 10 克	甘草 9 克

【方　解】　此方重在和解少阳,内泄热结。柴胡升散肝经之热郁,疏肝理气;黄芩清泻肝火;枳实、大黄泻阳明实热内结,调畅中焦运化之气机;香附疏肝理气;白芍养血柔肝,且缓急止痛;半夏和胃降逆止呕;甘草益气健脾,调和诸药,与白芍配合可缓急止痛。

【加　减】　①心烦热重者,加栀子 10 克,虎杖 15 克。②伴有恶心呕吐者,加竹茹 10 克,陈皮 10 克。③大便干结甚者,加厚朴 10 克,芒硝(冲服)5 克。④伤津口干者,加生地黄 20 克,天花粉 10 克。

【处方3】　清肝达郁汤(《重订通俗伤寒论》)加减。

柴胡 10 克	菊花 6 克	当归 10 克	白芍 15 克
牡丹皮 10 克	栀子 10 克	薄荷(后下)6 克	甘草 6 克

【方　解】　此方偏于清肝泄火、疏郁宣气。柴胡、菊花升散肝经之热郁,疏肝

理气;配伍栀子、薄荷加强清肝经郁热之力;牡丹皮清热凉血,活血;当归、白芍养血柔肝;甘草益气健脾,调和诸药,与白芍配合可缓急止痛。

【加　减】　①恼怒气盛者,加青皮10克,香附10克。②伴有口苦口干者,加黄芩10克,赤芍15克。

【处方4】　自拟方。

柴胡10克	赤芍15克	生地黄20克	当归10克
牡丹皮10克	栀子10克	黄芩15克	枳实20克
大黄10克	虎杖15克	决明子15克	甘草6克

【方　解】　此方偏于清肝郁火,导热下行。柴胡升散肝经之热郁,疏肝理气;赤芍、牡丹皮凉血活血;生地黄清热凉血、滋阴生津;当归养血柔肝,润肠;枳实下气破结,以泻肝气之壅滞,调畅中焦运化之气机;黄芩清泻肝火;栀子清肝经郁热;虎杖清热解毒,利湿,破瘀,泻火通便;决明子清肝明目,通便;甘草益气健脾,调和诸药。

【加　减】　①心烦易怒者,加夏枯草15克。②夜眠不安者,加酸枣仁30克,茯苓30克。

二、中成药治疗

 ## 1. 六味安消胶囊

【药物组成】　藏木香、大黄、诃子、山奈、北寒水石(煅)、碱花。

【功能主治】　健脾和胃,导滞消积,行血止痛。用于胃痛胀满,消化不良,便秘,痛经。

【临床应用】　适用于热证的便秘型肠易激综合征,症见大便硬结难下,少腹疼痛,按之胀痛,泻后痛减,口臭,口干,舌红,苔黄脉数。

【用量用法】　胶囊剂,每粒0.5克。口服,一次3~6粒,一日2~3次。

【注意事项】　①不适用于久病体虚的胃痛患者;②少数患者服药后可出现腹痛,轻者可减量继续服;重者停服。

 ## 2. 麻仁润肠丸

【药物组成】　火麻仁、苦杏仁(去皮炒)、大黄、木香、陈皮、白芍。辅料为赋形剂蜂蜜。

【功能主治】　润肠通便。用于肠胃积热,胸腹胀满,大便秘结。

【临床应用】　适用于阴虚肠燥所致的便秘型肠易激综合征,症见大便干硬质燥结如球,排便艰难,腹胀,口干口渴,失眠多梦,舌质红,苔薄黄或少苔,脉细数。

【用量用法】　丸剂,每丸重 6 克。一次 1～2 丸,一日 2 次,口服。

【注意事项】　①饮食宜清淡,忌酒及辛辣食物;②孕妇慎用。

3. 麻仁丸

【药物组成】　火麻仁、苦杏仁、大黄、枳实(炒)、姜厚朴、炒白芍。辅料为蜂蜜。

【功能主治】　润肠通便。用于肠热津亏所致的便秘,症见大便干结难下、腹部胀满不舒;习惯性便秘见上述证候者。

【临床应用】　用于便秘型肠易激综合征肠热津亏者。症见大便干硬质燥结如球,排便艰难,腹胀,口干口渴,舌红,苔薄黄,脉滑数。

【用量用法】　水蜜丸,每袋装 6 克。一次 6 克,一日 1～2 次,口服。

【注意事项】　①饮食宜清淡,忌酒及辛辣食物;②不宜在服药期间同时服用滋补性中药;③孕妇慎用。

4. 苁蓉润肠口服液

【药物组成】　黄芪(炙)、肉苁蓉、白术、太子参、生地黄、玄参、麦冬、当归、黄精(制)、桑椹、黑芝麻、火麻仁、郁李仁、枳壳(麸炒)、蜂蜜。

【功能主治】　益气养阴,健脾滋肾,润肠通便。用于气阴两虚,脾肾不足,大肠失于濡润之虚症便秘。

【临床应用】　用于气阴两虚,脾肾不足,大肠失于濡润而致的便秘型肠易激综合征。症见大便干硬,排便无力而艰难,腹胀,腰酸,乏力,舌质淡红,苔薄白或少苔,脉细弱。

【用量用法】　口服液,每支装 10 毫升。一次 20 毫升,一日 3 次,口服或遵医嘱。

【注意事项】　①饮食宜清淡,忌酒及辛辣食物;②实热病禁用,感冒发热时停服;③孕妇慎用。

5. 舒肝和胃丸

【药物组成】　香附、白芍、佛手、木香、郁金、白术(炒)、陈皮、柴胡、广藿香、炙甘草、莱菔子、槟榔(炒焦)、乌药。

【功能主治】　舒肝解郁,和胃止痛。用于肝胃不和,两胁胀满,胃脘疼痛,食欲缺乏,呃逆呕吐,大便失调。

【临床应用】　用于肝郁气滞之便秘型肠易激综合征。症见大便不畅或干,两胁胀满,胃脘疼痛,食欲缺乏,呃逆呕吐,舌淡红,苔薄白,脉弦。

【用量用法】　①水蜜丸每 100 丸重 20 克,一次 9 克,一日 2 次,口服。②大蜜丸每丸重 6 克,一次 2 丸,一日 2 次,口服。

【注意事项】 ①饮食宜清淡,忌酒及辛辣、生冷、油腻食物;②忌愤怒、忧郁,保持心情舒畅;③孕妇慎用。

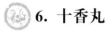

6. 十香丸

【药物组成】 沉香、木香、丁香、小茴香(炒)、香附(制)、陈皮、乌药、泽泻(盐水炒)、荔枝核(炒)、猪牙皂。

【功能主治】 行气、散寒、止痛。用于气滞寒凝之胃痛、腹痛、疝痛等。

【临床应用】 用于气滞寒凝之便秘型肠易激综合征。症见大便不畅或干,胃腹痛,腹胀,腹部畏凉,舌淡暗,苔白,脉弦紧。

【用量用法】 蜜丸,每丸重3克。一次1丸,一日1～2次,口服。

【注意事项】 ①孕妇慎服;②服药期间忌食生冷、油腻、刺激食物;③猪牙皂有毒,不宜过服、久服。

7. 四磨汤口服液

【药物组成】 木香、枳壳、乌药、槟榔。

【功能主治】 顺气降逆,消积止痛。用于婴幼儿乳食内滞证,食积证、症见腹胀、腹痛、啼哭不安、厌食纳差、腹泻或便秘;中老年气滞、食积证、症见脘腹胀满、腹痛、便秘;以及腹部手术后促进肠胃功能的恢复。

【临床应用】 用于气机郁滞之便秘型肠易激综合征。症见大便黏滞不畅或便干,腹胀,腹痛,厌食纳差,舌淡红,苔薄白,脉弦。

【用量用法】 口服液,每支10毫升。一次20毫升,一日3次,口服,疗程3～5天。

【注意事项】 ①孕妇、肠梗阻禁用;②饮食宜清淡,忌酒及辛辣、生冷、油腻食物。

8. 四逆散

【药物组成】 柴胡、枳实、芍药、炙甘草。

【功能主治】 透解郁热,疏肝理脾。用于热厥手足不温,脘腹胁痛,泄痢下重。

【临床应用】 用于肝郁气滞之便秘型肠易激综合征。症见大便时干时稀而不畅,脘腹胀满,胁肋胀痛,手足不温,舌淡红,苔薄黄,脉弦。

【用量用法】 散剂,每袋装9克。一次9克,一日2次,开水冲服。

【注意事项】 孕妇慎用。

9. 逍遥丸

【药物组成】 柴胡、当归、白芍、白术(炒)、茯苓、薄荷、生姜、甘草(炙)。

【功能主治】　舒肝健脾,养血调经。用于肝气不舒,胸胁胀满,头晕目眩,食欲减退,月经不调,乳腺增生。

【临床应用】　用于肝郁血虚、脾胃虚弱之便秘型肠易激综合征。症见便秘日久,胸胁胀痛,头晕目眩,食欲减退,月经不调,舌淡红,苔薄白,脉弦细。

【用量用法】　水丸,每袋装 6 克。一次 6 克,一日 3 次,口服。

【注意事项】　①食寒凉、生冷食物;②感冒时不宜服用本药;③孕妇慎用;④月经过多者不宜服用本药。

 10. 枳术宽中胶囊

【药物组成】　白术(炒)、枳实、柴胡、山楂。

【功能主治】　健脾和胃,理气消痞。用于胃痞,脾虚气滞,症见呕吐、反胃、纳呆、返酸等,以及功能性消化不良见以上症状者。

【临床应用】　用于肝郁脾虚之便秘型肠易激综合征。症见大便不畅或干硬,腹胀,反胃,纳呆,返酸,舌淡,苔白,脉弦细。

【用量用法】　胶囊剂,每粒装 0.43 克。一次 3 粒,一日 3 次,口服,疗程为2 周。

【注意事项】　①便秘严重者可空腹服药,但少数患者可出现腹痛,宜改为饭后服;②孕妇慎用。

 11. 枳术丸

【药物组成】　枳实(炒)、白术(炒)。

【功能主治】　健脾消食,行气化湿。用于脾胃虚弱,食少不化,脘腹痞满。

【临床应用】　用于脾虚气滞之便秘型肠易激综合征。症见大便不畅或干硬,腹胀,食少或食不消化,乏力,舌淡,苔白,脉弦细。

【用量用法】　水丸,每袋装 6 克。一次 6 克,一日 2 次,口服。

【注意事项】　①食宜清淡,忌酒及辛辣食物;②不宜在服药期间同时服用滋补性中药;③孕妇慎用。

第18章 腹泻型肠易激综合征

肠易激综合征(英文简称 IBS)是指腹痛或腹部不适伴大便性状或排便习惯的改变,并且缺乏可解释症状的形态和生物化学异常的一组综合征。其腹痛与排便有关是肠易激综合征最重要的临床特征,大便的性状可表现为腹泻、便秘,或腹泻与便秘交替出现。根据罗马Ⅳ标准将肠易激综合征分为腹泻型、便秘型、混合型、不定型。其中以腹泻为主要表现者称为腹泻型肠易激综合征。

腹泻型肠易激综合征属中医学"泄泻""腹痛""大肠泄""痛泄"等范畴,病因有感受外邪、饮食不节、情志失调、久病体虚、先天禀赋不足。病位在肠,而与肝、脾关系密切,也与肾有关。其基本病机是脾胃虚弱是发病的根本,肝郁气滞是诱发的因素。随着病情发展,如脾虚日久则生痰湿,肝郁气滞日久必致血瘀之证候。进一步发展痰湿可以郁而化热,痰湿阻遏气机,更加重气滞血瘀,致使本病缠绵不愈。

一、辨证治疗

1. 肝郁脾虚证

【表　现】　每因抑郁恼怒或情绪紧张时发生腹痛泄泻,或腹中雷鸣,攻窜作痛,得矢气或便后痛减,心烦易怒,失眠多梦,胸胁胀闷,嗳气食少,痞满饱胀,舌淡红,苔薄白,脉弦。

【治　法】　疏肝健脾,抑木扶土。

【处方1】　痛泻要方(《丹溪心法》)合四逆散(《伤寒论》)加减。

柴胡 10 克	白芍 15 克	炒白术 15 克	防风 9 克
枳壳 12 克	甘草 9 克	茯苓 15 克	陈皮 9 克

【方　解】　此方偏重于抑肝扶脾,解痉止痛。柴胡疏肝理气,白芍养血柔肝,缓急止痛;防风散风胜湿,散肝舒脾以止泻;白术、茯苓健脾燥湿,陈皮、枳壳理气醒脾、除胀;甘草益气补中,与白芍配合可缓急止痛。

【加　减】　①腹痛明显者,重用白芍 24 克,甘草 12 克。②胸胁脘腹胀痛,加川芎 9 克,香附 10 克。③大便稀溏,加党参 15 克,白扁豆 12 克,薏苡仁 15 克。④腹痛较甚,痛点固定,兼有血瘀,加三七粉(冲服)3 克。⑤心烦失眠,加郁金 12 克,合欢皮 30 克,龙骨(先煎)30 克,牡蛎(先煎)30 克。

【处方 2】　逍遥散(《太平惠民和剂局方》)加减。

| 柴胡 10 克 | 当归 10 克 | 白芍 15 克 | 炒白术 15 克 |
| 茯苓 20 克 | 薄荷(后下)6 克 | 生姜 10 克 | 炙甘草 9 克 |

【方　解】　此方偏重于疏肝解郁,健脾养血。柴胡疏肝解郁;当归、白芍养血柔肝;薄荷助柴胡散肝郁久而生之热;白术、茯苓健脾燥湿;甘草益气补中,调和诸药,与白芍配合可缓急止痛。

【加　减】　①胸胁脘腹胀痛,加香附 10 克。②大便稀溏甚者,加党参 15 克,木香 10 克。③腹痛较甚,兼有血瘀,加元胡 10 克,川楝子 9 克。④心烦失眠,加郁金 12 克,龙骨(先煎)30 克,牡蛎(先煎)30 克。

【处方 3】　四逆散(《伤寒论》)加味。

| 柴胡 10 克 | 白芍 15 克 | 枳实 15 克 | 防风 9 克 |
| 甘草 9 克 | | | |

【方　解】　此方重在透解郁热,疏肝理脾,用于肝郁气滞,脾虚不重者。柴胡升散透邪解郁,升阳疏肝理气,白芍养血柔肝,缓急止痛;枳实下气破结,以泻肝气之壅滞,调畅中焦运化之气机;防风散风胜湿,散肝舒脾以止泻;甘草益气健脾,调和诸药,与白芍配合可缓急止痛。

【加　减】　①腹痛明显者,重用白芍 24 克,甘草 10 克。②胸胁脘腹胀痛较甚者,加香附 10 克,木香 10 克。③大便稀溏,脾虚甚时,加炒白术 15 克,党参 15 克,茯苓 20 克。

【处方 4】　自拟方。

炒白术 15 克	防风 9 克	白芍 15 克	陈皮 9 克
醋柴胡 10 克	枳实 12 克	茯苓 15 克	木香 10 克
炒麦芽 15 克	黄连 3 克	甘草 9 克	

【方　解】　白术、茯苓健脾燥湿,白芍养血柔肝,缓急止痛;防风散风胜湿,散肝舒脾以止泻;陈皮理气醒脾、除胀;枳实泻肝气之壅滞,调畅中焦运化之气机;黄连小量苦寒健胃燥湿;木香化湿行气止痛;甘草益气补中,与白芍配合可缓急止痛。麦芽消食和中,且疏肝。

【加　减】　①乏力,气短甚时,加炙黄芪 15 克,党参 15 克。②胸胁脘腹胀痛较甚者,加香附 10 克。

2. 脾虚湿盛证

【表　现】　腹部不适或疼痛,大便稀溏,迁延反复,稍进油腻或寒凉食物则大便次数明显增多,伴纳呆食少,脘闷不舒,面色萎黄,神疲倦怠,舌淡胖或见齿痕,苔白腻,脉弱。

【治　法】　健脾益气,淡渗利湿。

【处方1】　参苓白术散(《太平惠民和剂局方》)加减。

党参 15 克	茯苓 15 克	白术 20 克	山药 15 克
莲子 10 克	葛根 12 克	砂仁(后下)6 克	白扁豆 12 克
薏苡仁 15 克			

【方　解】　此方重在益气健脾,渗湿止泻。党参、茯苓、白术益气健脾,山药、白扁豆、莲子、薏苡仁助白术即可健脾,又能渗湿止泻,砂仁芳香醒脾,助脾胃运化,使上下气机贯通。

【加　减】　①湿浊内盛,舌苔厚腻,脘闷纳呆,加苍术 15 克,法半夏 9 克,草果 6 克。②脘腹疼痛,胀满不适,气滞较甚者,加柴胡 10 克,陈皮 9 克,木香 10 克。③久泻不愈,腹部坠胀,兼有脱肛者,加用补中益气汤。

【处方2】　四君子汤(《太平惠民和剂局方》)加味。

党参 15 克	炒白术 20 克	黄连 3 克	茯苓 15 克
木香 15 克	甘草 9 克		

【方　解】　此方重在益气补中,健脾养胃。党参、白术益气健脾补中,茯苓渗湿健脾,配伍白术增强渗湿除湿之力;黄连小量苦寒健胃;木香化湿行气止痛;甘草益气补中,调和诸药。

【加　减】　①乏力,虚象甚者,加黄芪 15 克。②畏寒肢冷,腰酸无力,脉象沉细无力,加制附子(先煎)9 克。③湿浊内盛,舌苔厚腻,纳差,加苍术 15 克,法半夏 9 克。④脘腹胀满不适,加厚朴 9 克。⑤兼肝郁气滞甚者,加柴胡 10 克,香附 10 克。

【处方3】　补中益气汤(《脾胃论》)加减。

炙黄芪 15 克	党参 15 克	炒白术 20 克	当归 10 克
升麻 9 克	柴胡 6 克	陈皮 9 克	黄连 3 克
炙甘草 9 克			

【方　解】　此方重在补中益气,升阳举陷。黄芪补中益气,并能固表;党参、白术、山药益气健脾;柴胡、升麻升举下陷之阳气,使升清降浊;当归补血和营;陈皮理气调中,使补气而不滞气;黄连小量苦寒健胃,且反佐以避免补益药过于温燥;甘草

益气补中,调和诸药。

【加　减】　①气虚甚者,加大黄芪量至 30 克。②胃寒,四肢不温,加桂枝 10 克,干姜 6 克。③脘腹胀满不适,加木香 10 克。

【处方 4】　六君子汤(《医门八法》)加味。

党参 15 克　　炒白术 20 克　　半夏 9 克　　茯苓 15 克

陈皮 9 克　　木香 10 克　　甘草 6 克

【方　解】　此方重在益气补中,健脾同时燥湿。党参、白术益气健脾补中,茯苓渗湿健脾,配伍白术增强渗湿除湿之力;陈皮理气调中,使补气而不滞气;半夏燥湿化痰;木香化湿行气止痛;甘草益气补中,调和诸药。

【加　减】　①畏寒肢冷,腰酸无力,脉象沉细无力,加制附子(先煎)9 克。②湿浊内盛,舌苔厚腻,恶心者,加苍术 15 克,竹茹 15 克。③肝郁气滞甚者,加柴胡 9 克,香附 10 克。

3. 寒热错杂证

【表　现】　腹痛不适,大便稀溏,泻下不爽,或偶见便秘,伴脘腹痞满,口苦口干,不欲多饮,舌淡红或边尖红赤,苔薄黄,脉弦滑。

【治　法】　辛开苦降,调理脾胃。

【处方 1】　半夏泻心汤(《伤寒论》)加味。

黄芩 12 克　　黄连 9 克　　干姜 6 克　　半夏 9 克

党参 12 克　　大枣 9 克　　木香 15 克　　甘草 9 克

【方　解】　此方偏重于清热除湿,平调寒热。黄芩、黄连苦寒降泄以除其热,干姜温中和胃以除其寒,半夏味辛而苦以辛开散结,苦降止呕,党参、甘草、大枣甘温益气健脾补虚;木香化湿行气止痛。

【加　减】　①胸胁胀满,抑郁寡欢,加柴胡 9 克,香附 9 克。②肠鸣辘辘,痛则欲泄,加白术 15 克,白芍 15 克,防风 10 克。③寒甚腹冷者,加肉桂 3 克。④心烦热盛者,加炒栀子 10 克。

【处方 2】　柴胡桂枝干姜汤(《伤寒论》)加减。

柴胡 10 克　　黄芩 12 克　　炒白术 15 克　　干姜 6 克

桂枝 10 克　　茯苓 15 克　　天花粉 10 克　　炙甘草 9 克

【方　解】　此方重在和解少阳,温通阳气以助气化。柴胡配黄芩以和解少阳之邪、除烦热;桂枝、干姜、炙甘草补脾散寒,温通阳气;白术、茯苓益气健脾;天花粉生津止渴,配牡蛎以软坚开结;炙甘草又可调和诸药。

【加　减】　①餐后脘腹胀满,脾虚甚者,加党参 15 克。②肠鸣腹痛,痛则欲泄,泻后痛减,加防风 9 克,陈皮 9 克,白芍 15 克。

【处方3】 乌梅丸(《伤寒论》)加减。

乌梅 10 克	干姜 9 克	桂枝 10 克	细辛 3 克
制附子(先煎)9 克	蜀椒 6 克	黄芩 15 克	黄连 5 克
党参 15 克	当归 10 克	炙甘草 9 克	

【方　解】 此方清热除湿,同时温补脾肾。干姜、桂枝、细辛、制附子、蜀椒辛热、温脏祛寒;黄芩、黄连苦寒降泄以除湿热;党参益气健脾;与当归配伍补养气血;甘草可调和诸药。

【加　减】 ①口苦口黏,舌苔厚腻,加苍术 15 克。②脘腹疼痛,胀满不适,加木香 10 克,香附 12 克。③呃逆,吐酸,加吴茱萸 3 克。

【处方4】 自拟方。

黄芩 15 克	黄连 5 克	苍术 15 克	法半夏 9 克
陈皮 9 克	干姜 9 克	防风 9 克	木香 15 克

【方　解】 此方偏重在清热除湿,抑肝扶脾。黄芩、黄连苦寒降泄以除其热,苍术健脾燥湿;半夏味辛而苦以辛开散结,和胃降逆;陈皮燥湿和胃,与半夏共同调畅中焦气机;防风散风胜湿,散肝舒脾以止泻;干姜温中和胃,木香化湿行气止痛。

【加　减】 ①口苦口黏,恶心,加草豆蔻 9 克,竹茹 10 克。②心烦热重者,加炒栀子 10 克。③腹胀连接两胁,嗳气不畅,吐酸,加香附 10 克,吴茱萸 3 克。

4. 脾肾阳虚证

【表　现】 脐腹冷痛,腹中雷鸣,黎明泄泻或遇冷则泄,泻下完谷,泻后则安,兼腰背酸痛,形寒肢冷,女子月经不调,男子阳痿早泄,舌淡,苔白,脉沉细。

【治　法】 温补脾肾,固涩止泻。

【处方1】 附子理中汤(《伤寒论》)合四神丸(《校注妇人良方》)加减。

制附子(先煎)6 克	党参 15 克	白术 15 克	补骨脂 10 克
肉豆蔻 10 克	吴茱萸 3 克	干姜 9 克	五味子 10 克
炙甘草 9 克			

【方　解】 党参、白术益气健脾,附子温肾暖脾以助阳气,干姜温中散寒,补骨脂、肉豆蔻温补脾肾,涩肠止泻,吴茱萸暖肝温脾胃,散寒除湿,五味子酸敛固涩,炙甘草益气补中,兼有调和诸药功效。

【加　减】 ①年老体弱,中气下陷者,加黄芪 18 克,升麻 6 克。②久泄不止者,加赤石脂 10 克,禹余粮 12 克,诃子 9 克。

【处方2】 金匮肾气丸(《金匮要略》)合四神丸(《内科摘要》)加减。

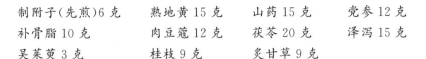

制附子(先煎)6 克	熟地黄 15 克	山药 15 克	党参 12 克
补骨脂 10 克	肉豆蔻 12 克	茯苓 20 克	泽泻 15 克
吴茱萸 3 克	桂枝 9 克	炙甘草 9 克	

【方　解】　本方重在温补脾肾心之阳气,散寒止泻。附子温肾暖脾以助阳气,桂枝温通心阳以助肾气;党参、山药益气健脾;补骨脂、肉豆蔻温补脾肾,涩肠止泻;吴茱萸暖肝温脾胃,散寒除湿;炙甘草益气补中兼有调和诸药功效。

【加　减】　①形寒肢冷甚者,加大制附子用量至 15 克。②腹痛寒重者,加干姜 9 克。③腹痛即泻,泻后痛减者,加防风 9 克,白芍 15 克。④久泄不止者,加升麻 6 克,诃子 9 克。

【处方3】　自拟方。

党参 15 克	炒白术 15 克	制附子(先煎)6 克	补骨脂 12 克
吴茱萸 3 克	肉豆蔻 12 克	炒白芍 15 克	陈皮 6 克
防风 9 克	干姜 9 克	炙甘草 9 克	焦麦芽 10 克

【方　解】　党参、白术益气健脾,附子温肾暖脾以助阳气;干姜温中散寒;补骨脂、肉豆蔻温补脾肾,涩肠止泻;吴茱萸暖肝温脾胃,散寒除湿;白芍养血柔肝,缓急止痛;防风散风胜湿,散肝舒脾以止泻;陈皮理气醒脾、除胀;焦麦芽消食,和中下气;炙甘草益气补中,兼有调和诸药功效。

【加　减】　①气虚甚者,加黄芪 18 克。②脘腹冷甚,四肢不温者,加细辛 3 克,桂枝 10 克。③久泄不止,加升麻 9 克,柴胡 6 克,诃子 9 克。④心烦,虚火上炎者,加黄芩 12 克,盐黄柏 12 克。

二、中成药治疗

1. 肠胃康颗粒

【药物组成】　牛耳枫、辣蓼。

【功能主治】　清热除湿化滞。用于急性胃肠炎,属伤食泄泻型及湿热泄泻型者,证见腹痛腹满、泄泻臭秽、恶心呕腐或有发热恶寒苔黄脉数等。亦可用于食滞胃痛而证见胃脘痛、拒按、恶食欲吐、嗳腐吞酸、舌苔厚腻或黄腻脉滑数者。

【临床应用】　用于腹泻型肠易激综合征辨证属于湿热泄泻者,症见腹痛胀满、泄泻臭秽、恶心呕腐或有发热恶寒,苔黄,脉数。因辣蓼有暖胃的功效,亦可用于寒热错杂型的泄泻患者。

【用量用法】　颗粒剂,每袋装 8 克,开水冲服,一次 8 克(1 袋),一日 3 次。

【注意事项】　建议 15 天为一个疗程,大便改善后应改药方以善后调理,以免久服用导致大便干结。

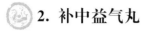

2. 补中益气丸

【药物组成】 炙黄芪、党参、白术(炒)、当归、升麻、柴胡、陈皮。

【功能主治】 补中益气,升阳举陷。用于脾胃虚弱、中气下陷所致的体倦乏力、食少腹胀、便溏久泻、肛门下坠。

【临床应用】 用于腹泻型肠易激综合征辨证属于脾胃虚弱、中气下陷者。症见大便溏泄,或久泻不止,水谷不化,稍进油腻不易消化之物则大便次数增多,气短,肢倦乏力,纳食减少,脘腹胀闷不舒,面色萎黄,舌淡苔白,脉细弱。

【用量用法】 大蜜丸,口服。一次 1 丸,一日 2～3 次。浓缩丸,口服。一次 8～10 丸,一日 3 次。水丸,口服。一次 6 克,一日 2～3 次。

【注意事项】 ①有恶寒发热表证时不宜用;②宜空腹或饭前服,亦可在进食时同服;③服药期间忌生冷油腻食物;④高血压患者慎服。

3. 补脾益肠丸

【药物组成】 黄芪、党参、砂仁、白芍、白术、肉桂、延胡索、荔枝核、炮姜、炙甘草、防风、木香、补骨脂、赤石脂。

【功能主治】 补中益气,温阳行气,涩肠止泻,止痛止血,生肌消肿。用于脾虚气滞所致的泄泻,症见腹胀疼痛、肠鸣泄泻。

【临床应用】 用于腹泻型肠易激综合征辨证属脾阳虚证者。症见腹痛腹泻,腹胀,肠鸣,或伴有黏液血便,舌淡,苔薄白,脉沉弱。

【用量用法】 丸剂(水蜜丸),口服,一次 6 克,一日 3 次。

【注意事项】 ①忌食生冷、辛辣、油腻之物;②感冒发热者慎用;③泄泻时腹部热胀痛者忌服。

4. 丁蔻理中丸

【药物组成】 丁香、豆蔻、党参、白术(炒)、干姜、炙甘草。

【功能主治】 温中散寒,补脾健胃。用于脾胃虚寒所致的泄泻,伴有脘腹疼痛,呕吐,消化不良。

【临床应用】 用于腹泻型肠易激综合征辨证属脾胃虚寒证者。症见大便溏泄,脘腹疼痛,呕吐,消化不良,舌淡,苔薄白,脉沉弱。

【用量用法】 丸剂(大蜜丸)每丸重 6 克,口服,一次 1 丸,一日 2 次。

【注意事项】 ①饮食宜清淡,忌烟、酒及辛辣、生冷、油腻食物;②不宜在服药期间同时服用滋补性中药;③胃阴虚者不宜用,其表现为口干欲饮、大便干结、小便短少;④孕妇禁用,糖尿病患者、感冒发热者禁服。

5. 附子理中丸

【药物组成】　附子(制)、党参、炒白术、干姜、甘草。

【功能主治】　温中健脾。用于脾胃虚寒,脘腹冷痛,呕吐泄泻,手足不温。

【临床应用】　辨证为脾胃虚弱,寒邪困脾的腹泻型肠易激综合征可用附子理中丸治疗。症见脘腹冷痛,呕吐清水,或大便稀溏,手足不温,舌质淡胖,苔薄白,脉细。

【用量用法】　大蜜丸,口服。一次 1 丸,一日 2～3 次。浓缩丸,口服。一次 8～12 丸,一日 3 次。水蜜丸,口服。一次 6 克,一日 2～3 次。

【注意事项】　①大肠湿热泄泻者不宜用;②孕妇及哺乳期妇女慎用;③急性肠胃炎,泄泻兼有大便不畅,肛门灼热者不宜用;④服药期间忌生冷、油腻之品;⑤本品中有附子,服药后如有血压增高、头痛、心悸等症状,应立即停药,去医院就诊。

6. 固本益肠片

【药物组成】　党参、白术、补骨脂、山药、黄芪、炮姜、当归、白芍、延胡索、木香、地榆、赤石脂、儿茶、甘草。

【功能主治】　健脾温肾,涩肠止泻。用于脾虚或脾肾阳虚所致慢性泄泻,证见慢性腹痛腹泻、大便清稀、食少腹胀、腰酸乏力、形寒肢冷。

【临床应用】　用于脾肾阳虚证的腹泻型肠易激综合征。症见腹痛隐隐、腹泻、大便清稀或有黏液及黏液血便、食少腹胀、腰酸乏力、形寒肢冷、舌淡苔白、脉虚。

【用量用法】　片剂,每片重 0.32 克,口服。一次 8 片,一日 3 次,小儿酌减或遵医嘱。30 天为一疗程,连服二至三疗程。

【注意事项】　①服药期间忌食生冷、辛辣、油腻之物;②湿热下痢非本方所宜。

7. 固肠止泻丸

【药物组成】　乌梅(乌梅肉)、黄连、干姜、木香、罂粟壳、延胡索。

【功能主治】　调和肝脾,涩肠止痛。用于肝脾不和,泻痢腹痛,慢性非特异性溃疡性结肠炎见上述症候者。

【临床应用】　用于肝脾不和或寒热错杂证腹泻型肠易激综合征。症见腹痛腹泻,泻后痛减,两胁胀满,嗳气,舌淡,苔薄白,脉弦细。

【用量用法】　丸剂,口服。浓缩丸一次 4 克,水丸一次 5 克,一日 3 次。

【注意事项】　①本品为收涩之品,急性感染性腹泻者不宜使用;②本品含罂粟壳,不可过用、久用;③运动员慎用,儿童及孕妇慎用;④服用期间忌食生冷、油腻、辛辣等刺激性食物。

8. 和中理脾丸

【药物组成】 党参、白术(麸炒)、茯苓、陈皮、法半夏、木香、砂仁、香附(醋炙)、南山楂、麦芽(炒)、甘草。

【功能主治】 理脾和胃。用于脾胃不和引起:胸膈痞闷,脘腹胀满,恶心呕吐,不思饮食,大便不调。

【临床应用】 用于脾胃不和证的腹泻型肠易激综合征。症见胸膈痞闷,脘腹胀满,恶心呕吐,不思饮食,大便时溏稀,舌淡,苔薄白,脉弱。

【用量用法】 丸剂,每丸重9克,口服,一次1丸,一日2次。

【注意事项】 ①忌食生冷油腻不易消化食物;②不适用于口干、大便干、手足心热者;③哺乳期妇女慎用。

9. 六君子丸

【药物组成】 白术、半夏、陈皮、党参、茯苓、甘草。

【功能主治】 健脾止泻。用于脾胃虚弱,消化不良,腹痛便溏。

【临床应用】 用于脾胃虚弱证的腹泻型肠易激综合征。症见消化不良,腹痛,食少,便溏,乏力,舌淡,苔薄白,脉弱。

【用量用法】 丸剂,每包重9克,口服。每次9克,每日2次,温开水送服。

【注意事项】 ①忌食生冷油腻不易消化食物;②不适用于脾胃阴虚,主要表现为口干、舌红少津、大便干。

10. 启脾丸

【药物组成】 人参、炒白术、茯苓、甘草、陈皮、山药、莲子(炒)、炒山楂、六神曲(炒)、炒麦芽、泽泻。辅料为赋形剂蜂蜜。

【功能主治】 健脾和胃。用于脾胃虚弱,消化不良,腹胀便溏。

【临床应用】 用于脾胃虚弱证型的腹泻型肠易激综合征。症见消化不良,腹胀肠鸣,便溏,乏力,舌淡,苔薄白,脉沉弱。

【用量用法】 丸剂,每丸重3克,口服,一次1丸,一日2~3次;3岁以内小儿酌减。

【注意事项】 ①忌食生冷油腻不易消化食物;②感冒时不宜服用。

11. 人参健脾丸

【药物组成】 人参、白术(麸炒)、茯苓、山药、陈皮、木香、砂仁、炙黄芪、当归、酸枣仁(炒)、远志(制)。

【功能主治】 健脾益气,和胃止泻。用于脾胃虚弱所致的饮食不化、脘闷嘈杂、恶心呕吐、腹痛便溏、不思饮食、体弱倦怠。

【临床应用】　用于脾胃虚弱证的腹泻型肠易激综合征。症见饮食不化、脘闷嘈杂、恶心呕吐、腹痛便溏、不思饮食、体弱倦怠，舌淡，苔薄白，脉沉弱。

【用量用法】　丸剂，口服。水蜜丸一次 2 袋，大蜜丸一次 2 丸，一日 2 次。

【注意事项】　①忌不易消化食物，感冒发热患者不宜服用；②不适于伴有口干口苦，咽干舌痛的阴虚患者。

12. 参倍固肠胶囊

【药物组成】　五倍子、肉豆蔻(煨)、诃子肉(煨)、乌梅、木香、苍术、茯苓、鹿角霜、红参。

【功能主治】　固肠止泻，健脾温肾。用于辨证为脾肾阳虚的慢性腹泻，腹痛，肢体倦怠，神疲懒言，形寒肢冷，食少，腰膝酸软；肠易激综合征(腹泻型)见上述症候者。

【临床应用】　用于辨证为脾肾阳虚证的腹泻型肠易激综合征。症见大便溏泻，腹痛，肢体倦怠，神疲懒言，形寒肢冷，食少，腰膝酸软，舌淡，苔薄白，脉沉弱。

【用量用法】　胶囊剂，每粒装 0.45 克，口服，一次 4 粒，一日 3 次。2 周为一个疗程。

【注意事项】　①孕妇慎用；②服药期间忌食生冷、辛辣、油腻之物。

13. 参桂理中丸

【药物组成】　人参、肉桂、附子(制)、干姜、白术(炒)、甘草。

【功能主治】　温中散寒，祛湿定痛。用于脾胃虚寒，阳气不足引起的腹痛泄泻手足厥冷，胃寒呕吐，寒湿疝气，妇女血寒，行经腹痛。

【临床应用】　用于脾胃虚寒，阳气不足证的腹泻型肠易激综合征。症见腹痛泄泻，饮食生冷或受寒则诱发或加重，手足厥冷，胃寒呕吐，舌淡，苔薄白，脉弱。

【用量用法】　姜汤或温开水送服。每丸重 6 克，一次 1～2 丸，一日 1～2 次。

【注意事项】　①本品可嚼服，也可分份吞服；②孕妇及哺乳期妇女慎用；③服药期间忌食生冷、辛辣、油腻之物。

14. 参苓白术丸

【药物组成】　人参、茯苓、白术(麸炒)、山药、白扁豆(炒)、莲子、薏苡仁(炒)、砂仁、桔梗、甘草。

【功能主治】　补脾胃，益肺气。用于脾胃虚弱，食少便溏，气短咳嗽，肢倦乏力。

【临床应用】　用于腹泻型肠易激综合征属脾胃虚弱，水湿不化者。症见体倦乏力,食少,便溏,每遇劳累、受寒或饮食不当则泄泻加重,舌淡,苔薄白,脉弱。

【用量用法】 每100粒重6克,口服,一次6克,一日3次。

【注意事项】 ①泄泻兼有大便不通畅,肛门有下坠感者忌服;②服本药时不宜同时服用藜芦、五灵脂、皂荚或其制剂;③不宜喝茶和吃萝卜以免影响药效;④不宜和感冒类药同时服用。

15. 参苓健脾丸

【药物组成】 北沙参、茯苓、白术、山药(炒)、扁豆(炒)、莲子、砂仁(盐炙)、陈皮、薏苡仁(炒)、甘草。

【功能主治】 补脾健胃,利湿止泻。用于脾胃虚弱,饮食不消,或泻或吐,形瘦色萎,神疲乏力。

【临床应用】 用于脾胃虚弱证型的腹泻型肠易激综合征。症见饮食不消,或泻或吐,每遇劳累或饮食不当则泄泻加重,形瘦色萎,神疲乏力,舌淡,苔薄白,脉弱。

【用量用法】 每丸重9克。开水冲服,一次9克,一日2次。

【注意事项】 ①忌辛辣、生冷、油腻食物;②感冒发热病人不宜服用;③本品宜饭前服用。

16. 四君子丸

【药物组成】 党参、白术(炒)、茯苓、炙甘草。

【功能主治】 益气健脾。用于脾胃气虚,胃纳不佳,食少便溏。

【临床应用】 用于脾胃气虚证型的腹泻型肠易激综合征。症见胃纳不佳,食少便溏,神疲乏力,舌淡,苔薄白,脉弱。

【用量用法】 水丸,每袋装6克。口服,一次3~6克,一日3次。

【注意事项】 ①忌辛辣、生冷、油腻、不易消化食物;②感冒发热病人不宜服用。

17. 四逆散

【药物组成】 柴胡、枳壳、白芍、甘草。

【功能主治】 透解郁热,疏肝理脾。用于热厥手足不温,脘腹胁痛,泄痢下重。

【临床应用】 用于腹泻型肠易激综合征属于以下两种情况,①阳郁厥逆证。手足不温,或腹痛,或泄利下重,脉弦。②肝脾气郁证。泄泻伴胁肋胀闷,脘腹疼痛,脉弦。

【用量用法】 散剂,每袋装9克。开水冲泡或炖服,一次9克,一日2次。

【注意事项】 ①忌辛辣、油腻食物;②孕妇慎用。

18. 四神丸

【药物组成】 肉豆蔻、补骨脂、五味子、吴茱萸、大枣。

【功能主治】 温肾散寒,涩肠止泻。用于肾阳不足的泄泻,症见肠鸣腹胀、五更溏泄、食少不化、久泻不止、面黄肢冷。

【临床应用】 用于肠易激综合征属肾阳虚者。症见脐腹冷痛,腹中雷鸣,黎明泄泻或遇冷则泄,泻下完谷,泻后则安,兼腰背酸痛,形寒肢冷,舌淡苔白,脉沉细。

【用量用法】 口服,一次 9 克,一日 1～2 次。

【注意事项】 忌食生冷、油腻。

19. 五苓片

【药物组成】 茯苓、泽泻、猪苓、桂枝、白术。

【功能主治】 温阳化气,利湿行水。用于小便不利,水肿腹胀,呕逆泄泻,渴不思饮。

【临床应用】 用于水湿内停证型的腹泻型肠易激综合征。症见小便不利,泄泻,水肿,腹胀,恶心呕逆,渴不思饮,舌淡苔薄白脉弱。

【用量用法】 片剂,每片重 0.35 克。口服,一次 4～5 片,一日 3 次。

【注意事项】 属于阴虚津液不足之口渴、小便不利者不宜服。

20. 胃肠灵胶囊

【药物组成】 钻地风、白及、海螵蛸、砂仁、干姜、胡椒、党参、山楂、白芍、甘草。

【功能主治】 温中祛寒,健脾止泻。用于中焦虚寒,寒湿内盛,脘腹冷痛,大便稀溏或泄泻;慢性胃肠炎、慢性结肠炎见上述症候者。

【临床应用】 用于腹泻型肠易激综合征属于中焦虚寒、寒湿内盛者。症见脘腹冷痛,大便稀溏或泄泻,饮食减少,恶心呕吐,舌淡胖,苔白,脉细滑。

【用量用法】 胶囊,每粒装 0.3 克。口服,一次 4 粒,一日 3 次。

【注意事项】 ①饮食宜清淡,忌辛辣、生冷、油腻食物;②感冒发热病人不宜服用。

21. 香连片

【药物组成】 黄连(吴茱萸制)、木香。

【功能主治】 清热化湿,行气止痛。主治:大肠湿热所致的痢疾,症见大便脓血、里急后重、发热腹痛;肠炎、细菌性痢疾见上述证候者。

【临床应用】 ①用于肠腑湿热所致的腹泻型肠易激综合征。症见大便脓血,里急后重,发热腹痛,舌红,苔黄腻,脉滑数。②因药物成分中的吴茱萸有暖肝温脾肾、散寒除湿的功效,故也适用于寒热错杂型的湿热泄泻。

【用量用法】 片剂,每片重 0.3 克。口服,一次 5 片,一日 3 次。

【注意事项】 ①孕妇慎用;②忌食辛辣、油腻食物。

 22. 香砂六君丸

【药物组成】 木香、砂仁、党参、白术(炒)、茯苓、炙甘草、陈皮、半夏(制)、生姜、大枣。

【功能主治】 益气健脾,和胃。用于脾虚气滞,消化不良,嗳气食少,脘腹胀满,大便溏泄。

【临床应用】 用于脾虚气滞证型的腹泻型肠易激综合征。症见消化不良,嗳气食少,脘腹胀满,大便溏泄,泻后腹胀减轻,舌淡,苔薄白,脉弦细。

【用量用法】 每 8 丸相当于原生药 3 克。口服,一次 6～9 克,一日 2～3 次。

【注意事项】 ①忌食生冷、油腻、不易消化食物;②不适用于口干、舌少津、大便干者;③不适用于急性胃肠炎,主要表现为恶心、呕吐、大便水泻频频,脘腹作痛。

 23. 香砂理中丸

【药物组成】 党参、干姜(炮)、木香、白术(土炒)、砂仁、甘草(蜜炙)。

【功能主治】 健脾和胃,温中行气。用于脾胃虚寒,气滞腹痛,反胃泄泻。

【临床应用】 用于脾胃虚寒兼有气滞证型的腹泻型肠易激综合征。症见腹痛,反胃,腹胀下坠欲泻,泻后减轻,舌质淡,苔白,脉弱。

【用量用法】 丸剂,每丸重 9 克。口服,一次 1 丸,一日 2 次。

【注意事项】 ①服药期间忌辛辣、生冷、油腻食物;②孕妇慎用。

 24. 痛泻宁颗粒

【药物组成】 白芍、青皮、薤白、白术。

【功能主治】 柔肝缓急,疏肝行气,健脾化湿。用于肝气犯脾证所致的腹痛、腹泻、腹胀、腹部不适等症,肠易激综合征(腹泻型)等见上述症候者。

【临床应用】 用于肝气犯脾证型的腹泻型肠易激综合征。症见泄泻,伴腹痛,腹胀,腹部不适,里急后重,泻后痛减,舌淡,苔薄白,脉弦细。

【用量用法】 颗粒剂,每袋装 5 克。口服,一次 5 克,一日 3 次。

【注意事项】 ①服药期间忌酒、辛辣、生冷、油腻食物;②孕妇慎用。

25. 逍遥丸

【药物组成】 柴胡、当归、白芍、炒白术、茯苓、炙甘草、薄荷、生姜。

【功能主治】 疏肝健脾,养血调经。用于肝郁脾虚所致的胸胁胀痛,郁闷不舒、头晕目眩、食欲减退、月经不调。

【临床应用】　用于肝郁脾虚证型的腹泻型肠易激综合征。症见胸胁胀痛,郁闷不舒,头晕目眩,食欲减退,泄泻每遇情绪不畅或饮食不当则泄泻加重,月经不调,舌淡,苔薄白,脉弦细。

【用量用法】　大蜜丸,一次 1 丸,一日 2～3 次,口服。浓缩丸,一次 8～12 丸,一日 3 次,口服。

【注意事项】　①服药期间忌辛辣、生冷、油腻食物;②孕妇慎用。

第19章 下消化道出血

下消化道出血指屈氏韧带以下的消化道包括小肠、大肠引起的出血,主要见于肠道的炎症、溃疡、肿瘤、息肉、憩室炎等引起的出血,全身性疾病如白血病、风湿性疾病等也可引起下消化道出血,此外,腹腔邻近脏器恶性肿瘤或脓肿破裂进入肠腔也可引起出血。

下消化道出血的血液由肛门排出,以粪便带血,血色鲜红或暗红,或大便呈柏油样为主要临床表现,属于中医学"便血"范畴,古称"肠风""下血""脏毒"等均指便血。饮食所伤、情志失调、劳累过度、感受外邪等导致肠道脉络受损是便血的主要原因,其病位在肠而与肝脾肾三脏密切相关。主要病机为热伤血络、气虚血失统摄、瘀血阻络,血溢脉外,流于肠道而为便血。

一、辨证治疗

1. 肠道湿热证

【表　现】　便血色红,大便不畅或稀溏,或有腹痛,口苦,舌质红,苔黄腻,脉濡数。

【治　法】　清化湿热,凉血止血。

【处方1】　地榆散《太平圣惠方》合槐花散(《普济本事方》)加减。

地榆 15 克	槐花 15 克	茜草 15 克	栀子 9 克
黄芩 12 克	黄连 12 克	茯苓 12 克	防风 10 克
麸炒枳壳 10 克	当归 10 克		

【方　解】　方中地榆、茜草凉血止血;栀子、黄芩、黄连清热燥湿,泻火解毒;茯苓淡渗利湿;槐花、地榆凉血止血;黄芩清热燥湿;防风、枳壳、当归疏风理气活血。诸药合用,清化湿热,凉血止血。

【加　减】　①大便黏滞不爽者,加槟榔 10 克。②腹痛者,加木香 6 克,芍药 10 克,延胡索 10 克。③便秘者,加大黄(后下)6 克。④肛门肿痛甚者,加苦参 10 克,金银花 10 克,连翘 10 克。⑤胸闷脘胀,苔腻明显者,加半夏 9 克,苍术 15 克。

【处方 2】　清脏汤(《万病回春》)加减。

黄连 5 克	黄芩 10 克	栀子 10 克	黄柏 10 克
当归 10 克	川芎 5 克	生地黄 15 克	白芍 10 克
地榆 10 克	槐角 10 克	阿胶(烊化)10 克	侧柏叶 10 克

【方　解】　便血日久,湿热未尽而营阴已亏,应清热除湿与补益阴血双管齐下,以虚实兼顾,扶正祛邪。本方以黄连、黄芩、栀子、黄柏清热燥湿,当归、川芎、生地黄、白芍养血和血,地榆、槐角、阿胶、侧柏叶养血凉血止血。

【加　减】　①腹胀者,加陈皮 10 克。②便秘者,加火麻仁 30 克。③热盛口渴者,加天花粉 10 克。

【处方 3】　脏连丸(《北京市中药成方选集》)加减。

黄连 6 克	黄芩 10 克	地黄 15 克	赤芍 10 克
当归 10 克	槐角 20 克	槐花 15 克	荆芥穗 10 克
地榆炭 15 克	阿胶(烊化)10 克		

【方　解】　本方用于便血日久,湿热未尽而营阴已亏之便血。方中以黄连、黄芩清热燥湿,当归、生地黄、赤芍、槐花、槐角、地榆炭凉血止血,荆芥、阿胶养血止血。

【加　减】　①大便不畅者,加大黄(后下)6 克。②气滞腹胀者,加枳实 10 克,木香 6 克。③腹痛者,加香附 10 克,元胡 10 克,白芍 15 克,甘草 6 克。④大便夹有黏液者,加败酱草 15 克,金银花 10 克。

【处方 4】　白头翁汤(《伤寒论》)合地榆散(《太平圣惠方》)加减。

白头翁 15 克	黄柏 12 克	黄连 6 克	秦皮 12 克
地榆炭 10 克	茜草 10 克	栀子 10 克	黄芩 10 克
茯苓 15 克	甘草 6 克		

【方　解】　本方以白头翁为君,清热解毒,凉血止血。臣以黄连、黄柏之苦寒,清热解毒,燥湿厚肠。秦皮苦寒性涩,收敛作用强,用以止血;地榆、茜草凉血止血;栀子、黄芩、黄连清热燥湿,泻火解毒;茯苓淡渗利湿,共为佐药。甘草解毒和药,为使药。诸药合用,清热解毒,凉血止血。

【加　减】　①若发热急骤,利下鲜紫脓血,壮热口渴,烦躁舌绛,加生地黄 15 克,牡丹皮 10 克,金银花 10 克。②腹痛里急后重较甚者,加木香 10 克,槟榔 10 克,白芍 15 克。③脓血多者,加赤芍 15 克,牡丹皮 10 克,紫珠草 30 克。④恶寒发热、外有表邪者,加葛根 15 克,金银花 10 克,连翘 10 克。

2. 气虚不摄证

【表　现】　便血色淡红或紫黯，食少，体倦，面色萎黄，心悸，少寐，舌质淡，脉细。

【治　法】　益气摄血。

【处方1】　归脾汤(《重订严氏济生方》)加减。

人参(另煎兑服)6克	白术 15 克	茯神 30 克	炙黄芪 15 克
酸枣仁 30 克	木香 10 克	炙甘草 6 克	龙眼肉 12 克
当归 10 克	远志 10 克	三七粉(冲服)6克	

【方　解】　本方益气止血，健脾养心。方中以人参、黄芪、白术、甘草补气健脾；龙眼肉补血养心，酸枣仁、茯神、远志宁心安神；以木香理气醒脾，并防补益药腻碍胃；当归、三七粉养血止血。

【加　减】　①出血明显者，加槐花 10 克，地榆 10 克，白及 10 克，仙鹤草 15 克。②气虚乏力者，加党参 15 克，白术 15 克。③气虚下陷者，加升麻 6 克，生黄芪 15 克。

【处方2】　十全大补汤(《太平惠民和剂局方》)加减。

黄芪 30 克	甘草 6 克	人参(另煎兑服)15 克	当归 15 克
升麻 12 克	柴胡 9 克	炒白术 15 克	川芎 6 克
白芍 15 克	生地黄 15 克	茯苓 20 克	地榆炭 15 克

【方　解】　本方黄芪补中益气、升阳固表为君药；地榆炭止血，为臣药；人参、白术、茯苓、甘草甘温益气，补益脾胃；当归、川芎、生地黄、白芍补血和营，共为佐药；升麻、柴胡协同参、芪升举清阳，为使药。诸药合用，双补气血，养血止血。

【加　减】　出血明显者，加白及 10 克，仙鹤草 15 克。

【处方3】　补中益气汤(《脾胃论》)加减。

炙黄芪 15 克	人参(另煎兑服)10 克	白术 15 克	炙甘草 6 克
陈皮 10 克	归身 10 克	生姜 3 片	红枣 3 枚
炒槐花 10 克	地榆炭 10 克	仙鹤草 15 克	柴胡 6 克
升麻 6 克			

【方　解】　此方重在补中益气，升阳举陷。方中黄芪补中益气，并能固表；人参、白术、山药益气健脾；柴胡、升麻升举下陷之阳气，使升清降浊；当归补血和营；陈皮理气调中，使补气而不滞气；炒槐花、地榆炭、仙鹤草涩肠止血；甘草、生姜、红枣益气补中，调和诸药。

【加　减】　①腹满者，去红枣，加入茯苓 15 克。②寒重者，加花椒 3 克。③气滞者,加木香 6 克。

【处方 4】　自拟方。

| 人参(另煎兑服)10 克 | 白术 15 克 | 茯苓 15 克 | 炙甘草 6 克 |
| 三七粉(冲服)6 克 | 地榆炭 10 克 | 仙鹤草 15 克 | 炙黄芪 15 克 |

【方　解】　本方用于气虚血瘀之便血。方中人参、黄芪甘温益气,健脾养胃。白术健脾燥湿,加强益气助运之力。茯苓健脾渗湿,与白术相配,则健脾祛湿之功益著;加三七粉、地榆炭、仙鹤草以增强止血作用。炙甘草,益气和中,调和诸药。诸药合用,共奏益气止血之功。

【加　减】　①气虚下陷者,加升麻 6 克,生黄芪 15 克。②兼血虚者,加当归 10 克,枸杞子 15 克,白芍 15 克。③兼血瘀者,加生白及 10 克,川芎 6 克。

3. 脾胃虚寒证

【表　现】　便血紫黯,甚则黑色,腹部隐痛,喜热饮,面色不华,神倦懒言,便溏,舌质淡,脉细。

【治　法】　健脾温中,养血止血。

【处方 1】　黄土汤(《金匮要略》)加减。

| 灶中黄土(包)100 克 | 干地黄 15 克 | 白术 15 克 | 炮附子(先煎)9 克 |
| 阿胶珠 30 克 | 黄芩 9 克 | 甘草 9 克 | |

【方　解】　方中以灶心土温中止血;白术、附子、甘草温中健脾;地黄、阿胶养血止血;黄芩苦寒坚阴,起反佐作用。

【加　减】　①出血明显者,加白及 6 克,三七粉(冲服)3 克。②气虚甚者,加党参 15 克,黄芪 15 克。③阳虚较明显,畏寒肢冷者,加鹿角霜 10 克,炮姜 10 克,艾叶 10 克。④下血日久不止,肛门下坠者,加生黄芪 15 克,柴胡 6 克,升麻 6 克,或合用补中益气汤。

【处方 2】　黄芪建中汤(《金匮要略》)加减。

黄芪 20 克	桂枝 9 克	炙甘草 6 克	红枣 12 枚
白芍 15 克	炮姜 9 克	白及 10 克	地榆炭 9 克
仙鹤草 30 克			

【方　解】　本方温中健脾,养血止血。以黄芪、甘草补脾益气;桂枝、炮姜温阳散寒;大枣、白芍养血和营,缓急止痛;仙鹤草、白及、地榆炭止血。

【加　减】　①寒重者,加花椒 3 克。②便溏者,加白术 15 克。③气滞者,加木香 6 克。④气虚者,加党参 15 克。⑤血虚者,加当归 10 克,黄芪 15 克,枸杞子 15 克。

【处方3】 桂附理中汤(《证治宝鉴》)加减。

肉桂(后下)6克　　附子(先煎)6克　　炮姜6克　　党参15克

白术15克　　甘草6克　　地榆炭10克　　三七粉(冲服)6克

木香10克

【方　解】 方中肉桂、附子温中散寒,党参、白术、甘草健脾益气,炮姜温中止血,地榆炭、三七粉化瘀止血,木香理气。

【加　减】 ①出血明显者,加仙鹤草30克,白及10克。②气虚明显者,加黄芪15克。③伴血虚者,加黄芪15克,当归10克。

【处方4】 自拟方。

干姜6克　　人参10克　　白术15克　　甘草6克

白及10克　　地榆炭10克　　三七粉(冲服)6克　　陈皮10克

【方　解】 本方温中益气,化瘀止血。方中干姜温胃散寒,人参、白术补脾益气,白及、地榆炭、三七粉化瘀止血,甘草和药补中,陈皮理气。

【加　减】 ①气虚明显者,加黄芪15克。②伴血虚者,加黄芪15克,当归10克。

二、中成药治疗

1. 阿胶口服液

【药物组成】 阿胶。

【功能主治】 补血滋阴,润燥。用于血虚阴亏所致面色萎黄,眩晕心悸,肢体无力,心烦不眠,肺燥咳嗽,以及缺铁性贫血见上述证候者。

【临床应用】 用于血虚阴亏所致的下消化道出血。症见便血,面色萎黄,眩晕心悸,肢体无力,心烦不眠,舌淡,苔薄白少,脉细弱。

【用量用法】 口服液,每支20毫升。一次20毫升,一日3次,口服。

【注意事项】 本品不能代替药物。

2. 地榆槐角丸

【药物组成】 地榆炭、蜜槐角、炒槐花、黄芩、大黄、当归、生地黄、赤芍、红花、防风、荆芥穗、麸炒枳壳。

【功能主治】 疏风凉血,泻热润燥。用于脏腑实热、大肠火盛所致的肠风便血、痔疮肛瘘、湿热便秘、肛门肿痛。

【临床应用】 用于因脏腑实热,大肠火盛所致的下消化道出血。症见大便出

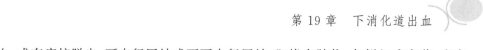

血,或有痔核脱出,可自行回纳或不可自行回纳,肛缘有肿物,色鲜红或青紫、疼痛,舌红,苔黄,脉滑数。

【用量用法】　大蜜丸,每丸重 9 克,一次 1 丸,口服。水蜜丸:每 100 丸重 10 克,一次 5 克,一日 2 次,口服。

【注意事项】　①脾胃虚寒者慎用;②忌食辛辣、油腻食物及海鲜等食物。

3. 鹿角胶颗粒

【药物组成】　鹿角胶。

【功能主治】　温补肝肾,益精养血。用于肝肾不足所致的腰膝酸冷、阳痿遗精、虚劳羸瘦、崩漏下血、便血尿血、阴疽肿痛。

【临床应用】　用于因肝肾不足,精血亏虚,肝不藏血,冲任不固所致的下消化道出血。症见大便下血,伴有头目眩晕,耳鸣,腰膝酸软,畏寒乏力,四肢不温,舌质淡红,少苔,脉沉细。

【用量用法】　颗粒剂,每袋装 3 克。一次 3～6 克,一日 1～2 次,开水冲服。

【注意事项】　①肝郁不舒、湿热下注、惊恐伤肾所致阳痿者慎用;②火热炽盛、肝胆湿热、脾不统血所致崩漏者慎用;③服药期间忌食辛辣、生冷食物及忌饮酒,慎房事。

4. 归脾丸

【药物组成】　炙黄芪、龙眼肉、党参、炒白术、当归、茯苓、炒酸枣仁、制远志、木香、炙甘草、大枣(去核)。

【功能主治】　益气健脾,养血安神。用于心脾两虚,气短心悸,失眠多梦,头晕头昏,肢倦乏力,食欲缺乏,崩漏便血。

【临床应用】　用于因脾虚气弱不能统血,血溢肠内而致下消化道出血。症见血色紫暗,甚至色黑,肢体倦怠,食欲缺乏,面色萎黄,舌淡苔白,脉细弱。

【用量用法】　浓缩丸:每 8 丸相当于原药材 3 克,一次 8～10 丸,一日 3 次,口服。大蜜丸:每丸重 9 克,一次 1 丸,一日 3 次,用温开水或生姜汤送服。

【注意事项】　①阴虚火旺者慎用;②忌食辛辣、生冷、油腻食物。

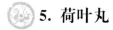 5. 荷叶丸

【药物组成】　荷叶、藕节、大蓟炭、小蓟炭、茅根炭、棕榈炭、栀子(焦)、知母、黄芩炭、地黄(炭)、玄参、当归、白芍、香墨。

【功能主治】　凉血止血。用于血热所致的咯血、衄血、尿血、便血、崩漏。

【临床应用】　用于因热伤肠络所致的下消化道出血。症见便血鲜红,大便不畅,舌红,苔黄,脉数。

【用量用法】 每丸重 9 克。一次 1 丸,一口 2～3 次,口服。

【注意事项】 ①虚寒性出血者不宜使用;②服药期间饮食宜清淡,忌食辛辣食物;③体弱年迈者慎用;④出血量大者,应立即采取综合急救措施。

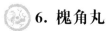 6. 槐角丸

【药物组成】 槐角(炒)、地榆炭、防风、黄芩、当归、枳壳(炒)。

【功能主治】 清肠疏风,凉血止血。用于血热所致的肠风便血、痔疮肿痛。

【临床应用】 用于因湿热壅遏大肠,灼伤血络而致的下消化道出血。症见先血后便,血色鲜红,大便不畅,腹部胀痛,食少纳呆,舌红,苔黄腻,脉濡数。

【用量用法】 大蜜丸每丸重 9 克。口服。水蜜丸一次 6 克,小蜜丸一次 9 克,大蜜丸一次 1 丸,一日 2 次。

【注意事项】 ①阴虚火旺出血者慎用;②孕妇慎用;③服药期间饮食宜选清淡易消化食物,忌食辛辣油腻食物;④出血量多者应采取综合急救措施。

7. 人参归脾丸

【药物组成】 人参、炙黄芪、当归、龙眼肉、白术(麸炒)、茯苓、远志(去心甘草炙)、酸枣仁(炒)、木香、炙甘草。

【功能主治】 益气补血,健脾养心。用于心脾两虚、气血不足所致的心悸、怔忡、失眠健忘、食少体倦、面色萎黄以及脾不统血所致的便血、崩漏、带下。

【临床应用】 用于因脾气虚弱,统摄无权,血溢脉外所致的下消化道出血。症见便血,皮下紫斑,崩漏,月经先期、量多色淡,舌淡苔薄,脉细弱。

【用量用法】 大蜜丸:每丸重 9 克,一次 1 丸,一日 2 次,口服。水蜜丸:每 10 丸重 1.5 克,一次 6 克,一日 2 次,口服。小蜜丸:每 10 丸重 2 克,一次 9 克,一日 2 次,口服。浓缩丸:每 10 丸重 2 克,一次 30 丸,一日 2 次,口服。

【注意事项】 ①热邪内伏、阴虚脉数以及痰湿壅盛者慎用;②服药期间应进食营养丰富而易消化吸收的食物,饮食有节。忌食生冷食物,忌烟酒、浓茶;③保持精神舒畅,劳逸适度;忌过度思虑,避免恼怒、抑郁、惊恐等不良情绪。

8. 维血宁颗粒

【药物组成】 熟地黄、地黄、炒白芍、墨旱莲、太子参、鸡血藤、虎杖、仙鹤草。

【功能主治】 滋阴养血,清热凉血。用于阴虚血热所致的出血;血小板减少症见上述证候者。

【临床应用】 用于因阴血亏虚,血热伤及脉络而致的下消化道出血。症见大便下血,伴心烦,身热,神疲,舌红,苔少,脉细。

【用量用法】 颗粒剂(无蔗糖),每袋装 8 克。一次 1 袋,一日 3 次,口服。

【注意事项】　①气不摄血的出血证慎用;②感冒者慎用;③孕妇慎用;④服药期间忌食辛辣、滋腻食物。

9. 三七片

【药物组成】　三七。

【功能主治】　散瘀止血,消肿止痛。用于咯血、吐血、衄血、便血、崩漏,外伤出血,胸腹刺痛,跌仆肿痛。

【临床应用】　用于因瘀血阻络,血不循经,溢于脉外而致的下消化道出血。症见便血紫暗,或大便色黑,腹中隐痛,舌质淡暗,苔薄白,脉细涩。

【用量用法】　片剂,小片每片含三七 0.25 克,一次 4～12 片,口服。大片每片含三七 0.5 克,一次 2～6 片,一日 3 次,口服。

【注意事项】　①孕妇慎用;②忌食生冷、油腻、辛辣食物;③出血量大者应立即采取综合急救措施。

10. 四红丹

【药物组成】　地榆(炭)、槐花(炭)、大黄、大黄(炭)、当归、当归(炭)。

【功能主治】　清热止血。用于血热所致的吐血、衄血、便血、崩漏下血。

【临床应用】　用于因湿热蕴结肠道,迫血妄行而致的下消化道出血。症见大便下血,血色鲜红,大便不畅,肛门灼痛,或有腹痛,舌红,苔黄,脉滑数。

【用量用法】　每丸重 9 克。一次 1 丸,一日 2 次,口服。

【注意事项】　①脾不统血所致出血者慎用;②孕妇慎用;③忌食辛辣、油腻食物;④体弱年迈者慎服;⑤出血量大者,应采取相应急救措施。

11. 云南红药

【药物组成】　三七、重楼、紫金龙、玉葡萄根、滑叶跌打、大麻药、制黄草乌、金铁锁、石菖蒲、西南黄芩。

【功能主治】　散瘀止血,祛风除湿,活血止痛。用于瘀血痹阻或风湿阻络所致的鼻衄、咯血、吐血、痔疮出血、月经过多、痹病、跌打损伤;胃溃疡吐血,支气管扩张咯血,功能性子宫出血,眼底出血,眼结膜出血,风湿性关节炎,风湿性腰腿痛,软组织挫伤见上述证候者。

【临床应用】　用于因瘀血阻络,血溢脉外所致的下消化道出血。症见大便出血,舌紫暗,边有瘀斑,脉涩。

【用量用法】　每粒装 0.25 克。一次 2～3 粒,一日 3 次,口服。

【注意事项】　①忌食生冷、油腻、辛辣食物;②本品含有毒药物,应在医生指导下观察使用,不可过量、久用;③出血量大者应采取相应急救措施。

12. 云南白药散(胶囊、片)

【药物组成】 国家保密方。

【功能主治】 化瘀止血,活血止痛,解毒消肿。用于跌打损伤,瘀血肿痛,吐血,咳血,便血,痔血,崩漏下血,疮疡肿毒及软组织挫伤,闭合性骨折,支气管扩张及肺结核咳血,溃疡病出血,以及皮肤感染性疾病。

【临床应用】 用于因热毒壅遏肠道,灼伤络脉所致的下消化道出血。症见大便带血,血色鲜红,肛门肿胀。

【用量用法】

散剂:每瓶装 4 克,保险子 1 粒。刀、枪、跌打诸伤,无论轻重,出血者用温开水送服;瘀血肿痛与未流血者用酒送服;妇科炎症,用酒送服;但月经过多、红崩,用温水送服。毒疮初起,服 1 粒,另取药粉,用酒调匀,敷患处,如已化脓只需内服。其他内出血各症均可内服。口服,一次 1~2 粒,一日 4 次(二岁至五岁按 1/4 剂量服用;五岁至十二岁按 1/2 剂量服用)。凡遇较重的跌打损伤可先服保险子 1 粒,轻伤及其他病症不必服。

胶囊剂,每粒装 0.25 克。一次 1~2 粒,一日 4 次,口服。

片剂,每素片重 0.35 克。刀、枪、跌打诸伤,无论轻重,出血者用温开水送服,瘀血肿痛与未流血者用酒送服;妇科各症,用酒送服;但月经过多、红崩,用温水送服。毒疮初起,服 1 片,另取数片碾细用酒调匀,敷患处,如已化脓,只需内服,其他内出血各症均可内服。口服,一次 1~2 片,一日 4 次(二岁至五岁按 1/4 剂量服用;六岁至十二岁按 1/2 剂量服用)。凡遇较重之跌打损伤可先服保险子 1 粒,轻伤及其他病症不必服。

【注意事项】 ①经期及哺乳期妇女慎用;②服药 1 日内,忌食蚕豆、鱼类及酸冷食物。

 13. 脏连丸

【药物组成】 黄连、黄芩、槐角、槐花、地榆炭、生地黄、赤芍、荆芥穗、当归、阿胶。

【功能主治】 清肠止血。用于肠热便血,肛门灼热,痔疮肿痛。

【临床应用】 用于因湿热壅遏肠道,脉络损伤而致的下消化道出血。症见大便下血,血色鲜红,或伴有黏液或脓液,常有少腹疼痛,肛门灼热,舌苔黄腻,脉濡数。

【用量用法】 大蜜丸,每丸重 9 克。一次 1 丸,一日 2 次,口服。

【注意事项】 ①虚寒证出血者不宜使用;②忌食辛辣、油腻食物;③体弱年迈者慎用;④若痔疮便血,肿痛严重和便血呈喷射状者,应采取综合急救措施。

14. 致康胶囊

【药物组成】　大黄、黄连、三七、白芷、阿胶、龙骨（煅）、白及、没药（制）、海螵蛸、茜草、龙血竭等。

【功能主治】　清热凉血，化瘀止血。用于崩漏、呕血及便血等。

【临床应用】　用于血热妄行所致的下消化道出血。症见便血色红，大便不畅，或有腹痛，口苦，舌质红，苔黄腻，脉濡数。

【用量用法】　胶囊剂，每粒装 0.3 克。一次 2～4 粒，一日 3 次，口服。

【注意事项】　①孕妇禁服；②过敏体质者、老年人、婴幼儿、孕妇、哺乳期妇女慎用。

15. 止红肠澼丸

【药物组成】　地黄（炭）、地榆炭、槐花、侧柏炭、黄芩、栀子、黄连、荆芥穗、阿胶、白芍、当归、乌梅、升麻。

【功能主治】　清热凉血，养血止血。用于血热所致的肠风便血、痔疮下血。

【临床应用】　用于因湿热壅遏肠道，脉络损伤而致的下消化道出血。症见大便下血，血色鲜红，或伴有黏液或脓液，少腹疼痛，肛门肿胀，舌红，舌苔黄腻，脉濡数。

【用量用法】　小丸每丸重 1.5 克，一次 6 丸，一日 2 次，口服。大丸每丸重 9克，一次 1 丸，一日 2 次，口服。

【注意事项】　①忌食辛辣油腻食物；②本药苦寒，易伤正气，体弱年迈者慎用；③若痔疮便血，发炎肿痛严重和便血呈喷射状者，应立即采取综合治疗措施。

16. 止血宝胶囊

【药物组成】　小蓟。

【功能主治】　凉血止血，祛瘀消肿。用于血热妄行所致的鼻出血、吐血、尿血、便血、崩漏下血。

【临床应用】　用于因热邪损伤肠络所致的下消化道出血。症见大便出血，血色鲜红，大便秘结，小便黄赤，舌红苔黄，脉数有力。

【用量用法】　胶囊剂，每粒装 0.3 克（含原药材 3 克）。一次 2～4 粒，一日 2～3 次，口服。

【注意事项】　①阴虚火旺出血者慎用；②忌食辛辣、油腻食物；③出血量多者应采取综合急救措施。

第20章 急性胰腺炎

急性胰腺炎是多种病因导致胰酶在胰腺内被激活后引起胰腺组织自身消化、水肿、出血甚至坏死的炎症反应，属消化病急症之一。临床以急性腹痛、恶心、呕吐、发热和血尿淀粉酶增高等为特点。病变程度轻重不等，轻者以胰腺水肿为主，临床多见，病情常呈自限性，预后良好。少数重者的胰腺出血坏死，常继发感染、腹膜炎和休克等，并发症多，预后凶险，称为重症急性胰腺炎。临床病理常把急性胰腺炎分为水肿型和出血坏死型两种。

急性胰腺炎属中医学"腹痛""呕吐"等范畴，主要由外邪侵袭、饮食所伤、情志失调、气滞血瘀等导致，与肝胆、脾胃、大小肠等脏腑关系密切，病机多为气机郁滞、脉络痹阻，一般以实证、热证和虚实夹杂多见，轻证多预后良好。重症患者，或轻证失治误治，日久不愈，可损伤正气，预后不良。

一、辨证治疗

1. 肝胆湿热证

【表　现】　上腹部胀痛拒按，胁痛，或呃逆，发热，倦怠，大便不畅或干结，小便短赤，目黄身黄，舌质红，苔薄黄或黄腻，脉弦数。

【治　法】　清利肝胆湿热。

【处方1】　茵陈蒿汤（《伤寒论》）合龙胆泻肝汤（《兰室秘藏》）加减。

茵陈 30 克	栀子 15 克	生大黄（后下）9 克	龙胆草 9 克
黄柏 15 克	枳实 15 克	滑石（包煎）15 克	延胡索 15 克
柴胡 12 克	木香 9 克	黄芩 10 克	车前子（包煎）10 克
泽泻 15 克			

【方　解】　方中以龙胆草泻肝胆湿热；栀子、黄芩、柴胡清热泻火；车前子、泽泻、滑石、黄柏清热祛湿；茵陈、大黄清热通腑退黄，木香、枳实、元胡理气止痛。

【加　减】　①呕吐甚者，加旋覆花（包煎）10 克，代赭石（先煎）15 克，竹茹 10

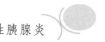

克。②肝郁气滞,加香附 12 克,郁金 10 克,乌药 10 克。③腹胀者,加大腹皮 15 克。④尿短少,赤涩不畅,加竹叶 10 克,赤小豆 15 克。

【处方2】　大柴胡汤(《金匮要略》)加减。

柴胡 15 克	炒枳实 20 克	生大黄(后下)10 克	黄芩 15 克
法半夏 9 克	赤芍 15 克	滑石(包煎)15 克	田基黄 20 克
金钱草 30 克	蒲公英 30 克		

【方　解】　方中以柴胡清利肝胆;生大黄、黄芩、枳实、赤芍、田基黄通腑泄热;滑石、金钱草、蒲公英清热祛湿退黄。

【加　减】　①呕吐甚者,加旋覆花(包煎)10 克,代赭石(先煎)15 克,竹茹 10 克。②腹胀者,加大腹皮 15 克。③肝郁气滞,加香附 12 克,郁金 10 克,乌药 10 克。④尿短少,赤涩不畅,加竹叶 10 克,赤小豆 15 克,半枝莲 15 克。

【处方3】　茵陈蒿汤(《伤寒论》)合虎杖散(《圣济总录》)加减。

| 茵陈 30 克 | 栀子 15 克 | 生大黄(后下)9 克 | 虎杖 15 克 |
| 赤芍 15 克 | 枳实 15 克 | 车前子(包煎)15 克 | 蒲公英 30 克 |

【方　解】　方中以茵陈、栀子、大黄、蒲公英清热泻火;茵陈、车前子清热祛湿;虎杖、赤芍清热祛湿活血,枳实理气导滞止痛。

【加　减】　①黄疸重者,加田基黄 20 克,金钱草 30 克。②热毒重者,加金银花 15 克,野菊花 15 克。③呕吐甚者,加旋覆花(包煎)10 克,代赭石(先煎)30 克,竹茹 10 克。④腹胀明显者,加大腹皮 15 克。⑤肝郁气滞者,加香附 12 克,郁金 10 克,乌药 10 克。⑥疼痛明显者,加玄胡索 10 克,三七粉(冲服)6 克。

【处方4】　凉膈散(《太平惠民和剂局方》)加减。

栀子 15 克	生大黄(后下)12 克	连翘 15 克	竹叶 10 克
黄芩 15 克	元明粉(冲服)10 克	滑石 15 克	车前子(包煎)15 克
海金沙(包煎)15 克			

【方　解】　方中以栀子、黄芩、大黄、连翘、元明粉清热泻火;车前子、滑石、竹叶清热祛湿;滑石、海金沙、大黄清热祛湿退黄。

【加　减】　①黄疸重者,加茵陈 30 克,田基黄 15 克。②呕吐甚者,加旋覆花(包煎)10 克,代赭石(先煎)15 克,竹茹 10 克。③腹胀明显者,加枳实 15 克,木香 10 克,大腹皮 15 克。④尿短少,赤涩不畅,加赤小豆 15 克、泽泻 15 克。⑤胁痛者,加延胡索 15 克,香附 15 克。

2. 胃肠热结证

【表　现】　腹痛剧烈,由上腹至脐腹部,甚者从心下至少腹满痛不可近,有痞满燥实坚征象,伴有腹胀,恶心呕吐,口干渴,尿短赤,日晡潮热,舌红,苔黄厚腻或燥,脉洪数或弦数。

【治　法】　清热通腑攻下。

【处方1】　大承气汤(《伤寒论》)加减。

生大黄(后下)9克	厚朴20克	枳实15克	芒硝(冲服)9克
栀子12克	延胡索15克		

【方　解】　方中大黄苦寒泄热通便,荡涤肠胃;辅以芒硝咸寒泻热,软坚润燥;积滞内阻,每致气滞不行,血流不畅,故以厚朴、枳实等行气散结,消痞除满,使积滞迅速得以外泄,其痛自已。栀子增强清热之功,元胡增强止痛之功。

【加　减】　①痞满燥结,大便秘结不通者,可同时用大承气汤灌肠。②热甚者,加金银花15克,野菊花15克,蒲公英30克或重用大黄12克。③阴伤者,加生地黄20克。④腹胀甚者,加槟榔15克,莱菔子10克。⑤呕吐甚者,加姜竹茹10克。

【处方2】　泻心汤(《金匮要略》)合增液汤(《温病条辨》)加减。

生大黄(后下)9克	黄芩15克	黄连10克	枳实15克
玄参15克	生地黄15克	麦冬10克	

【方　解】　方中大黄、黄芩、黄连苦寒泄热通便;枳实行气散结,消痞除满,使积滞迅速得以外泄。玄参、生地黄麦冬增强养阴清热通腑之功。

【加　减】　①痞满燥结,可同时用大承气汤灌肠。②热甚者,加栀子10克,金银花15克,野菊花15克,蒲公英30克或重用大黄12克。③腹胀甚,加厚朴10克,槟榔10克,莱菔子15克。④呕吐甚者,加竹茹10克,连翘15克。

【处方3】　清胃泻火汤(《寿世保元》)加减。

黄芩15克	黄连6克	栀子10克	黄柏12克
连翘15克	葛根15克	玄参15克	升麻15克
生地黄15克	甘草3克	枳实15克	生槟榔15克

【方　解】　方中黄芩、黄连、栀子、黄柏、连翘苦寒泄热;枳实、槟榔等行气散结,消痞除满,使积滞迅速得以外泄;葛根、升麻升津清热;玄参、生地黄养阴清热;甘草和药解毒。

【加　减】　①痞满燥结者,可同时用大承气汤灌肠。②热甚者,加金银花15克,野菊花15克,蒲公英30克或加大黄(后下)12克。③呕吐甚者,加旋覆花(包煎)10克,代赭石(先煎)30克,竹茹10克,姜半夏10克。

【处方4】　五味消毒饮(《医宗金鉴》)合大黄甘草汤(《金匮要略》)加减。

金银花20克	野菊花15克	蒲公英30克	天葵子15克
紫花地丁15克	生大黄(后下)12克	生甘草3克	枳实15克

【方　解】　方中金银花、野菊花、蒲公英、天葵子、紫花地丁、甘草清热解毒;大黄苦寒泄热通便,荡涤肠胃;枳实行气散结,消痞除满,使积滞得以外泄,其痛自已。

【加　减】　①痞满燥实,大便秘结者,可同时用大承气汤灌肠。②热甚阴伤者,加生地黄 20 克,玄参 15 克。③腹胀甚者,加枳实 10 克,槟榔 10 克,莱菔子 10 克。④呕吐甚者,加竹茹 10 克,姜半夏 9 克。

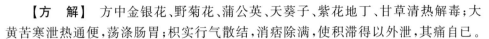 3. 瘀热互结证

【表　现】　腹部刺痛拒按,痛有定处,或有包块,或皮肤青紫有瘀斑,发热夜甚,口干不渴,小便短赤,大便燥结,舌质红或有瘀斑,脉弦数或涩。

【治　法】　清热泻火,祛瘀通腑。

【处方 1】　泻心汤(《金匮要略》)合膈下逐瘀汤(《医林改错》)加减。

黄连 9 克	黄芩 10 克	大黄(后下)10 克	水牛角(先煎)30 克
牡丹皮 15 克	赤芍 15 克	生地黄 15 克	川芎 10 克
延胡索 10 克	厚朴 10 克	桃仁 10 克	丹参 15 克
红花 10 克			

【方　解】　方中黄连、黄芩、大黄清热泻火通腑;桃仁、红花、丹参、川芎、元胡活血化瘀,并可止痛;水牛角、牡丹皮、赤芍、生地黄凉血消瘀;厚朴理气导滞。

【加　减】　①腹部有包块者,加皂角刺 12 克或三棱 10 克,莪术 9 克。②腹痛明显者,加元胡 10 克,三七粉(冲服)6 克。③热重者,加金银花 12 克,连翘 10 克,蒲公英 30 克。

【处方 2】　复元活血汤(《医学发明》)加减。

柴胡 10 克	瓜蒌根 20 克	当归 10 克	红花 10 克
酒大黄 15 克	桃仁 10 克	赤芍 15 克	天葵子 15 克
蒲公英 30 克			

【方　解】　重用酒制大黄,荡涤凝瘀败血,导瘀下行,推陈致新;柴胡疏肝行气,两药合用,一升一降,以攻散胁下之瘀滞;桃仁、红花活血祛瘀,消肿止痛;当归补血活血;瓜蒌根既能入血分助诸药而消瘀散结,又可清热润燥;甘草缓急止痛,调和诸药;赤芍、蒲公英、天葵子清热解毒化瘀。

【加　减】　①腹部有包块,加皂角刺 12 克或三棱 10 克,莪术 9 克。②腹痛明显者,加生蒲黄(包煎)10 克,五灵脂 10 克。③腹胀者,加枳实 12 克,厚朴 10 克。

【处方 3】　清营汤(《温病条辨》)加减。

水牛角(先煎)30 克	生地黄 15 克	金银花 20 克	连翘 15 克
玄参 30 克	黄连 10 克	竹叶 10 克	丹参 15 克
麦冬 10 克	大黄(后下)10 克	半枝莲 15 克	

【方　解】　方中水牛角代原方犀角以清解营分之热毒；生地黄凉血滋阴，麦冬清热养阴生津，玄参滋阴降火解毒，三药共用，既清热养阴，又助清营凉血解毒；金银花、连翘、竹叶、半枝莲清热解毒，使营分热邪外达；黄连清心解毒，丹参清热凉血、活血散瘀，大黄通腑清热化瘀。

【加　减】　①腹部有包块者，加皂角刺12克或三棱10克，莪术9克。②腹痛明显者，加三七粉（冲服）6克，生蒲黄（包煎）10克，五灵脂10克。

【处方4】　犀角地黄汤（《外台秘要》）合泻心汤（《金匮要略》）加减。

水牛角（先煎）30克	牡丹皮10克	赤芍15克	生地黄15克
大黄（后下）10克	黄连9克	黄芩15克	桃仁12克
生蒲黄（包）10克	蒲公英30克	虎杖15克	五灵脂10克

【方　解】　方中苦咸寒之水牛角，凉血清心解毒；甘苦寒之生地黄，凉血滋阴生津，助水牛角清热凉血止血；赤芍、牡丹皮、五灵脂、蒲黄、虎杖清热凉血、活血散瘀；黄连、黄芩清热解毒；大黄、桃仁通腑凉血消瘀。

【加　减】　①腹部有包块，加皂角刺12克或三棱15克，莪术15克。②胁痛明显者，加川芎10克，白芍15克。③皮肤青紫有瘀斑者，加三七粉（冲服）6克，茜草15克。

4. 腑闭血瘀证

【表　现】　脘腹疼痛如锥如割，呕吐剧烈，高热不退，或兼黄疸，腹水，小便如茶，大便秘结，舌质绛或紫，苔黄燥或灰黑，脉弦数而微涩。

【治　法】　清热通腑，化瘀导滞。

【处方1】　大陷胸汤（《伤寒论》）合失笑散（《太平惠民和剂局方》）加味。

蒲黄（包煎）10克	五灵脂10克	枳实12克	赤茯苓15克
大黄（后下）10克	黄芩10克	栀子10克	厚朴10克
红花10克	赤芍15克		

【方　解】　方中大黄、栀子、黄芩通腑泄热，厚朴、枳实导滞通腑开闭，五灵脂、蒲黄、红花、赤芍祛瘀清热，茯苓祛湿。

【加　减】　①腹痛剧烈者，加元胡10克，三七粉（冲服）6克。②瘀血较著，舌暗紫，有瘀斑者，加桃仁10克，土鳖虫6克。③黄疸明显者，加茵陈20克，郁金15克。④兼腹水者，加商陆10克，大腹皮15克。⑤大便干结者，加玄参20克，生地黄15克。

【处方2】　大陷胸汤（《伤寒论》）合茵陈五苓散（《金匮要略》）加味。

大黄（后下）10克	芒硝（冲服）10克	茵陈30克	生白术20克
茯苓30克	猪苓15克	桂枝6克	泽泻15克
垂盆草30克	赤芍15克	郁金15克	

【方　解】　方中大黄、芒硝通腑泄热,赤芍祛瘀清热,茯苓、猪苓、泽泻祛湿利水;垂盆草、茵陈、郁金祛湿活血退黄,桂枝、生白术化气行水。

【加　减】　①腹痛剧烈者,加延胡索 15 克,三七粉(冲服)6 克。②瘀血较著,舌暗紫、有瘀斑者,加桃仁 10 克,土鳖虫 6 克。③腹水较多者,加商陆 10 克,大腹皮 15 克。④大便干结者,加玄参 20 克,生地黄 15 克,瓜蒌 30 克。⑤呕吐者,加姜半夏 9 克,竹茹 10 克。

【处方 3】　血府逐瘀汤(《医林改错》)加减。

桃仁 10 克	红花 10 克	当归 10 克	生地黄 15 克
牛膝 15 克	川芎 10 克	赤芍 30 克	枳实 15 克
金钱草 30 克	郁金 15 克	茯苓 20 克	川楝子 9 克
元胡 10 克	酒大黄 10 克		

【方　解】　方中桃仁、大黄、枳实破血行滞,红花活血祛瘀以止痛;赤芍、川芎、郁金活血祛瘀;牛膝活血通经,祛瘀止痛,引血下行;生地黄、当归养血益阴,清热活血;金钱草、茯苓祛湿退黄;川楝子、元胡行气活血止痛。

【加　减】　①腹痛剧烈者,加徐长卿 15 克。②黄疸明显,加茵陈 20 克,海金沙(包煎)15 克。③兼腹水者,加茯苓 30 克,大腹皮 15 克,泽泻 10 克。④大便干结者,加玄参 20 克。

【处方 4】　枳实导滞丸(《内外伤辨惑论》)加减。

炒枳实 30 克	生白术 30 克	大黄(后下)10 克	黄连 10 克
黄芩 15 克	茯苓皮 30 克	泽泻 20 克	香附 10 克
蒲公英 30 克	金钱草 30 克	抽葫芦 30 克	莪术 9 克

【方　解】　方中枳实、莪术消痞导滞;大黄通腑泄热、荡涤实积以开闭;生白术健脾祛湿;黄芩、黄连、蒲公英清热解毒,茯苓皮、泽泻、抽葫芦、金钱草利水祛湿退黄;莪术、香附行气活血止痛。

【加　减】　①腹痛剧烈者,加延胡索 10 克,三七粉(冲服)6 克。②瘀血较著,舌暗紫、有瘀斑者,加桃仁 10 克,土鳖虫 6 克。③黄疸明显者,加茵陈 20 克,郁金 15 克。④大便干结者,加玄参 20 克,生地黄 15 克。

5. 肝脾失调证

【表　现】　上腹部不适或上腹部、胁部胀满,进食后明显,纳谷欠馨,或轻微恶心,大便质黏或溏。舌苔白或白腻,脉弦缓。

【治　法】　疏肝健脾,和胃化湿。

【处方 1】　柴芍六君子汤(《医宗金鉴》)加减。

柴胡 10 克	白芍 12 克	太子参 30 克	炒白术 15 克

| 茯苓 15 克 | 法半夏 9 克 | 陈皮 6 克 | 木香 10 克 |
| 香附 15 克 | 当归 10 克 | 郁金 15 克 | 焦三仙 30 克 |

【方　解】　方中柴胡、香附、当归、白芍、郁金疏肝活血,太子参、白术、茯苓、半夏、焦三仙健脾和胃祛湿,陈皮、木香理气健脾。

【加　减】　①肝气郁滞明显者,加佛手 10 克。②胁胀、胁痛明显者,加川楝子 9 克,延胡索 10 克。③恶心较著者,加竹茹 10 克,姜半夏 9 克。④大便稀溏明显者,加苍术 10 克,砂仁(后下)6 克。

【处方 2】　逍遥散(《太平惠民和剂局方》)加减。

柴胡 10 克	白芍 15 克	炒白术 15 克	当归 10 克
茯苓 15 克	炮姜 6 克	薄荷(后下)3 克	木香 10 克
郁金 15 克			

【方　解】　方中柴胡、当归、白芍、郁金疏肝解郁,理气活血;白术、茯苓、炮姜健脾和胃祛湿;木香理气健脾;薄荷条达肝气。

【加　减】　①胁胀、胁痛明显者,加川楝子 9 克,延胡索 15 克。②恶心较著者,加陈皮 10 克,竹茹 10 克。③大便稀溏明显者,加苍术 10 克,砂仁(后下)6 克。

【处方 3】　四逆散(《伤寒论》)加减。

柴胡 10 克	白芍 15 克	炒枳实 15 克	炙甘草 3 克
炒白术 15 克	党参 15 克	木香 10 克	砂仁(后下)6 克
青皮 10 克	香附 10 克		

【方　解】　方中柴胡、香附、白芍疏肝活血;枳实理气导滞;党参、白术、炙甘草健脾和胃;青皮、木香、砂仁理气健脾燥湿。

【加　减】　①肝气郁滞明显者,加佛手 10 克,香橼 10 克。②胁胀、胁痛明显者,加川芎 10 克,延胡索 10 克。③恶心较著者,加黄连 3 克,竹茹 10 克。④大便不通者,加枳实 10 克,生白术 30 克。

【处方 4】　柴胡疏肝散(《景岳全书》)加减。

柴胡 10 克	白芍 15 克	炒枳壳 15 克	炙甘草 3 克
陈皮 10 克	香附 10 克	川芎 9 克	郁金 15 克
香橼 10 克	厚朴 10 克		

【方　解】　方中柴胡、香附、白芍、郁金、川芎疏肝活血;陈皮、香橼理气健脾;苍术、厚朴燥湿理气健脾;甘草健脾和中。

【加　减】　①肝气郁滞明显者,加佛手 10 克。②胁胀、胁痛明显者,加川楝子 9 克,延胡索 10 克。③恶心较著者,加陈皮 10 克,姜半夏 10 克,竹茹 10 克。

6. 气阴两虚证

【表　现】　精神疲倦,少气懒言,纳呆食少,口干,或饥而不欲食,脘痞不舒,大便干,舌淡红少苔或无苔,脉沉细数。

【治　法】　益气生津,养阴和胃。

【处方1】　益胃汤(《温病条辨》)加减。

北沙参 20 克	生地黄 20 克	麦冬 15 克	玉竹 15 克
白扁豆 30 克	天花粉 12 克	山楂 12 克	太子参 30 克
知母 6 克			

【方　解】　方中沙参、生地黄、麦冬、玉竹、天花粉生津养阴,太子参益气,山楂、扁豆健脾和胃,知母清虚热、生津液。

【加　减】　①虚热较著者,加地骨皮 15 克。②脘痞不舒者,加陈皮 10 克,法半夏 9 克。③大便干结艰行者,加火麻仁 15 克,炒枳实 10 克。④气虚乏力者,加黄芪 15 克。

【处方2】　沙参麦冬汤(《温病条辨》)加减。

北沙参 20 克	麦冬 15 克	玉竹 15 克	太子参 30 克
白扁豆 30 克	天花粉 12 克	石斛 15 克	白芍 20 克
甘草 3 克	地骨皮 15 克	桑叶 15 克	

【方　解】　方中沙参、麦冬、玉竹、天花粉、石斛生津养阴;太子参益气;白芍、甘草酸甘化阴;扁豆健脾和胃;桑叶、地骨皮养阴清热。

【加　减】　①脘痞不舒者,加陈皮 6 克,法半夏 9 克。②大便干结难行者,加火麻仁 15 克,炒枳实 10 克,生白术 30 克。

【处方3】　竹叶石膏汤(《伤寒论》)加减。

| 竹叶 10 克 | 石膏(先煎)30 克 | 人参(另煎兑服)6 克 | 麦冬 10 克 |
| 半夏曲 9 克 | 甘草 3 克 | 粳米 15 克 | 连翘 15 克 |

【方　解】　方中竹叶、石膏、连翘清透余热,除烦止呕;人参配麦冬,补气养阴生津;半夏曲、连翘和胃清热、消痞散结;甘草、粳米和脾养胃。

【加　减】　①虚热较著者,加地骨皮 15 克。②大便干结者,加火麻仁 15 克,生地黄 20 克,炒枳实 10 克。③口干渴较著者,加芦根 30 克,天花粉 10 克。

【处方4】　麦门冬汤(《金匮要略》)加减。

麦冬 20 克	姜半夏 9 克	人参(另煎兑服)6 克	甘草 3 克
粳米 10 克	大枣 15 克	黄连 3 克	木香 6 克
玄参 15 克	炒枳实 15 克		

【方　解】　方中重用麦冬,甘寒清润,配合苦寒之黄连,既养肺胃之阴,又清肺胃虚热;人参益气生津;甘草、粳米、大枣益气养胃,合人参益胃生津;半夏降逆下气,化其痰涎;玄参养阴润肠通便;木香、枳实行气消痞。

【加　减】　①虚热较著者,加地骨皮 15 克。②脘痞不舒者,加陈皮 6 克。③若津伤甚者,加沙参 10 克,玉竹 10 克。④若阴虚腹痛、脘腹灼热者,加石斛 15 克,白芍 15 克,炙甘草 6 克。

二、中成药治疗

 ## 1. 柴胡舒肝丸

【药物组成】　茯苓、麸炒枳壳、酒白芍、甘草、豆蔻、醋香附、陈皮、桔梗、姜厚朴、炒山楂、防风、炒六神曲、柴胡、黄芩、薄荷、紫苏梗、木香、炒槟榔、醋三棱、酒大黄、炒青皮、当归、姜半夏、乌药、醋莪术。辅料为蜂蜜。

【功能主治】　舒肝理气、消胀止痛。用于气郁不舒、脘肋胀闷、不思饮食、呕吐酸水。

【临床应用】　急性胰腺炎辨证为肝脾失调、肝气郁滞者可用柴胡舒肝丸治疗。症见上腹部、胁部胀满疼痛,进食后明显,纳谷不香,恶心欲吐,舌淡红,苔薄白,脉弦。

【用量用法】　大蜜丸,每丸重 10 克。一次 1 丸,一日 2 次,口服。

【注意事项】　①忌生冷油腻难消化的食物;②服药期间要保持情绪乐观,切忌生气恼怒。

 ## 2. 大柴胡颗粒

【药物组成】　柴胡、大黄、枳实(炒)、黄芩、半夏(姜)、芍药、大枣、生姜。

【功能主治】　和解少阳,内泻热结。用于因少阳不和、肝胆湿热所致的右上腹隐痛或胀满不适、口苦、恶心呕吐、大便秘结、舌红苔黄腻、脉弦数或弦滑,胆囊炎见上述证候者。

【临床应用】　急性胰腺炎辨证为肝胆湿热证者可用大柴胡颗粒治疗。症见上腹部胀痛拒按,胁痛,或呃逆,发热,倦怠,大便不畅或干结,小便短赤,目黄身黄,或伴口苦、恶心、呕吐,舌质红,苔薄黄或黄腻,脉弦数。

【用量用法】　颗粒剂,每袋重 8 克。一次 1 袋,一日 3 次,开水冲服。

【注意事项】　①发热＞38.5℃(口温)或血 WBC＞10×10^9/L 者不适宜单用本品治疗;②若出现腹痛加重、发热或血象升高明显等严重病情者,需在医生指导下进一步治疗;③个别患者出现腹泻,若患者不能耐受或出现腹痛加剧、恶心、呕吐等症,可减量或停止使用本品。

3. 龙胆泻肝丸

【药物组成】　龙胆、柴胡、黄芩、栀子(炒)、泽泻、木通、车前子(盐炒)、当归(酒炒)、地黄、炙甘草。

【功能主治】　清肝胆,利湿热。用于肝胆湿热,头晕目赤,耳鸣耳聋,胁痛口苦,尿赤,湿热带下。

【临床应用】　急性胰腺炎辨证为肝胆湿热证者可用龙胆泻肝丸治疗。症见上腹部胀痛拒按,胁痛,或呃逆,发热,倦怠,大便不畅或干结,小便短赤,目黄身黄,舌质红,苔薄黄或黄腻,脉弦数。

【用量用法】　水丸剂,每30粒重6克。一次3～6克,一日2次,口服。

【注意事项】　①忌烟、酒及辛辣食物;②不宜在服药期间同时服用滋补性中药;③孕妇禁用;④服药后大便次数增多且不成形者,应酌情减量。

4. 六味安消胶囊

【药物组成】　土木香、大黄、山奈、寒水石(煅)、诃子、碱花。

【功能主治】　和胃健脾,导滞消积,活血止痛。胃痛胀满,消化不良,便秘,痛经。

【临床应用】　用于急性胰腺炎湿热证,症见腹痛,腹胀,恶心呕吐,口干渴,尿短赤,便秘,舌红,苔黄厚腻或燥,脉数。

【用量用法】　胶囊剂,每粒0.5克。一次3～6粒,一日2～3次,口服。

【注意事项】　①不适用于久病体虚的胰腺炎患者;②孕妇忌服。

5. 清胰利胆颗粒

【药物组成】　牡蛎、姜黄、金银花、柴胡、大黄、延胡索(醋制)、牡丹皮、赤芍。

【功能主治】　行气解郁,活血止痛,舒肝利胆,解毒通便。用于急性胰腺炎,急性胃炎等症。

【临床应用】　用于急性胰腺炎瘀热互结证、腑闭血瘀证、肝脾失调证的治疗。症见胁肋、腹部疼痛,腹胀,恶心呕吐,口干渴,尿短赤,便秘,舌红,苔黄厚腻或燥,脉数。

【用量用法】　颗粒剂,每袋重10克。一次10克,一日2～3次,开水冲服。

【注意事项】　孕妇、哺乳期妇女、年老体弱慎用。

6. 四逆散

【药物组成】　柴胡、芍药、枳实、甘草等份为末,以上四味,混匀,即得。

【功能主治】　透邪解郁,疏肝理脾。阳郁厥逆证:手足不温,或腹痛,或泄利下重,脉弦。肝脾气郁证:胁肋胀闷,脘腹疼痛,脉弦。

【临床应用】 急性胰腺炎辨证为肝脾失调证者可用四逆散治疗。症见手足不温,或腹痛,或上腹部不适,或上腹部、胁部胀满,进食后明显,纳谷欠馨,或泄利下重,或便溏,舌淡红,苔薄白,脉弦。

【用量用法】 颗粒剂,每袋装 9 克。一次 9 克,一日 2 次,开水冲服。

【注意事项】 ①不可与鲤鱼同食,同食会中毒;②肝阳上亢,肝风内动,阴虚火旺及气机上逆者忌用或慎用;③久服较大剂量的生甘草,可引起浮肿等。

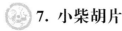 7. 小柴胡片

【药物组成】 柴胡、黄芩、半夏(姜制)、党参、生姜、甘草、大枣。

【功能主治】 解表散热,疏肝和胃。外感病,邪犯少阳证,症见寒热往来、胸胁苦满、食欲缺乏、心烦喜呕、口苦咽干,脉弦等。

【临床应用】 用于急性胰腺炎初起兼有表证者,症见出现恶寒发热,胸胁胀满,腹痛,食欲缺乏,心烦喜呕,口苦咽干,脉弦。

【用量用法】 片剂,每片重 0.4 克。一次 4～6 片,一日 3 次,口服。

【注意事项】 ①忌烟、酒及辛辣、生冷、油腻食物;②不宜在服药期间同时服用滋补性中药;③兼有风寒感冒者不适用。

8. 血府逐瘀胶囊

【药物组成】 桃仁(炒)、红花、赤芍、川芎、枳壳(麸炒)、柴胡、桔梗、当归、地黄、牛膝、甘草。

【功能主治】 活血祛瘀,行气止痛。气滞血瘀所致的胸痹、头痛日久、痛如针刺而有定处、内热烦闷、心悸失眠、急躁易怒。

【临床应用】 急性胰腺炎辨证为血瘀证者可用血府逐瘀胶囊治疗,症见脘腹疼痛如锥如割,或兼黄疸,腹水,舌质绛或紫,苔黄燥或灰黑,脉弦数而微涩。

【用量用法】 胶囊剂,每粒 0.4 克。一次 6 粒,一日 2 次,口服。

【注意事项】 ①忌食辛冷食物;②孕妇禁用。

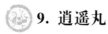 9. 逍遥丸

【药物组成】 柴胡、当归、白芍、炒白术、茯苓、炙甘草、薄荷、生姜。

【功能主治】 疏肝健脾,养血调经。用于肝郁脾虚所致的郁闷不舒、胸胁胀痛、头晕目眩、食欲减退、月经不调。

【临床应用】 急性胰腺炎辨证为肝脾失调证者可用逍遥丸治疗,症见上腹部不适或上腹部、胁部胀满,进食后明显,纳谷不香,恶心,大便质黏或溏,舌淡红,舌苔白或白腻,脉弦。

【用量用法】　水丸,每袋装 6 克。一次 6～9 克,一日 2 次,口服。

【注意事项】　①忌生冷及油腻难消化的食物;②要保持情绪乐观,切忌生气恼怒。

10. 胰胆炎合剂

【药物组成】　柴胡、黄芩、厚朴、大黄、枳实、蒲公英、赤芍、北败酱、法半夏、甘草。

【功能主治】　清泻肝胆湿热。用于急性胰腺炎,急性胆囊炎,也可用于慢性胰腺炎,慢性胆囊炎的急性发作。

【临床应用】　主要用于急性胰腺炎或慢性胰腺炎急性发作的肝胆湿热证,症见上腹部胀痛拒按,胁痛,或呃逆,发热,倦怠,大便不畅或干结,小便短赤,目黄身黄,舌质红,苔薄黄或黄腻,脉弦数。

【用量用法】　药粉每瓶装 2 克。药液每瓶装 200 毫升。口服,一次药液 20 毫升,冲服药粉 1 克,一日 2 次。慢性期服药量加倍,症状缓解后,根据大便情况酌减药服量,或遵医嘱。

【注意事项】　①忌烟、酒及辛辣食物;②服药后大便次数增多且不成形者,应酌情减量;③孕妇慎用、哺乳期妇女、年老体弱及脾虚便溏者应慎用。

第**21**章　慢性胰腺炎

慢性胰腺炎是各种病因引起胰腺组织持续性炎症,引起腺体广泛纤维化、腺泡和胰岛细胞萎缩,导致胰腺的内、外分泌功能受损,且常伴有胰腺实质钙化、胰管扩张及胰管结石、假性囊肿形成等改变。临床主要表现为反复发作的上腹部疼痛、消化不良、腹泻、消瘦等,晚期可出现胰腺囊肿、糖尿病。

慢性胰腺炎属中医学"腹痛""痞满"等范畴,主要由误治伤中、饮食阻滞、痰气壅塞、七情失和、脾胃虚弱等导致,与脾胃、肝胆等脏腑关系密切,病机多为脾胃虚弱,内外之邪乘而袭之,使脾之清阳不升,胃之浊阴不降。一般以虚寒证和虚实夹杂证多见,病程多缠绵难愈。

一、辨证治疗

 1. 脾胃虚弱证

【表　现】　腹痛隐隐,食欲缺乏,倦怠乏力,大便溏薄或便夹油滴,舌淡胖,苔白,脉弱。

【治　法】　健脾理气,升清止泻。

【处方1】　香砂六君子汤(《古今名医方论》)加减。

党参 15 克	炒白术 15 克	茯苓 15 克	炙甘草 3 克
法半夏 9 克	陈皮 10 克	木香 6 克	砂仁(后下)6 克
藿香(后下)10 克			

【方　解】　方中党参、白术、炙甘草健脾益气,茯苓健脾渗湿止泻,法半夏、陈皮、砂仁、木香等燥湿健脾,藿香、砂仁健脾升清化浊。

【加　减】　①脾虚食少者,加鸡内金 15 克,神曲 10 克。②腹中畏凉者,加干姜 6 克。③腹痛者,加香附 10 克,郁金 15 克,延胡索 10 克。④胃脘痛者,加海螵蛸 15 克,浙贝母 10 克。⑤久病,大便频次增多,加山药 15 克,炒薏苡仁 30 克。

【处方2】　参苓白术散(《太平惠民和剂局方》)加减。

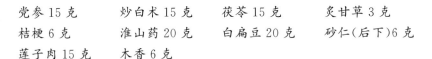

党参 15 克	炒白术 15 克	茯苓 15 克	炙甘草 3 克
桔梗 6 克	淮山药 20 克	白扁豆 20 克	砂仁(后下)6 克
莲子肉 15 克	木香 6 克		

【方　解】　本方主要用于脾虚湿盛而有大便溏泄者。方中党参、白术、炙甘草健脾益气;茯苓健脾渗湿止泻;白扁豆、薏苡仁、山药之甘淡,莲子之甘涩,助白术既可健脾,又可渗湿止泻;砂仁、木香燥湿健脾理气。

【加　减】　①病久正气虚而大便溏泻次数多者,加五味子 6 克,补骨脂 10 克。②食少纳呆者,加神曲 10 克,鸡内金 15 克。③里寒而腹痛者,加干姜 6 克,肉桂 3 克。

【处方 3】　异功散(《小儿药证直诀》)加减。

党参 15 克	炒白术 15 克	茯苓 15 克	炙甘草 6 克
陈皮 10 克	茵陈 15 克	金钱草 15 克	炒白芍 15 克

【方　解】　方中党参、白术、炙甘草健脾益气,茯苓健脾渗湿止泻,陈皮理气燥湿、健脾助运,茵陈、金钱草清热祛湿退黄。

【加　减】　①若湿热之象明显,加黄连 6 克,黄芩 10 克。②胁痛者,加香附 10 克,郁金 15 克。③脘腹痛者,加徐长卿 15 克。④气虚乏力明显者,加生黄芪 15 克,红景天 15 克。⑤厌食者,加焦山楂 10 克,炒谷芽 10 克。

【处方 4】　神术散(《医学心悟》)加减。

苍术 15 克	陈皮 10 克	姜厚朴 10 克	炙甘草 6 克
藿香 15 克	砂仁(后下)6 克	炒白术 15 克	茯苓 15 克
莪术 9 克			

【方　解】　方中白术、炙甘草健脾益气,苍术、茯苓、厚朴健脾祛湿止泻,陈皮、藿香、砂仁健脾升清化浊,莪术活血消癥。

【加　减】　①若湿郁化热者,加黄连 6 克,黄芩 10 克。②兼见黄疸,加茵陈 15 克,金钱草 15 克。③胁痛者,加柴胡 10 克,香附 10 克,郁金 15 克。④久病,大便频次增多者,加薏苡仁 30 克,山药 15 克。⑤厌食者,加焦山楂 10 克,炒谷芽 10 克。

2. 气滞血瘀证

【表　现】　腹痛拒按,痛如针刺,痛处固定,上腹部扪及包块,压痛明显,舌质紫暗或有瘀斑,脉沉涩。

【治　法】　活血化瘀,理气止痛。

【处方 1】　膈下逐瘀汤(《医林改错》)加减。

当归 10 克	牡丹皮 10 克	五灵脂 10 克	川芎 10 克
延胡索 10 克	厚朴 10 克	乌药 15 克	桃仁 10 克
红花 10 克	香附 10 克	赤芍 15 克	甘草 6 克

【方　解】　方中当归、川芎、赤芍养营活血,五灵脂、延胡索、桃仁、红花化瘀止痛,牡丹皮凉血消瘀,厚朴、乌药、香附理气止痛。

【加　减】　①腹部有包块,加皂角刺 12 克或三棱 10 克,莪术 9 克。②腹部积块大而坚硬作痛,可合用鳖甲煎丸以化瘀软坚,或吞服三七粉 3 克。③腹中畏凉者,加炮姜 6 克。

【处方 2】　失笑散(《太平惠民和剂局方》)合丹参饮(《时方歌括》)加减。

| 五灵脂 10 克 | 蒲黄(包)10 克 | 丹参 15 克 | 檀香(后下)3 克 |
| 砂仁(后下)6 克 | 酒大黄 6 克 | 甘草 3 克 | 延胡索 10 克 |

【方　解】　方中五灵脂、蒲黄、丹参、延胡索行血散瘀止痛;檀香、砂仁理气和胃止痛;酒大黄逐瘀通腑;甘草缓急和中。

【加　减】　①腹部有包块,加皂角刺 12 克,三棱 10 克,莪术 9 克。②腹部积块大而坚硬作痛,可合用鳖甲煎丸以化瘀软坚,或吞服三七粉 3 克。③气虚乏力者,加黄芪 15 克。④腹痛明显者,加三七粉(冲服)6 克。

【处方 3】　血府逐瘀汤(《医林改错》)加减。

桃仁 9 克	红花 10 克	当归 10 克	生地黄 15 克
川芎 9 克	赤芍 10 克	柴胡 10 克	三七粉(冲服)3 克
炒枳壳 9 克	甘草 6 克	牛膝 15 克	

【方　解】　桃仁、红花活血祛瘀,生地黄、当归养血活血,赤芍、川芎助君药活血祛瘀;柴胡、枳壳疏肝行气,三七粉散瘀止痛,甘草调和诸药。

【加　减】　①腹部有包块,加皂角刺 12 克或三棱 10 克,莪术 9 克,夏枯草 15 克。②腹部积块大而坚硬作痛,可合用鳖甲煎丸以化瘀软坚,或吞服三七粉 3 克。③痛甚者,加延胡索 9 克。④气滞者,加郁金 9 克,木香 6 克。

【处方 4】　膈下逐瘀汤(《医林改错》)合抵当汤(《伤寒论》)加减。

牡丹皮 15 克	赤芍 15 克	五灵脂 10 克	川芎 10 克
延胡索 15 克	厚朴 10 克	乌药 15 克	桃仁 12 克
红花 10 克	香附 10 克	当归 10 克	甘草 3 克
水蛭 6 克	酒大黄 10 克		

【方　解】　方中当归、川芎、赤芍养营活血,五灵脂、延胡索、桃仁、红花、水蛭化瘀通络止痛,牡丹皮、酒大黄凉血消瘀,厚朴、乌药、香附理气止痛。

【加　减】　①腹部有包块,加皂角刺 12 克或三棱 10 克,莪术 9 克。②腹部积块大而坚硬作痛,可合用鳖甲煎丸以化瘀软坚,或吞服三七粉 3 克。③大便不通者,加虎杖 12 克,枳实 10 克。④腹痛明显者,加三七粉(冲服)6 克。

3. 肝胆湿热证

【表　现】　脘胁胀痛,口干口苦,身热,纳差,无力,可有黄疸,大便秘结,小便黄少,舌苔黄厚腻,脉弦数。

【治　法】　疏肝利胆,清热利湿。

【处方1】　茵陈蒿汤(《伤寒论》)合龙胆泻肝汤(《兰室秘藏》)加减。

茵陈 30 克	栀子 15 克	生大黄(后下)9 克	龙胆草 9 克
黄柏 10 克	枳实 15 克	滑石(包煎)15 克	延胡索 10 克
柴胡 10 克	木香 9 克	黄芩 10 克	车前子(包煎)10 克
泽泻 10 克			

【方　解】　方中以龙胆草泻肝胆湿热;栀子、黄芩、柴胡清热泻火;车前子、泽泻、滑石、黄柏清热祛湿;茵陈、大黄清热通腑退黄,木香、枳实、元胡理气止痛。

【加　减】　①黄疸重者,加田基黄 20 克,金钱草 30 克。②热毒重者,加金银花 15 克,野菊花 15 克,蒲公英 30 克。③呕吐甚,加旋覆花(包煎)10 克,代赭石(先煎)30 克,竹茹 10 克。④腹胀者,加大腹皮 15 克,厚朴 10 克。⑤肝郁气滞者,加香附 10 克,郁金 10 克,乌药 10 克。

【处方2】　中满分消丸(《兰室秘藏》)合茵陈蒿汤(《伤寒论》)加减。

姜厚朴 10 克	枳实 15 克	黄芩 10 克	黄连 10 克
知母 15 克	制半夏 9 克	茯苓 20 克	猪苓 20 克
泽泻 10 克	党参 15 克	炒白术 15 克	陈皮 10 克
砂仁(后下)6 克	姜黄 15 克	茵陈 30 克	栀子 10 克
生大黄(后下)6 克	车前子(包煎)15 克		

【方　解】　方中以黄芩、黄连、知母、车前子、栀子清肝胆湿热;泽泻、茯苓、猪苓清热祛湿;茵陈、大黄清热通腑退黄,党参、白术、陈皮、砂仁健脾除湿;姜黄活血止痛。

【加　减】　①呕吐甚者,加旋覆花(包煎)10 克,代赭石(先煎)15 克,姜半夏 9克。②腹胀明显者,加大腹皮 15 克。③肝郁气滞,加柴胡 10 克,香附 10 克,郁金 10 克。

【处方3】　茵陈五苓散(《金匮要略》)加减。

茵陈 30 克	枳实 20 克	茯苓 30 克	泽泻 15 克
猪苓 30 克	生白术 30 克	黄柏 10 克	田基黄 15 克
生大黄(后下)9 克	垂盆草 30 克	蒲公英 30 克	

【方　解】　本方用于湿重于热之肝胆湿热证,方中以茵陈、垂盆草、田基黄、黄柏清肝胆湿热;茯苓、泽泻、猪苓清热祛湿;大黄清热通腑退黄;枳实理气消胀;蒲公英清热解毒。

【加　减】　①呕吐甚者,加旋覆花(包煎)10克,代赭石(先煎)15克,竹茹10克。②腹胀者,加厚朴10克,大腹皮15克,木香10克。③胁痛明显者,加香附12克,郁金10克。④尿短少,赤涩不畅,加竹叶10克,赤小豆15克。⑤大便不通者,加虎杖15克,瓜蒌30克。

【处方4】　大柴胡汤(《伤寒论》)加减。

柴胡12克	黄芩15克	生大黄(后下)10克	枳实15克
法半夏15克	白芍15克	金钱草30克	海金沙(包煎)15克
茵陈30克	郁金15克		

【方　解】　方中以柴胡、黄芩、金钱草、海金沙、茵陈疏泄肝胆湿热;茵陈、大黄清热通腑退黄,郁金、枳实理气止痛。

【加　减】　①呕吐甚,加旋覆花(包煎)10克,代赭石(先煎)15克,竹茹10克。②腹胀,加大腹皮15克,厚朴15克。③腹痛明显者,加延胡索10克,三七粉(冲服)6克。

4. 肝气郁滞证

【表　现】　脘胁胀满或窜痛,常因情绪激动而发作,纳差,饱胀,嗳气,恶心,呕吐,吐后胀痛不减,大便溏薄,便夹油滴,或大便难行,舌质红,苔白,脉弦。

【治　法】　疏肝解郁,理气止痛。

【处方1】　柴胡疏肝散(《景岳全书》)加减。

醋柴胡10克	香附10克	陈皮10克	枳壳15克
白芍20克	甘草6克	川芎10克	郁金15克
预知子15克			

【方　解】　本方柴胡、香附、陈皮、枳壳疏肝解郁以止痛,芍药、甘草和里缓急以止痛,川芎、郁金、预知子行气活血以止痛。

【加　减】　①气郁化热者,加牡丹皮10克,栀子10克,蒲公英15克。②腹胀甚,加槟榔10克,莱菔子10克。③便溏者,加砂仁(后下)6克。④大便艰行,加生白术30克,枳实20克,虎杖15克。⑤恶心、纳差,加姜竹茹10克,神曲10克。

【处方2】　逍遥散(《太平惠民和剂局方》)加减。

柴胡10克	白芍15克	生白术15克	当归10克
茯苓15克	炮姜6克	薄荷(后下)3克	木香10克
郁金15克	香橼15克		

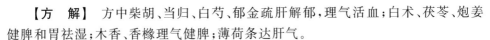

【方　解】　方中柴胡、当归、白芍、郁金疏肝解郁,理气活血;白术、茯苓、炮姜健脾和胃祛湿;木香、香橼理气健脾;薄荷条达肝气。

【加　减】　①胁胀、胁痛明显,加川楝子 9 克,延胡索 10 克。②恶心较著,加陈皮 10 克,竹茹 10 克。③大便稀溏明显,加苍术 10 克,砂仁(后下)6 克。④化热者,加牡丹皮 10 克,栀子 10 克。⑤腹胀甚,加厚朴 10 克,莱菔子 10 克。⑥大便艰行者,加枳实 10 克,虎杖 15 克。

【处方 3】　四逆散(《伤寒论》)加减。

柴胡 10 克	白芍 15 克	炒枳实 15 克	炙甘草 6 克
炒白术 15 克	党参 15 克	木香 10 克	砂仁(后下)6 克
青皮 10 克	香附 10 克		

【方　解】　方中柴胡、香附、白芍疏肝活血;枳实理气导滞;党参、白术、炙甘草健脾和胃;青皮、木香、砂仁理气健脾燥湿。

【加　减】　①肝气郁滞明显者,加佛手 10 克。②胁胀、胁痛明显者,加川楝子 9 克,延胡索 10 克。③恶心较著,加黄连 3 克,陈皮 10 克,竹茹 10 克。④大便稀溏,加苍术 10 克。⑤热甚者,加牡丹皮 10 克,栀子 10 克,蒲公英 15 克。⑥腹胀甚者,加槟榔 15 克,莱菔子 15 克,枳实 10 克。⑦大便艰行,加生白术 30 克,虎杖 15 克。

【处方 4】　沉香降气散(《张氏医通》)加减。

沉香粉(冲服)3 克	砂仁(后下)6 克	香附 15 克	川楝子 9 克
延胡索 15 克	甘草 3 克	佛手 10 克	白蒺藜 10 克
绿萼梅 6 克			

【方　解】　本方沉香、香附、佛手、白蒺藜、绿萼梅疏肝理气,砂仁、甘草健脾和中,川楝子、延胡索疏肝理气活血止痛。

【加　减】　①恶心较著者,加黄连 3 克,陈皮 10 克,竹茹 10 克。②大便稀溏者,加苍术 10 克。③化热者,加牡丹皮 10 克,栀子 10 克。④腹胀甚者,加槟榔 10 克,莱菔子 10 克。⑤大便秘结者,加生白术 30 克,火麻仁 30 克。

5. 阴虚夹湿证

【表　现】　多为合并糖尿病者,每由饮食失调、劳累诱发或加重。症见脐腰隐痛,腹满,口渴思饮,夜尿多,便溏,体瘦,舌质红,有裂纹,苔白滑或微黄,脉沉弦或细数。

【治　法】　养阴生津,健脾化湿。

【处方 1】　知柏地黄丸(《医宗金鉴》)合胃苓汤(《丹溪心法》)加减。

知母 10 克	黄柏 10 克	生地黄 20 克	淮山药 15 克

山萸肉 15 克	牡丹皮 10 克	泽泻 10 克	茯苓 15 克
苍术 15 克	厚朴 6 克	陈皮 10 克	六一散(包煎)20 克
炒白术 15 克	猪苓 10 克	车前子(包煎)10 克	

【方　解】 方用生地黄、山药、山萸肉养阴生津,知母、黄柏、牡丹皮养阴清热,苍术、白术、厚朴、陈皮健脾燥湿,茯苓、猪苓、车前子、泽泻、六一散等祛湿。全方养阴清热而不助湿,利水祛湿而不伤阴。

【加　减】 ①腹痛者,加白芍 15 克,甘草 6 克。②口渴较甚者,加地骨皮 15 克,天花粉 15 克。③夜尿多,加益智仁 15 克,菟丝子 15 克。④便溏或便次增多者,加砂仁(后下)6 克,炒薏苡仁 30 克。

【处方 2】 三才封髓丹(《卫生宝鉴》)加减。

北沙参 12 克	天冬 12 克	熟地黄 12 克	黄柏 10 克
砂仁(后下)6 克	猪苓 15 克	六一散(包煎)20 克	

【方　解】 方用沙参、天冬、熟地黄养阴生津;黄柏养阴清热祛湿;砂仁健脾燥湿;猪苓、六一散祛湿。全方养阴清热而不助湿,利水祛湿而不伤阴,标本兼治。

【加　减】 ①腹痛者,加白芍 15 克,炙甘草 6 克。②口渴较甚者,加地骨皮 15 克,天花粉 10 克。③夜尿多者,加菟丝子 15 克,益智仁 15 克。④便溏或便次增多,加苍术 15 克。

【处方 3】 春泽汤(《医方集解》)加减。

沙参 15 克	炒白术 15 克	泽泻 10 克	茯苓 15 克
猪苓 10 克	菟丝子 15 克		

【方　解】 方用沙参养阴生津;白术健脾祛湿;茯苓、猪苓、泽泻祛湿清热,菟丝子缩泉固尿。

【加　减】 ①腹痛明显者,加白芍 15 克,炙甘草 6 克,延胡索 10 克。②口渴较甚者,加生地黄 15 克,天花粉 15 克。③兼气虚者,加太子参 30 克,黄芪 15 克。

【处方 4】 甘露饮(《太平惠民和剂局方》)加减。

天冬 10 克	麦冬 10 克	生地黄 15 克	茯苓 15 克
石斛 15 克	黄芩 10 克	茵陈 15 克	六一散(包煎)20 克
枳壳 15 克	车前子(包煎)10 克		

【方　解】 方用天冬、麦冬、熟地黄、生地黄、石斛养阴生津;黄芩清热;茯苓、车前子、六一散、茵陈清热祛湿;枳壳理气消胀。

【加　减】 ①腹痛明显者,加白芍 15 克,炙甘草 6 克。②口渴较甚者,加地骨皮 15 克,天花粉 10 克。③夜尿多者,加菟丝子 15 克,山萸肉 10 克。④兼气虚者,加太子参 30 克,黄芪 15 克。

二、中成药治疗

 1. 柴胡舒肝丸

【药物组成】 茯苓、麸炒枳壳、酒白芍、甘草、豆蔻、醋香附、陈皮、桔梗、姜厚朴、炒山楂、防风、炒六神曲、柴胡、黄芩、薄荷、紫苏梗、木香、炒槟榔、醋三棱、酒大黄、炒青皮、当归、姜半夏、乌药、醋莪术。

【功能主治】 舒肝理气、消胀止痛。用于气郁不舒、脘胁胀闷、不思饮食、呕吐酸水。

【临床应用】 慢性胰腺炎辨证为肝气郁滞者可用柴胡舒肝丸。症见上腹部胀痛,胁部胀满,进食后明显,纳谷不香,嗳气,恶心欲吐,舌淡红,苔薄白,脉弦。

【用量用法】 大蜜丸,每丸重 10 克。一次 1 丸,一日 2 次,口服。

【注意事项】 ①忌生冷、油腻、难消化的食物;②服药期间要保持情绪乐观,切忌生气恼怒。

 2. 大黄䗪虫丸

【药物组成】 大黄、甘草、黄芩、桃仁、杏仁、水蛭、虻虫、蛴螬、芍药、生地黄、干漆、䗪虫。

【功能主治】 祛瘀生新。五劳虚极,干血内停证。形体羸瘦,少腹挛急,腹痛拒按,或按之不减,腹满食少,肌肤甲错,两目无神,目眶暗黑,舌有瘀斑,脉沉涩或弦。

【临床应用】 慢性胰腺炎辨证为血瘀证者可用柴胡舒肝丸治疗。症见脘腹疼痛如锥如割而拒按,或兼黄疸,腹水,腹满食少,肌肤甲错,两目无神,目眶暗黑,舌质绛或紫,苔黄燥或灰黑,脉涩。

【用量用法】 每粒 3 克,蜡皮封固。每服 1 丸,每日 1～2 次。温开水或酒送服。

【注意事项】 ①孕妇忌用;②有出血倾向者慎用;③初服时少数患者可能会出现轻度腹泻,一周左右即可消失;④皮肤过敏者停服;⑤方中破血祛瘀之品较多,补虚扶正则不足,应在干血、瘀血去后,施以补益之剂以收全功。

 3. 龙胆泻肝丸

【药物组成】 龙胆、柴胡、黄芩、栀子(炒)、泽泻、木通、车前子(盐炒)、当归(酒炒)、生地黄、炙甘草。

【功能主治】 清肝胆,利湿热。用于肝胆湿热,头晕目赤,耳鸣耳聋,胁痛口苦,尿赤,湿热带下。

【临床应用】 慢性胰腺炎辨证为肝胆湿热证者可用龙胆泻肝丸治疗。症见上腹部胀痛拒按,胁痛,或呃逆,发热,倦怠,大便不畅或干结,小便短赤,目黄身黄,舌质红,苔薄黄或黄腻,脉弦数。

【用量用法】 水丸剂,每30粒重6克。一次3～6克,一日2次,口服。

【注意事项】 ①忌烟、酒及辛辣食物;②不宜在服药期间同时服用滋补性中药;③孕妇慎用;④服药后大便次数增多且不成形者,应酌情减量。

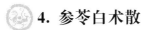4. 参苓白术散

【药物组成】 白扁豆、白术、茯苓、甘草、桔梗、莲子、人参、砂仁、山药、薏苡仁。

【功能主治】 补脾胃,益肺气。用于脾胃虚弱,食少便溏,气短咳嗽,肢倦乏力。

【临床应用】 慢性胰腺炎辨证为脾胃虚弱证者可用参苓白术散治疗。症见食欲缺乏,倦怠乏力,大便溏薄,便夹油滴,舌淡胖,苔白,脉弱。

【用量用法】 散剂或水丸,每袋6克。一次6～9克,一日2～3次,口服。

【注意事项】 ①泄泻兼有大便不通畅,肛门有下坠感者忌服;②服本药时不宜同时服用藜芦、五灵脂、皂荚或其制剂;③不宜喝茶和吃萝卜以免影响药效;④不宜和感冒类药同时服用;⑤本品宜饭前服用或进食同时服。

5. 小柴胡片

【药物组成】 柴胡、黄芩、半夏(姜制)、党参、生姜、甘草、大枣。

【功能主治】 解表散热,疏肝和胃。外感病,邪犯少阳证,症见寒热往来、胸胁苦满、食欲缺乏、心烦喜呕、口苦咽干、脉弦等。

【临床应用】 慢性胰腺炎辨证为肝胃不和证者可用小柴胡片治疗。症见胸胁胀满,腹痛,食欲缺乏,心烦喜呕,口苦咽干,脉弦。

【用量用法】 片剂,每片重0.4克。一次4～6片,一日3次,口服。

【注意事项】 ①忌烟、酒及辛辣、生冷、油腻食物;②不宜在服药期间同时服用滋补性中药;③兼有风寒感冒者不适用。

6. 血府逐瘀胶囊

【药物组成】 桃仁(炒)、红花、赤芍、川芎、枳壳(麸炒)、柴胡、桔梗、当归、生地黄、牛膝、甘草。

【功能主治】 活血祛瘀,行气止痛。气滞血瘀所致的胸痹、头痛日久、痛如针刺而有定处、内热烦闷、心悸失眠、急躁易怒。

【临床应用】 慢性胰腺炎辨证为血瘀证者可用血府逐瘀胶囊治疗。症见脘腹

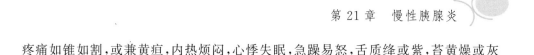

疼痛如锥如割,或兼黄疸,内热烦闷,心悸失眠,急躁易怒,舌质绛或紫,苔黄燥或灰黑,脉弦数而微涩。

【用量用法】　胶囊剂,每粒 0.4 克。一次 6 粒,一日 2 次,口服。

【注意事项】　①忌食辛冷食物;②孕妇禁用。

 ## 7. 香砂六君丸

【药物组成】　木香、砂仁、党参、白术(炒)、茯苓、炙甘草、陈皮、半夏(制)、生姜、大枣。

【功能主治】　益气健脾,和胃。用于脾虚气滞,消化不良,嗳气食少,脘腹胀满,大便溏泄。

【临床应用】　慢性胰腺炎辨证为脾胃虚弱证者可用香砂六君丸治疗。症见食欲缺乏,或食后腹胀,嗳气食少,倦怠乏力,大便溏薄,舌淡胖,苔白,脉弱。

【用量用法】　浓缩丸剂,每 8 丸相当于原生药 3 克。一次 12 丸,一日 3 次,口服。

【注意事项】　①忌食生冷、油腻、不易消化食物;②不适用于口干、舌少津、大便干者。

 ## 8. 知柏地黄丸

【药物组成】　知母、熟地黄、黄柏、山茱萸(制)、山药、牡丹皮、茯苓、泽泻。

【功能主治】　滋阴清热。用于阴虚火旺,潮热盗汗,口干咽痛,耳鸣遗精,小便短赤。

【临床应用】　慢性胰腺炎辨证为阴虚火旺证者可用知柏地黄丸治疗。症见上腹隐痛,潮热盗汗,口干咽痛,耳鸣遗精,体瘦,舌质红,有裂纹,苔白滑或微黄,脉沉弦或细数。

【用量用法】　蜜丸,每 30 粒重 6 克,每次 6 克,每日 2 次,口服。浓缩丸,每 8 丸相当于原生药 3 克,一次 8 丸,一日 3 次,口服。

【注意事项】　①孕妇慎服;②虚寒性病证不适用,其表现为怕冷,手足凉,喜热饮;③不宜和感冒类药同时服用;④本品宜空腹或饭前服用开水或淡盐水送服。